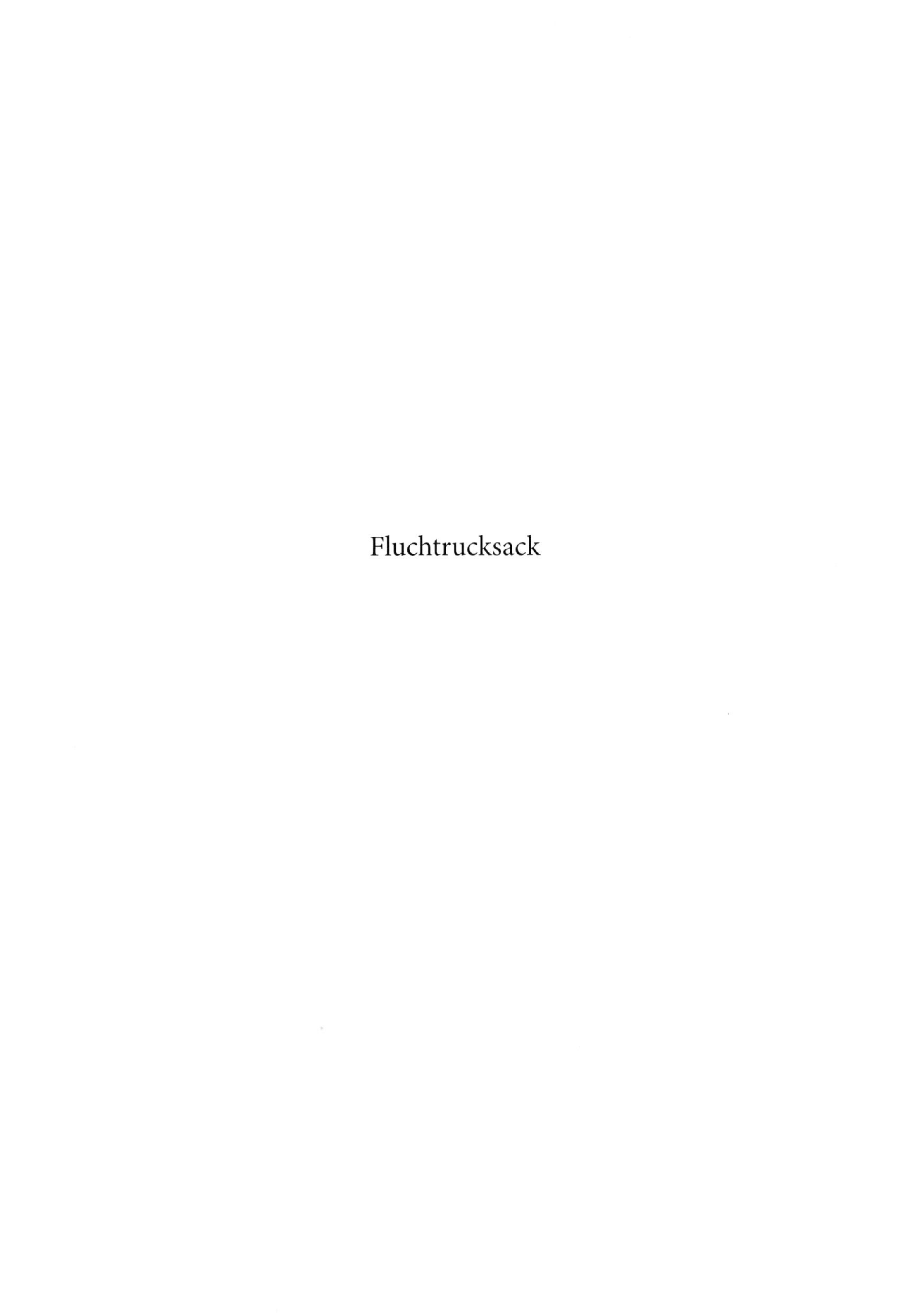

Fluchtrucksack

Der Autor:

Lars Konarek ist freier Überlebenstrainer und fast 150 Tage im Jahr draußen tätig. Seit 10 Jahren hat er sich auf das Thema Überleben in Krisen- und Katastrophenfällen spezialisiert und hält hierzu vielbesuchte Vorträge im deutschsprachigen Raum. Er ist Autor von mittlerweile fünf Fachbüchern zum Thema Überleben und Selbstverteidigung. In seinen Kursen in der freien Natur bildet er die Teilnehmer in wichtigen Überlebensskills aus, von der Kenntnis essbarer Pflanzen bis hin zum Entfachen eines Feuers ohne Hilfsmittel. Mehr Informationen zu Lars Konarek und seinen Seminaren finden Sie unter *www.larskonarek.de* Im Kopp Verlag erschien von ihm das Buch *Selbstverteidigung im Straßenkampf.*

1. Auflage April 2018
2. Auflage April 2022

Lektorat: Barbara Allgeier
Umschlaggestaltung: Nicole Lechner
Satz und Layout: Christine Ibele

ISBN: 978-3-86445-566-7

Gerne senden wir Ihnen unser Verlagsverzeichnis
Kopp Verlag
Bertha-Benz-Straße 10
72108 Rottenburg
E-Mail: info@kopp-verlag.de
Tel.: (0 74 72) 98 06-10
Fax: (0 74 72) 98 06-11

Unser Buchprogramm finden Sie auch im Internet unter:
www.kopp-verlag.de

Lars Konarek

Fluchtrucksack

Perfekte Lösungen für verschiedene Fluchtszenarien

- Survival-Wissen vom Profi
- Packlistenvorschläge für den Ernstfall
- Wichtige Fluchttipps

KOPP VERLAG

Haftungsausschluss
Alle in diesem Buch aufgeführten Überlebenstechniken sind einzig und allein für Extremsituationen bestimmt. Autor und Verlag übernehmen keinerlei Haftung für die Anwendung der gezeigten Techniken. Alle Produktempfehlungen sind frei. Der Autor wird nicht durch Hersteller gesponsert oder am Verkauf von Produkten beteiligt.

Inhaltsverzeichnis

Über mich

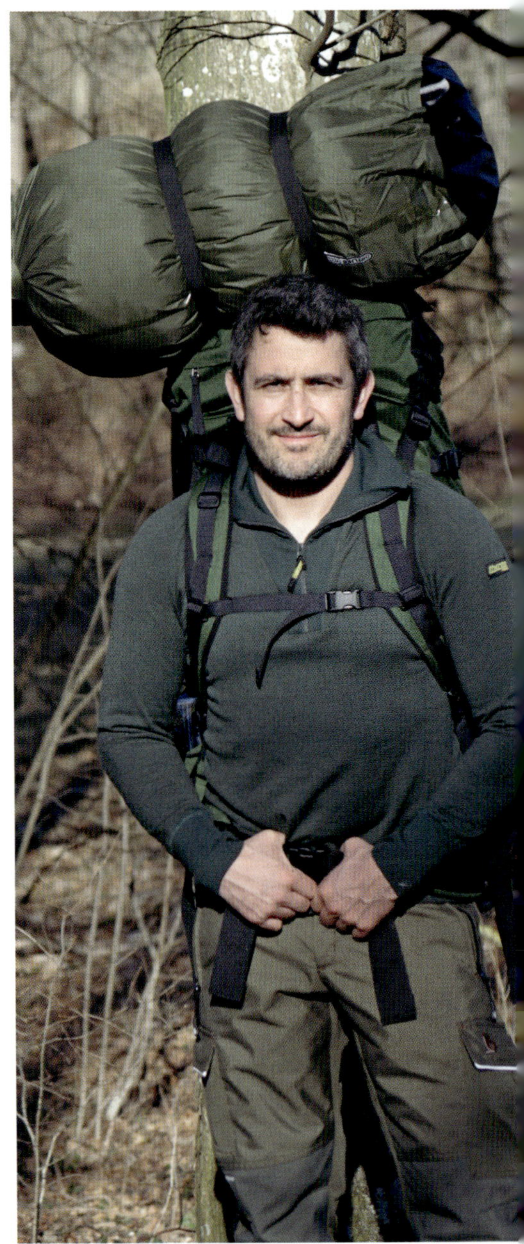

Mein Name ist Lars Konarek. Ich wurde 1977 in Birkenfeld/Nahe geboren. Ich arbeite hauptberuflich als Überlebenstrainer und Nahkampfausbilder und bin Autor mehrerer Fachbücher. Weder bin ich Pessimist, noch jemand, der immer nur das Schlechte in der Welt sieht, trotzdem schreibe ich dieses Buch zum Thema »Fluchtrucksack«. Es sind keine Weltuntergangsängste oder ständige Sorgen vor Krisen und Katastrophen, die mich treiben. Und genauso wenig sehe ich hinter allen Dingen eine Verschwörung. Es ist vielmehr so, dass ich durch meinen großartigen Beruf sehr viel draußen in freier Natur sein kann – völlig frei. Dadurch ist es mir möglich, mich, ganz nach meinen Vorstellungen, in verschiedensten Projekten zu verwirklichen. Neben meinem Beruf verbringe ich die Zeit mit meiner wunderbaren Familie und meinen tollen Freunden. Daneben widme ich mich leidenschaftlich meinen beiden Hobbys, dem Funken und dem Bouldern. Kurz: Ich führe ein erfülltes und glückliches Leben.

Trotzdem blicke ich etwas besorgt in die Zukunft, denn es geschehen momentan Dinge, die man durchaus ernst nehmen sollte. Nicht zuletzt, weil sie unter Umständen zu einer Bedrohung für unser »Leib und Leben« oder gar unserer Existenz werden könnten. Seit beinahe 10 Jahren beschäftige ich mich intensiv, hobbymäßig, aber auch beruflich mit dem Thema Krisenvorsorge. Bitte verstehen Sie mich nicht falsch: Nichts liegt mir ferner, als eine überzogene Selbstdarstellung. Aber es ist wichtig für mich, dass Sie verstehen, dass ich das Thema Krisenvorsorge mit Leib und Seele praktiziere. Ich lebe in diesem Bewusstsein und stehe, im Gegensatz zu vielen meiner Berufskollegen, öffentlich zum Thema »Prepper«. Und das, obwohl die großen Leitmedien immer versuchen, negativ über mich und meine Arbeit zu berichten.

Im Laufe der Zeit habe ich mir gründlich Gedanken zum Thema »Outdoor-Krisenvorsorge« gemacht. Ich habe verschiedene Survival-Experimente durchgeführt, Bekleidung und Ausrüstung getestet und kleine Expeditionen unternommen. Dabei wollte ich am eigenen Leib erfahren, wie man in kurz- oder längerfristigen Krisen- und Katastrophenfällen draußen in der Natur am einfachsten und sichersten überleben kann. Das hatte zur Folge, dass ich mich – sozusagen als Pionier – auf das Thema »INCH-Fluchtrucksack« spezialisiert habe. »INCH« steht dabei für *I'm Never Coming Home* und beschreibt den Fall, dass Sie vor einem bedrohlichen Ereignis längerfristig in die Natur fliehen, um sich dort das Überleben zu sichern. Und das mit der geeigneten Ausrüstung. Dieses Thema ist überaus komplex und erfordert einiges an fachlicher Kompetenz. Ich bin einer der Ersten, die sich auch praktisch an das Thema »INCH« herangewagt und die Thematik in Form von Survivalkursen für Prepper angeboten haben. Daraus hat sich im Laufe der Zeit bis heute ein professionelles, vollwertiges Konzept von mehreren Kursen mit unterschiedlichen Themen entwickelt, die auf das Thema INCH abzielen.

Das Thema INCH-Fluchtrucksack und Überleben in Krisen- und Katastrophenfällen ist faszinierend. Zu mir kommen mittlerweile viele Menschen aus Deutschland, Österreich und der Schweiz, unter ihnen Prominente und andere Persönlichkeiten. Mittlerweile habe ich ein Fachbuch zum Thema INCH veröffentlicht, ein Fachmagazin sowie regelmäßige Tutorials auf der Videoplattform YouTube. Mein dortiger Kanal hat mittlerweile weit über 1 200 000 Klicks. In der Vergangenheit habe ich für viele namhafte TV-Sender im deutschsprachigen Raum für verschiedene Formate vor und hinter der Kamera gearbeitet und erhalte auch heute noch, obwohl ich mich von den Mainstream-Medien distanziert habe, Anfragen und regelmäßige Einladungen zu Talkshows.

Ich bin ein Mann der Praxis! Mein Wissen stammt entweder aus der eigenen Erfahrung oder aus dem Austausch mit Profis. Um das hautnah und ganz praktisch zu erleben, begebe ich mich am liebsten vor Ort. Egal, ob während einer Woche in der Notaufnahme eines Krankenhauses, beim Hospitieren in einer Zahnklinik, während eines Praktikums beim Deutschen Wetterdienst oder bei einer taktischen Weiterbildung bei führenden Spezialisten der Polizei oder des Militärs – nur so lernt man von den Besten das Beste. Wissen ist Macht! Aber erstklassiges Wissen ist noch mächtiger. Und: Dieses Wissen findet man nicht im Internet, selbst wenn das manche immer wieder behaupten. Gutes Wissen geht immer einher mit Praxis und Übung. All dieses Wissen fließt in meinen Kursen, Publikationen und Vorträgen zusammen.

Einleitung

Jeder, der sich mit dem Thema Krisenvorsorge beschäftigt, hatte vermutlich irgendwann einmal eine Art Initialzündung. Sei es ein Text, ein Video, ein Vortrag oder ein persönliches Gespräch, irgendetwas hat einem die Augen geöffnet. Seitdem sieht man die Dinge kritischer, hinterfragt mehr. In alternativen Kreisen spricht man hier häufig auch vom »Erwachen«. Ich selbst befinde mich seit Jahren in diesem neuen Zustand und bin dafür sehr dankbar. Er lässt mich die Welt realistischer sehen, hilft mir, bessere Entscheidungen zu treffen und macht mich unabhängiger von einem großen Ganzen, zu dem ich eigentlich überhaupt nicht mehr gehören möchte. In der Folge dieses Erwachens hat sich meine Lebensqualität deutlich verbessert: Ich verfolge kein Fernsehprogramm mehr, höre beinahe kein Radio mehr und verfolge auch online nicht mehr das aktuelle Weltgeschehen. Meine Beobachtung: Konsumiert man keine Mainstream-Medien, dann ist man uninformiert. Folgt man ihnen jedoch, ist man desorientiert. Und da ist mir Ersteres deutlich lieber.

Sie fragen sich jetzt bestimmt: Was haben die Medien mit diesem Buch zu tun? Darauf habe ich folgende Antwort: Die Medien haben zu einem großen Teil Schuld an der Situation, die wir momentan im In- und Ausland vorfinden. Sie steuern in nicht unerheblichem Maße die Politik und verseuchen mit der gezielten Verbreitung von Propaganda die öffentliche Meinung. Mit der einseitigen Berichterstattung werden jahrelange Freundschaften mit Ländern im Osten, die uns bisher gutgesinnt waren, geschädigt, und damit Konflikte provoziert, die uns alle in große Gefahr bringen können. Aber nicht nur die Medien, sondern auch die jetzige Regierung unseres Landes ist so weit vom Weg abgekommen, dass die Gefahr besteht, Krisen künstlich zu verursachen – mit verheerenden Folgen für die Bevölkerung.

In den letzten Jahren habe ich mir angewöhnt, fast nur noch Informationen anzunehmen, die aus erster Hand stammen. Dazu bekomme ich jede Woche viel Stoff und Input. Von den vielen Teilnehmern meiner Survivaltrainings und aus meinem mittlerweile großen Netzwerk erhalte ich häufig Infos, die nicht dafür bestimmt sind, an die breite Masse weitergetragen zu werden. Dabei handelt es sich um sensible Informationen aus den verschiedensten Bereichen,

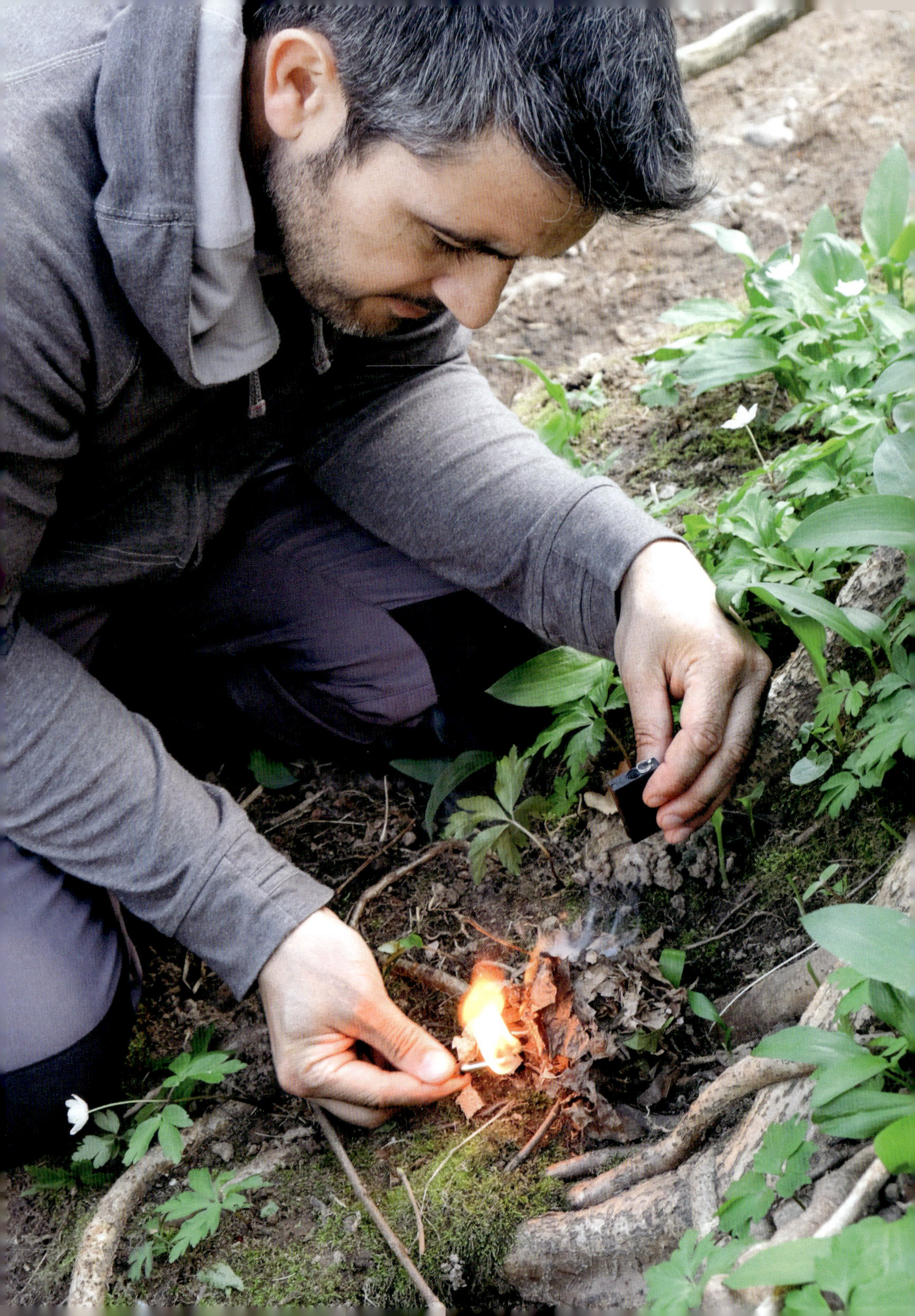

teilweise sehr Beunruhigendes, manches wirklich schockierend oder so skandalös, dass ich nur den Kopf schütteln kann. Aufgrund der großen Zahl an Menschen, die ich treffe, erfahre ich viel aus den unterschiedlichsten Berufsgruppen: von mittelständischen Unternehmern, von Polizisten, von Menschen aus der kommunalen Politik genauso wie von Menschen, die im Bereich Forschung und Rüstung arbeiten, um nur ein paar Beispiele zu nennen. Aber auch aus Fachgebieten wie Energieversorgung, Finanzsektor, Medizin und Militär gibt es immer wieder Informationen, und die beinhalten häufig Erstaunliches. Ich glaube, Sie würden mir Recht geben, wenn ich den Standpunkt vertrete, dass es immer besser ist, bei heiklen Fragen oder wichtigen Themen einen Fachmann oder Experten des jeweiligen Fachgebiets zu befragen. Dazu ein Beispiel: Wir bekommen aus den Medien und auch seitens des Verteidigungsministeriums seit Jahren immer wieder Meldungen und Propaganda über die neuen Flugzeuge der Deutschen Bundeswehr. Endlich sind wir wieder gut aufgestellt, denkt da manch einer. Das würde ich auch, wenn ich noch in meinen alten Bahnen denken würde. Wie naiv! Denn gerade hier liegt das große Problem. Es gibt nämlich so einiges, was uns verschwiegen wird. Haben Sie dann einmal die Gelegenheit, mit einem Rüstungsingenieur für Luftfahrzeugtechnik zu sprechen, der maßgeblich an der Entwicklung spezieller Technologien an Bord dieser militärischen Maschinen beteiligt ist, werden Sie eines Besseren belehrt. Sie werden staunend, mit offenem Mund hören, dass ein großer Teil der neuen Flugzeuge und Hubschrauber, die die Armee im Einsatz hat, überhaupt nicht einsatzbereit ist und es mittelfristig auch nicht sein wird. Das ist eine Art offenes Geheimnis. Konstruktionsfehler, unausgereifte Technik, fehlende Gelder usw. – all das sind Gründe, warum es nicht zu einem zuverlässigen Betrieb dieser Luftfahrzeuge kommt. Aber damit nicht genug! Von anderer Seite bekommen Sie dann Ähnliches zu hören, also von anderen Experten, die Ihnen, unabhängig von der ersten Aussage, exakt die gleichen Probleme schildern. Wem würden Sie dann Glauben schenken? Der Presse oder den Experten? Ich persönlich ziehe in diesen Fällen immer die Aussagen der Menschen vor, mit denen ich persönlich gesprochen habe, und ignoriere die Pressemitteilungen des Verteidigungsministeriums.

Auf diese Weise komme ich mittlerweile zu Informationen und Neuigkeiten und kann mir dann meine eigene Meinung dazu bilden. Hierzu könnte man jetzt unzählige weitere Beispiele aufführen, aber ersparen wir uns das! Diese Erläuterung soll Ihnen lediglich meine Art zu Denken verständlicher machen. Ich möchte Ihnen klarmachen, dass ich nicht einfach so daherrede. Unter dem Strich komme ich zu folgender Feststellung: Jeder Tag, an dem ich jemanden kennenlerne, der mich mit derartigen Informationen versorgt, zeigt mir, wie wichtig es ist, Krisenvorsorge zu betreiben. Vielleicht wird der Tag kommen, an dem ich dankbar dafür bin, dass ich mich vorbereitet habe.

Es gibt bereits etliche gute und liebevoll recherchierte Bücher zum Thema Fluchtrucksack, aber leider auch viel Unbrauchbares, das für den Prepper nicht sehr hilfreich ist. Allzu gerne würde ich Ihnen in diesem Buch spektakuläre, neue Überlebenstechniken vorstellen, aber mir ist bewusst, dass man das Rad nicht neu erfinden kann. Über vieles wurde schon geschrieben, vieles ist schon gesagt. Warum aber sollten Sie dann dieses Buch lesen? Ganz einfach: Aus Sicht eines Überlebenstrainers mit Praxiserfahrung wird sich das Thema von der einen oder anderen Seite noch mal ganz anders darstellen. Außerdem bin ich ganz grundsätzlich ein offener Mensch, bin immer wieder bereit, neue Wege zu

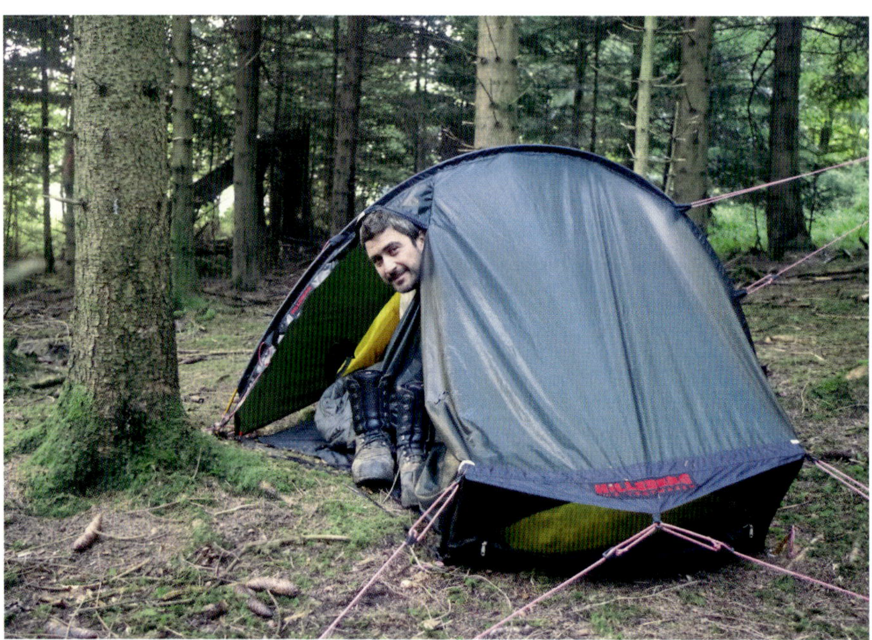

gehen – vorausgesetzt sie sind sinnvoll – und hänge daher nicht an Altbekanntem, schon tausendmal Praktiziertem fest.

Da meine berufliche Spezialisierung den Schwerpunkt »Überleben draußen in der Natur« hat, führe ich in diesem Buch ausführlich Lösungen auf, die sich aus meiner Sicht bewährt haben. Fast alle Techniken, die ich in diesem Buch beschreibe, sind praxiserprobt und handfest. Manche der Erste-Hilfe-Maßnahmen konnte ich natürlich in der Vergangenheit nicht erproben. Es würde keinen Sinn machen, sich im Hochgebirge im Winter bei eisiger Kälte einer lebensgefährlichen Unterkühlung auszusetzen, nur um Ihnen berichten zu können, welches meiner Meinung nach die besten Erste-Hilfe-Maßnahmen waren. Aber all das, was ich nicht selbst testen oder ausprobieren konnte, habe ich mir von echten Profis zeigen oder erklären lassen!

Sie können sich also auf mein Know-how verlassen. Und das ist wichtig, denn im Krisen- und Katastrophenfall müssen Sie vielleicht damit arbeiten, um zu überleben. Während meiner Trainings konnte ich im Laufe der Jahre eine Menge wichtige Erfahrungen zu Ausrüstung, Bekleidung und dem Überleben in unserem Klima und anderen im Buch behandelten Themen sammeln. Ich verbringe jedes Jahr mehr als 150 Tage 24 Stunden im Wald. Und einen kleinen Teil dieses Wissens möchte ich Ihnen in diesem Ratgeber weitergeben.

Ich wünsche Ihnen viel Spaß beim Lesen dieses Buches!

Herzlichst Ihr

Lars Konarek

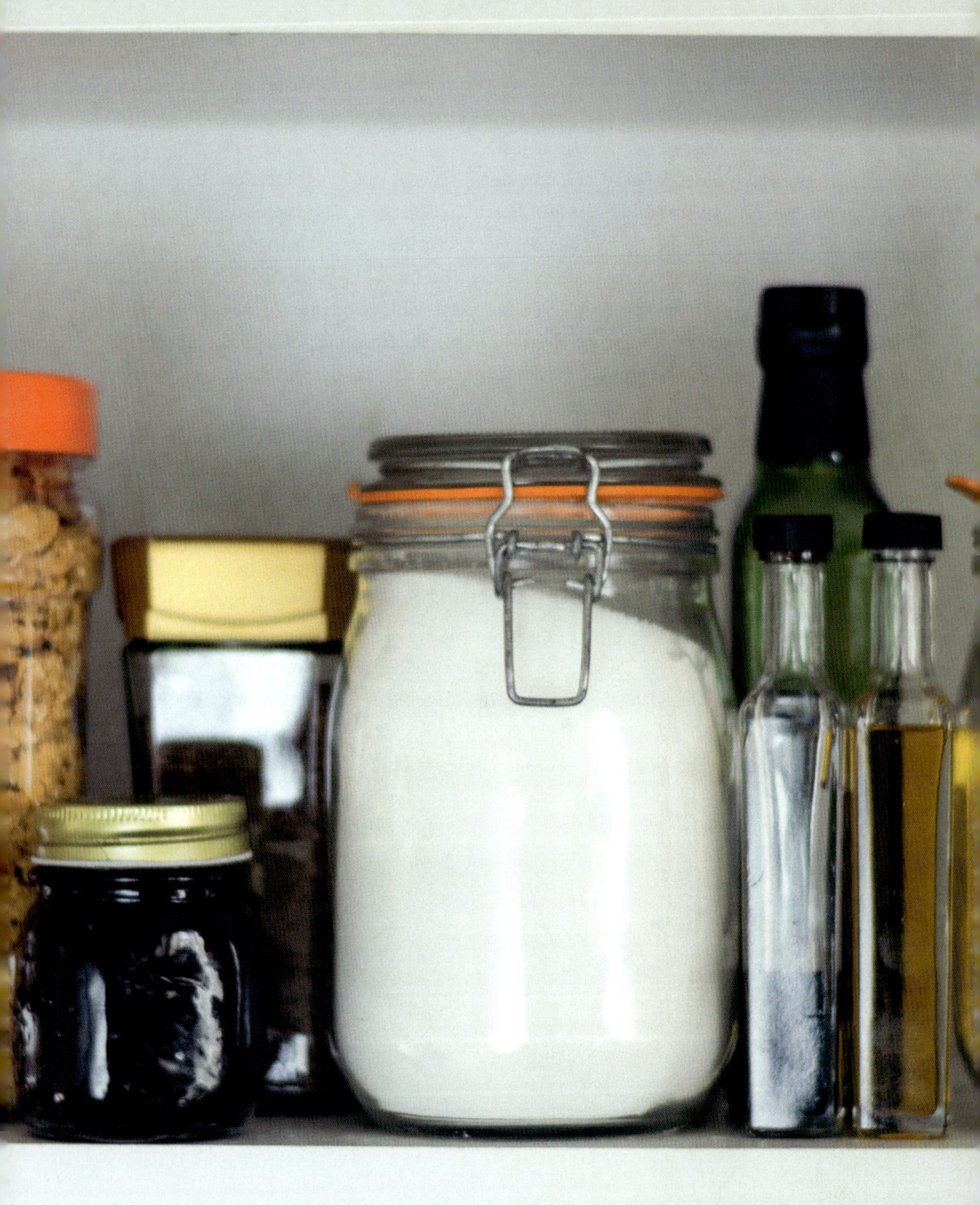

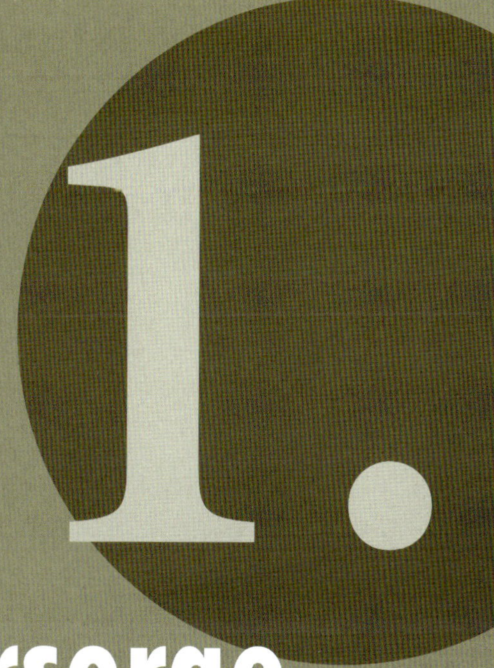

Krisenvorsorge

Häusliche Krisenvorsorge | Wärmeerhalt | Wasser | Nahrung

Vielleicht haben Sie schon einmal irgendwo den Begriff »Prepper« gehört oder gelesen? Da wir ja gerne Wörter aus dem Englischen in unseren Wortschatz übernehmen, ist es nicht verwunderlich, dass mittlerweile auch der Begriff Prepper übernommen wurde. Das Wort kommt von *to be prepared* und bedeutet übersetzt »vorbereitet sein«.

Prepper sind zwar keine ganz neue »Spezies«, aber betrachtet man den Begriff, dann stößt man auf eine noch junge Bewegung, die sich auf mögliche Krisen- oder Katastrophenszenarien vorbereitet. Der Prepper ist aber keine Erfindung aus den USA. Auf der ganzen Welt gab und gibt es Prepper – und das schon seit Menschengedenken. Schon unsere Vorfahren sorgten mit dem Einlagern und Einmachen von Lebensmitteln und anderen Vorräten vor, um schlechte Zeiten zu überbrücken. Darunter unsere Großeltern, denn je nach Alter haben auch sie schlechte Zeiten durchlebt. Ich kenne nicht wenige alte Menschen, die immer noch im Winter Kartoffeln und Äpfel einlagern oder Obst und Gemüse einmachen. Und das tun sie nicht, weil sie verrückt sind. Nein, sie sind schlicht klüger als heutige Generationen.

Noch vor ein paar Jahren verstand man unter Preppern in Deutschland ausschließlich eine Bewegung von militanten US-Amerikanern, die sich auf mögliche Weltuntergangsszenarien vorbereiteten. Randvoll mit Vorräten vollgestopfte Bunker auf dem eigenen Grundstück, eingelagerte Schusswaffen aller Art mit Unmengen Munition, futuristisch anmutende, aufgerüstete Geländewagen und andere Spezialausrüstung – damit wappneten sie sich für den Ernstfall. Natürlich ist mir klar, dass in den USA ganz andere Verhältnisse herrschen als bei uns. Dieses Land wird allein aufgrund seiner Größe und den verschiedenen Klimazonen in manchen Teilen häufiger von Naturkatastrophen heimgesucht. Um auf derartige Ereignisse vorbereitet zu sein, besteht dort zwei-

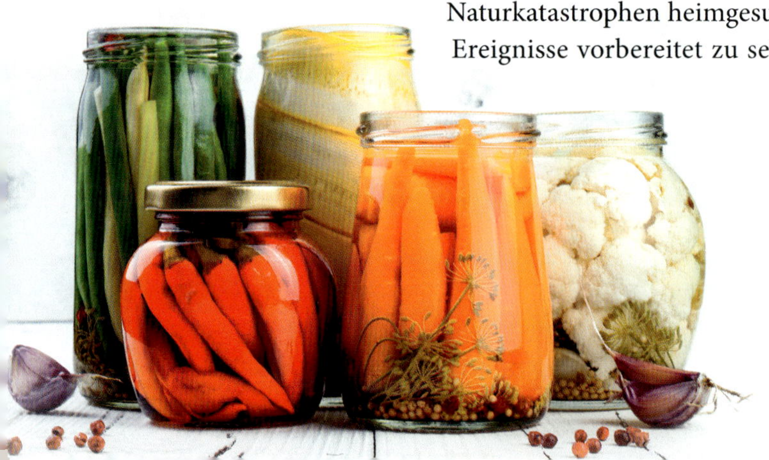

felsfrei eine gesteigerte Notwendigkeit zu handeln, auch wenn es mitunter übertrieben wird. So haben in den Gegenden, in denen immer wieder schwere Tornados wüten, fast alle Haushalte wichtige Hilfs- und Versorgungsmittel wie Taschenlampen, Vorräte und Werkzeuge zur Hand, um im Fall der Fälle bei einem durch einen Wirbelsturm verursachten Stromausfall bis zu einem gewissen Grad handlungsfähig zu bleiben. Andere Verhältnisse herrschen dort aber alleine schon aufgrund der Diversität bei den Besitztümern und auch wegen der verschiedenen Nationalitäten. Mir hat ein hochrangiges Mitglied in US-Sicherheitskreisen berichtet, dass in den USA in manchen Gegenden das Bürgerkriegsrisiko nicht zu unterschätzen ist und man scheinbar Mühe hat, dieses Problem in den Griff zu bekommen. Es gärt dort in der Bevölkerung, und vielleicht reicht irgendwann einmal ein kleiner Funke aus, um die Situation eskalieren zu lassen. Vor diesem Hintergrund ist es sicherlich nachvollziehbar, dass sich dort einige Prepper sogar mit Waffen ausrüsten, um sich und ihre Familien im Fall einer Eskalation verteidigen zu können. Denn dann könnte die Sicherheit nicht mehr allein durch den Staat gewährleistet werden.

Mittlerweile ist das Preppertum aber auch in Deutschland salonfähiger geworden, auch wenn hierzulande noch viel Aufklärungsbedarf besteht. Aber die Bewegung wächst und wächst. Denn das Vertrauen in die Technik, die Gesellschaft und die Politik geht immer mehr verloren, man möchte sich nicht mehr auf andere verlassen. Immer mehr Menschen befassen sich deshalb aus unterschiedlichsten Motiven mit dem Thema Krisenvorsorge und bereiten sich auf die verschiedensten Szenarien vor. Das können Naturkatastrophen wie Erdbeben, (Sonnen-)Stürme oder Überschwemmungen sein, aber auch Krisen, zu denen z. B. Finanzkrisen, Blackouts (längere Stromausfälle) und kriegerische Auseinandersetzungen im großen und kleinen Rahmen zählen.

Da sich jedoch hinsichtlich der Vorbereitungsmaßnahmen viele Szenarien ähneln, ist die Art der Vorbereitung oft sehr ähnlich oder gleich. Ob die von mir genannten Fälle eintreten, kann niemand voraussehen. Und sicherlich stimmen Sie mir zu, dass es für uns alle am besten wäre, wenn wir von alledem verschont blieben. Aber für manche Szenarien gibt es Anzeichen und mancher Vorfall ist mittlerweile wahrscheinlicher denn je.

Ich persönlich mag den Begriff Prepper eigentlich nicht, obwohl ich mich selbst auch so bezeichne. Aber fast jeder versteht, was damit gemeint ist, und so ist mit einem Wort diese teilweise komplizierte Materie schnell erklärt. Und wenn ich, wie es oft passiert, von Leuten gefragt werde, ob ich ein Prepper bin, kann ich mein Gegenüber auch schneller einschätzen, da das Thema meistens negativ aufgenommen wird. Ist der Gesprächspartner auch ein Prepper – umso besser. Dann ist man sofort auf einer Wellenlänge und weiß, dass der andere mit hoher Wahrscheinlichkeit viele Ansichten teilt und genauso tickt wie man selbst.

Wenige Wochen vor der Fertigstellung des Buches sind die Innenminister der Länder auf die Idee gekommen, die Prepperszene überwachen zu lassen, da man mit Gefahrenpotenzial für den Staat rechnet. Lassen Sie sich hiervon nicht beirren! Sorgen Sie weiterhin vor!

Stufen der Krisenvorsorge

Prepper sind in ihrer Ausrichtung, ihrem Tiefgang und der Einschätzung möglicher Szenarien teilweise sehr unterschiedlich. Mancher Prepper setzt seinen Schwerpunkt auf eine Bevorratung im eigenen Heim, ein anderer dagegen sorgt mit einem fertig gepackten Rucksack in seinem Fahrzeug vor. Es gibt aber auch Leute, die gleich in mehreren Bereichen Vorsorge treffen.

Wenn man sich ganzheitlich mit dem Thema Krisenvorsorge (also Prepping) befasst, wird man irgendwann feststellen, dass es sich dabei um eine komplexe Materie handelt. Es kann viel Zeit und Ressourcen in Anspruch nehmen. Vor allem der finanzielle Aspekt dürfte für viele ein wichtiger Parameter sein, der dafür sorgen sollte, die Krisenvorsorge sinnvoll und organisiert zu betreiben.

Ich halte die drei Stufen der Krisenvorsorge für gut und systematisch leicht umsetzbar:

- Häusliche Krisenvorsorge
- Bug-out-Bag
- INCH-Fluchtrucksack

Diese Stufen sollten bei den Vorbereitungsmaßnahmen eingehalten werden. Das Zuhause ist in den meisten Fällen vorerst der sicherste Ort. Es liegt auf der Hand, dass es keinen Sinn macht, einen gepackten Fluchtrucksack zu Hause bereitstehen, aber keinerlei Vorräte im Haushalt angelegt zu haben. Gerade hier werden die meisten Fehler gemacht, denn die einzelnen Stufen der Krisenvorsorge werden vertauscht oder miteinander vermischt. Letzteres ist zwar im Grunde genommen nicht schlimm, man hat aber dann mehrere Baustellen zu bewältigen und kann schnell mal den Überblick verlieren. Es gibt zwar tatsächlich immer wieder einmal Überschneidungen, aber deshalb kommt man trotzdem nicht drum herum, die Stufen diszipliniert und systematisch abzuarbeiten. Denn schließlich könnte einmal das eigene Leben oder das der Familie davon abhängen, wie man sich auf die Krise vorbereitet hat.

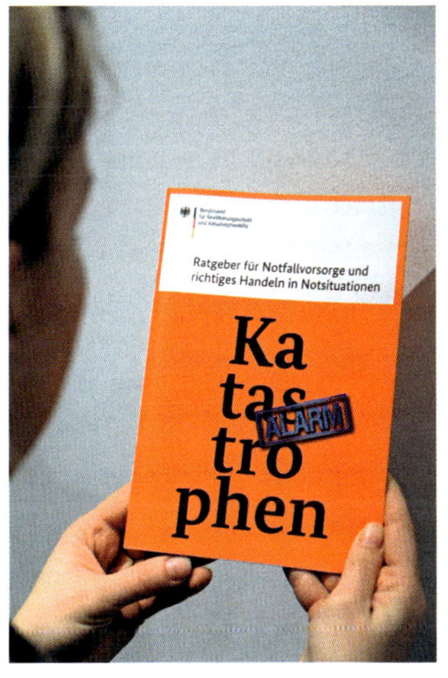

Die Broschüre des Bundesamtes für Bevölkerungsschutz und Katastrophenhilfe (BBK), die wichtige Informationen zur Krisenvorsorge enthält

Krisenvorsorge ist wichtig! Selbst der deutsche Staat gibt eine Anleitung für die Bürger dazu heraus. Hierzu findet der Vorsorgeinteressierte auf der Webseite des Bundesamtes für Bevölkerungsschutz und Katastrophenhilfe (BBK) Ratgeber, Checklisten und andere nützliche Informationen, die ihm beim Einstieg in das Thema helfen sollen. Die wichtigste Broschüre dazu, der *Ratgeber für Notfallvorsorge und richtiges Handeln in Notsituationen,* enthält eine Menge Informationen und Ratschläge, wie man einen Grundvorrat aufbaut und erläutert dem Leser wichtige Haushaltshilfsmittel und Verhaltensweisen für Not-, Krisen- und Katastrophenfälle. So wird unter anderem erklärt, wie man einen Lebensmittelvorrat anlegt oder womit die Hausapotheke bestückt werden sollte. Außerdem sind verschiedene Checklisten zum Abarbeiten aufgeführt. Zu guter Letzt wird natürlich auch auf das Thema Fluchtrucksack eingegangen, der dort allerdings als »Gepäck für den Notfall« bezeichnet wird. Hört sich nicht so dramatisch an, ist aber letztendlich einfach eine Art Fluchtrucksack.

Die Broschüre ist im Großen und Ganzen sehr gelungen. Sie ist eigentlich ein guter Leitfaden, auch wenn ich mir gewünscht hätte, dass man zumindest einmal einen fähigen Prepper oder einen Überlebenstrainer einen Blick darauf hätte werfen lassen. Manche Angaben sind meiner Meinung nach sehr optimistisch und angesichts der wachsenden Zahl an Neuzeitszenarien nicht mehr zeitgemäß. So wird in der Broschüre ein Lebensmittelvorrat für 14 Tage empfohlen. Aus fachlicher Sicht wundere ich mich darüber, dass die Bevorratung auf so kurze Überbrückungszeiträume festgelegt ist. Realistisch gesehen sollte dieser Zeitraum mindestens doppelt so lang sein. Gerade in der Gegenwart, wo das Just-in-time-System den Handel verseucht hat und Lebensmittelhändler keine Lagerhaltung mehr betreiben, frage ich mich, warum man hier immer noch an einem Zeitraum von 14 Tagen festhält?

Nichtsdestotrotz sollten Sie sich, wenn Sie neu in der Materie sind, diesen Ratgeber bestellen. Er liefert Ihnen wichtige Infos und Grundwissen für die häusliche Krisenvorsorge, vor allem nach der gründlichen Überarbeitung der alten Vorgängerbroschüre *Für den Notfall vorgesorgt*. Sie können diesen sogar in mehrfacher Ausführung kostenlos bei der Behörde anfordern. Selbst das Porto wird bei einer Bestellung komplett übernommen, was ich sehr löblich finde.

Eins sollten Sie jedoch wissen: Krisenvorsorge kann niemals nur von staatlicher Seite gewährleistet werden. Sicherheit und eine flächendeckende, auf jede Person individuell zugeschnittene Krisenvorsorge kann kein Staat der Welt garantieren. Ein paar Dinge müssen Sie als Bürger auch selbst dafür erledigen. Denn man sollte sich bewusst sein, dass man schließlich auch für sich selbst verantwortlich ist. Der Bürger kann also nicht erwarten, dass ihm der Staat in jeder Lebenslage und überall hilft. Er ist daher auf die eigene Vorsorge angewiesen und sollte diese auch ernsthaft planen. Der Staat stellt mit dem Bundesamt für Bevölkerungsschutz und Katastrophenhilfe oder dem Technischen Hilfswerk Organe zur Verfügung, die auf Krisen- und Katastrophenfälle logistisch so eingestellt sind, dass sie im Ernstfall die Bevölkerung unterstützen können. So viel zur Theorie. In der Praxis höre ich von Mitarbeitern und Personal immer wieder etwas anderes. Leider wurden in den letzten Jahren so viele Gelder bei THW & Co. gekürzt, dass ich persönlich nicht mehr daran glauben kann, dass sie in einem Krisen- oder Katastrophenfall wirklich noch so effektiv Hilfestellung leisten könnten, wie es in der Vergangenheit der Fall war. Und da der Staat ja mittlerweile auf Hochtouren an seiner Selbstunterwanderung arbeitet, dürfte sich daran in naher Zukunft auch nichts ändern. So weiß ich beispielsweise aus erster Hand, dass die Rettungsteams an einem großen deutschen See das Benzin für das Training mit dem Motorboot teilweise aus eigener Tasche bezahlen, wenn dafür mal wieder keine Gelder da sind. Da die Motivation der Menschen, die dort ehrenamtlich tätig sind, jedoch außerordentlich hoch ist, schlucken sie diese Kröte. Von solchen Zuständen erfährt die Öffentlichkeit eigentlich nie. Ein Schelm, wer Böses dabei denkt, aber machen Sie sich ihr eigenes Bild davon. Wenn Sie in das Thema Krisenvorsorge einsteigen, werden Sie feststellen, dass hier seitens des Staates vieles nicht passt oder gar versäumt wird.

Merken Sie sich: Wer sich auf den Staat verlässt, ist verlassen!

Je unabhängiger Sie von der Versorgung des Staates und der Gesellschaft sind, desto besser sollte es Ihnen in Notzeiten gehen. Ausnahmen bestätigen die Regel.

Häusliche Krisenvorsorge

Der erste und sinnvollste Schritt, um einen Einstieg in das Thema Krisenvorsorge zu finden, ist, sich mit der häuslichen Krisenvorsorge zu befassen. Diese ist, obwohl man hier ebenfalls sehr tief in die Materie einsteigen kann, bis zu einem gewissen Grad relativ einfach zu bewerkstelligen. Viele Menschen haben eine grundlegend falsche Vorstellung von häuslicher Krisenvorsorge und schrecken deshalb erst einmal davor zurück. Ein Beispiel dafür ist das liebe Geld: Immer wieder höre ich von Einsteigern, dass sie horrende Kosten für die häusliche Krisenvorsorge auf sich zukommen sehen. Das kann ich nicht nachvollziehen, denn für circa 200 Euro kann man sich schon mit den wichtigsten Dingen (Trinkwasser, Lebensmittel usw.) eindecken, um zu Hause etwa 2 Monate lang autark zu sein – vorausgesetzt man kauft Schnäppchen. Eine Basisversion der häuslichen Krisenvorsorge kann also mit relativ geringem finanziellem Aufwand umgesetzt werden. Denn man darf nicht vergessen: Die häusliche Krisenvorsorge ist quasi die Grundlage für alle anderen Eskalationsstufen, denn das Zuhause bietet in vielen Szenarien in einem gewissen Rahmen Schutz. Das Zuhause ist die Basis für das Überleben im Ernstfall.

Ich möchte jetzt allerdings nicht zu tief in das Kapitel der häuslichen Krisenvorsorge einsteigen. Zu diesem Thema gibt es bereits genügend Fachliteratur, mit der man mehr oder weniger vernünftig arbeiten kann. Dennoch möchte ich der Vollständigkeit halber für den Leser auch diese Stufe etwas transparenter machen.

Idealerweise beginnt man bei der Umsetzung der häuslichen Krisenvorsorge mit dem Abarbeiten der Survival-Prioritäten. Die Gefahren, mit denen wir draußen in der Natur konfrontiert werden, sind »indoor« die gleichen. Sie lauten in der richtigen Reihenfolge: den Körper warmhalten, die Wasserversorgung sicherstellen und zuletzt genügend Nahrung bevorraten.

Wärmeerhalt

Nicht selten ernte ich erstaunte Blicke, wenn ich sage, dass bei der häuslichen Krisenvorsorge die wichtigste Überlebenspriorität das Warmhalten des Körpers ist. Für jemanden, dem die Materie fremd ist, ist das verständlicherweise schwer nachvollziehbar. Er geht ja davon aus, dass er Zuhause heizen kann oder genügend Decken besitzt, um ein paar kalte Tage durchzustehen. Das ist aber so leider nur teilweise richtig. Häufig wird nämlich die Tatsache vergessen, dass im Krisen- oder Katastrophenfall mit großer Wahrscheinlichkeit keine elektrische Energie zur Verfügung steht, sprich: Es gibt keinen Strom. Ein Großteil (über 70 Prozent) der in Häusern und Wohnungen verwendeten Heizungssysteme in

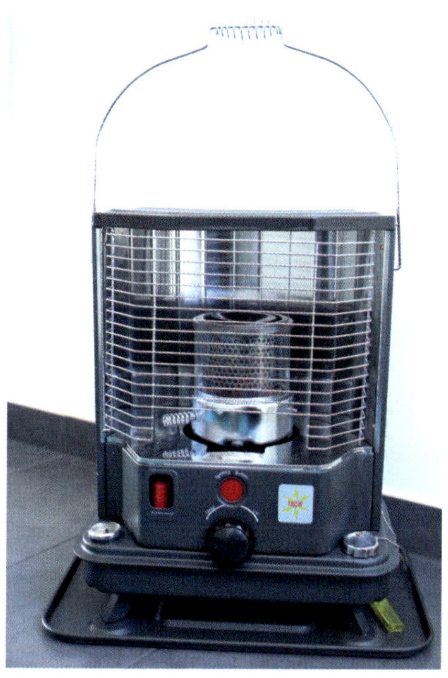

Transportabler Petroleum-Zimmerofen

Deutschland bestehen gemäß einer Studie des BDEW (Bundesverband der Energie- und Wasserwirtschaft e. V.) aus Gas- und Ölheizungen, also aus Heizungen, für deren Betrieb elektrische Energie nötig ist. Fällt der Strom aus, können diese Heizsysteme nicht als Wärmequellen genutzt werden. Vereinfacht gesagt, die Wohnung oder das Haus bleibt kalt. Dieser Umstand alleine kann schon sehr gefährlich für Sie und Ihre Familie werden. Ein paar Tage oder Wochen im Winter genügen, und Sie sind psychisch wie körperlich schwer angeschlagen. Viele Menschen würden hier krank werden, denn in so einer Umgebung kann man nicht leben. Und jetzt stellen Sie sich erst einmal vor, Sie sind Eltern und müssen mit Ihren kleinen Kindern bei diesen Temperaturen die Zeit in so einer eiskalten Wohnung überstehen. Sehen Sie, worin die Problematik besteht? Wenn Sie also mit der Krisenvorsorge beginnen, müssen Sie sich nach Möglichkeiten umsehen, mit der Sie Ihre Wohnung oder zumindest einen Raum, in dem man sich überwiegend aufhalten könnte, unabhängig vom Stromnetz beheizen können. Für die Lösung dieses Problems gibt es mehr oder weniger gute Ansätze. Ein Petroleum-Zimmerofen wäre beispielsweise eine gute Möglichkeit, einen einzigen Raum auf eine angenehme Temperatur zu bringen. Der Betrieb eines Petroleumofens setzt allerdings immer eine Frischluftzufuhr voraus, denn die durch die Verbrennung entstehenden Gase können tödlich sein. Konkret bedeutet das, wenn Sie sich in einem Raum aufhalten, in dem der Petroleumofen brennt und dieser Raum nicht ausreichend belüftet wird, sterben Sie an dem geruchs- und farblosen Gas Kohlenmonoxid – und merken es gar nicht. Diese Gefahr wird in Krisenratgebern oft vergessen, muss aber unbedingt berücksichtigt werden.

Ich empfehle dringend, einen solchen Ofen nach der Anschaffung erst einmal ausgiebig zu testen. Die Bedienung ist bei manchen Modellen etwas gewöhnungsbedürftig und erfordert ein gründliches Studium der Betriebsanleitung. Ich selbst bin an so einem Petroleumofen schon fast verzweifelt. Testen Sie den Ofen also *vor* der Krise!

Wasser

Die zweitwichtigste Priorität, die Sie für Ihr Überleben gewährleisten müssen, ist die Versorgung Ihres Körpers mit Wasser. Oft wird davon ausgegangen, dass Wasser eine höhere Priorität als der Erhalt von Wärme hat. Das stimmt in den meisten Fällen aber nicht. Ohne Wasser können Sie, wenn auch mit gesundheitlichen Beeinträchtigungen, ein paar Tage überleben. Aber bereits ein eiskalter Tag oder eine frostige Nacht kann binnen weniger Stunden eine schlimme Unterkühlung zur Folge haben, an der Sie sterben könnten.

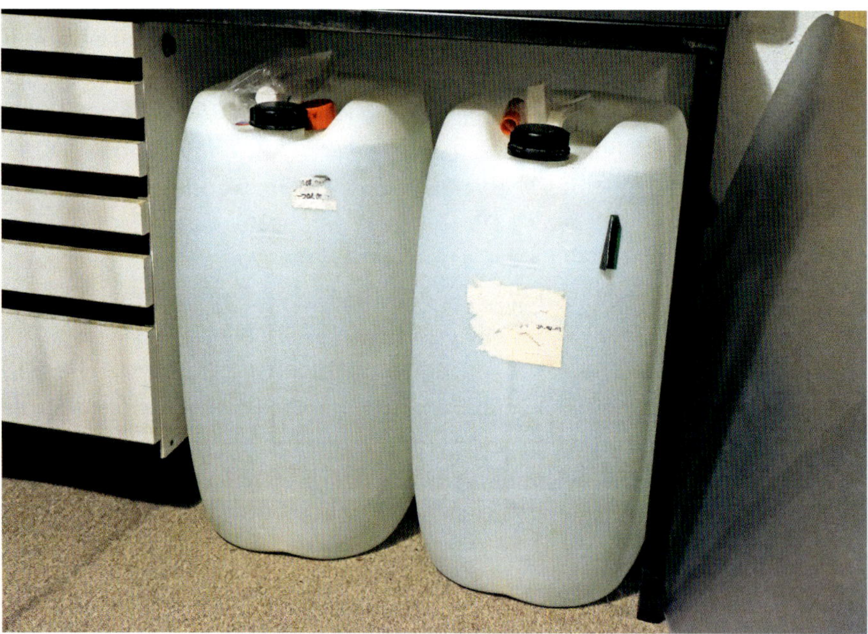

Platzsparend: Wasservorrat in Kanistern

Für den Fall, dass die Wasserversorgung zusammenbricht, sollten Sie unbedingt in ausreichender Menge Wasser bevorraten. Vielleicht halten Sie das für unnötig? Da muss ich Ihnen leider widersprechen. Die Wasserversorgung ist in vielen Fällen vom Stromnetz abhängig. Lediglich in und um Gebirgsregionen kann die Wasserversorgung auch teilweise ohne Strom gewährleistet werden. Dieses Wasser ist dann aber unter Umständen nicht mehr aufbereitet. Daher sollten Sie zu Hause Wasser einlagern. Das können Sie entweder mit Flaschen bewerkstelligen, idealer ist aber die Verwendung von Kanistern, da diese ein besseres Volumen-/Inhaltsverhältnis haben. Wenn Sie 100 Liter Wasser in einem Kanister lagern, brauchen Sie für die gleiche Menge mit PET-Flaschen etwa ein Drittel mehr Platz. Entscheiden Sie sich für die Kanisterlösung, sollten Sie daran denken, Kanister mit einem Ausguss zu kaufen; zumindest aber sollten Sie sollten Sie einen anschraubbaren Hahn zur Hand haben, den Sie auf der Kanisteröffnung anbringen können. Nur so kann das gelagerte Wasser vernünftig portioniert und genutzt werden, ohne die Hälfte zu verschütten. Das Wasser, das Sie in Kanistern aufbewahren, ist leider nur über einen kurzen Zeitraum von wenigen Wochen haltbar, selbst wenn Sie es kühl und dunkel lagern. Wasser besitzt die Eigenschaft, dass es irgendwann anfängt zu verkeimen. Dann bilden Bakterien einen klaren, aber schmierigen Film auf der Wasseroberfläche. Dieses Wasser riecht oft unangenehm, kann schwerste Durchfälle verursachen und darf so nie getrunken werden. Wasser, das man in Kanistern einlagert, muss deshalb vorher mit Wasserkonservierungsmitteln haltbar gemacht werden. Dafür gibt es die entsprechenden Präparate im Camping- oder Outdoor-Fachhandel. Bekannte Produkte sind Romin oder Yachticon. Diese werden auch von Campern genutzt, um in Wohnwägen oder Reisemobilen das Wasser in den Trinkwassertanks für die Urlaubsreise zu konservieren. So verkeimt das Wasser nicht und ist mehrere Monate haltbar. Sie sollten dabei aber nicht vergessen, dass Sie bei den Wasserkonservierungsmitteln auf den Etiketten oder in der Dosierungsanleitung eine genaue Erläuterung zu der Zeitspanne finden, wie lange die Konservierung anhält. Notieren Sie sich den Zeitpunkt der Einlagerung, denn nach Ablauf dieser Zeit muss das Wasser durch frisches ausgetauscht und die Konservierung erneuert werden.

Allein das Einlagern von Wasser ist sicherlich nicht die vollkommene Lösung. Je nach Situation kann es notwendig werden, auf Wasserressourcen, die draußen in der Natur vorkommen, zurückzugreifen. Sei es, weil Ihre eingelagerten Wasservorräte zur Neige gehen oder weil Sie diese vorerst aus Rationierungsgründen nicht anbrechen möchten. Aus diesem Grund sollte noch eine Möglichkeit zur Aufbereitung von Schmutzwasser zu Hause bereitliegen. Am besten eignen sich hierfür Schwerkraftfilter oder mobile Wasserfilterpumpen aus dem Outdoor-Bedarf. Mit diesen können Sie fast jedes Wasser aus Bächen, Pfützen, Seen, Flüssen, Teichen und Tümpeln aufbereiten, um es gefahrlos zu trinken. Der große Vorteil dieser Hilfsmittel ist, dass Sie diese, wie später im Buch beschrieben, auch in Ihrem Fluchtrucksack mitnehmen könnten und diese Filter außerdem ohne Strom betrieben werden können. Dadurch wären Sie in dieser Hinsicht völlig autark und Ihr Überleben somit gesichert!

Nahrung

Der dritte Punkt, der gemäß der Prioritäten für Ihr Überleben wichtig wäre, ist die Nahrung. Die Nahrungskomponente wird oft in der Planung vernachlässigt oder völlig falsch angegangen. Es dürfte jedem klar sein, dass man ohne Nahrung auf Dauer nicht überleben kann. Zwar kann der menschliche Körper problemlos mehrere Tage und länger ohne Nahrung auskommen, aber ab einem gewissen Grad des Nahrungsmangels wird körpereigene Substanz abgebaut. Das hat zwar anfangs den positiven Nebeneffekt, dass die Fettpölsterchen schmelzen. Irgendwann jedoch bezieht der Körper die Energie aus dem Abbau der Muskulatur, und dann wird es gefährlich. Nahrungsmangel ist auch schon in geringem Ausmaß sehr unangenehm. Er führt dazu, dass Sie nach einiger Zeit nicht mehr leistungsfähig sind. Die Kraft schwindet und Sie werden antriebslos. Die Psyche ist schnell reizbar, Sie sind im Allgemeinen nicht mehr belastbar. Das Treppensteigen fällt schwer, andere körperliche Arbeiten sind fast nicht mehr zu leisten. Nahrungsmangel ist besonders für Kinder schlimm. Stellen Sie sich einmal so einen kleinen Erdenbürger vor, der nichts mehr zu essen hat. Könnten Sie als Eltern oder als Mensch verkraften, in die Augen eines Kindes zu schauen, das schon seit Tagen nichts mehr gegessen hat und förmlich um Essen fleht? Das ist psychisch schwer zu verkraften.

Um einen Nahrungsmittelvorrat anzulegen, gibt es mehrere Ansätze, die von der Zielrichtung her aber alle stimmig sind. Unschlagbar aus vielerlei Gründen

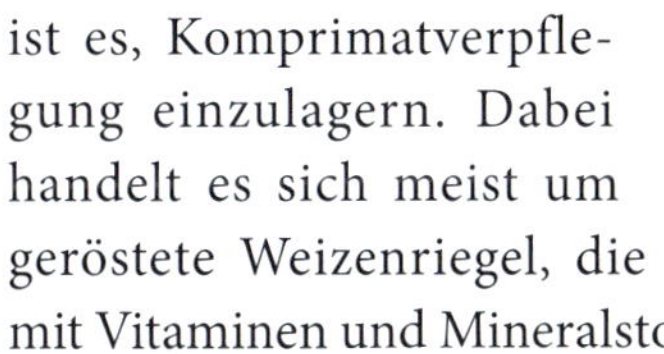

Hoher Nährwert und lange Haltbarkeit: komprimierte Nahrungsmittel-Riegel

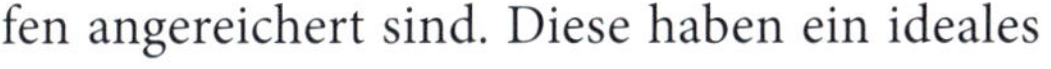

ist es, Komprimatverpflegung einzulagern. Dabei handelt es sich meist um geröstete Weizenriegel, die mit Vitaminen und Mineralstoffen angereichert sind. Diese haben ein ideales Verhältnis von Nährwert, Volumen und Haltbarkeit. Der große Vorteil liegt darin, dass sie sich über große Zeiträume hin lagern lassen. Meistens über 15 Jahre, obwohl der Hersteller ein kürzeres Mindesthaltbarkeitsdatum angibt. Auch die Art, wie sich diese Nahrung aufgrund der Verpackungsform lagern lässt, ist äußerst vorteilhaft. Die Verpackungen sind nämlich hervorragend stapelbar. So kann ein Vorrat für mehrere Monate relativ platzsparend gelagert werden, was gerade für Haushalte in engen Wohnungen, wie es häufig in Städten der Fall ist, interessant wäre. Natürlich sollte klar sein, dass eine einseitige Ernährung Sie zwar am Leben hält, Sie aber auch keine Mangelerscheinungen erleiden dürfen. Was den Geschmack betrifft, so dürften Ihnen die Riegel nach ein paar Tagen schon zum Hals raushängen. Zum Glück kann man einige Präparate in Wasser oder Milch zu einem Brei anrühren und hat dann auch ohne die Beigabe von anderen Zutaten kleine Geschmacksvariationen. Außerdem kann die Komprimatverpflegung im Fall einer Flucht mitgeführt werden, denn sie ist wasserfest eingeschweißt und temperaturunempfindlich. Bekannte Präparate dieser Art sind beispielsweise von NRG-5. Im Vergleich zu anderen Produkten trifft dieses Fabrikat die meisten Geschmäcker.

Die zweite und wahrscheinlich vielseitigere Möglichkeit, was Geschmack und Nährstoffe betrifft, besteht darin, dass Sie sich einen Nahrungsmittelvorrat an Produkten zulegen, die überdurchschnittlich lange haltbar sind. Dazu zählen z. B. Nudeln, Konservendosen mit Obst, Gemüse oder fertigen Gerichten, Mehl, gefüllte Einmachgläser und Winterkartoffeln. Hier haben Sie den Vorteil, dass

Sie die Lagerware »wälzen« können. Damit meine ich, dass man beim täglichen Kochen schon jetzt den Krisenvorrat verwendet und die aufgezehrten Dinge dann beim nächsten Einkauf ergänzt. So können Nahrungsmittel, deren Mindesthaltbarkeitsdatum naht, verbraucht und durch neue ersetzt werden. Praktisch ist es hier, wenn man aus seinem Vorratsregal immer die hinten gelagerten Lebensmittel nimmt und die neu eingekauften vorne hinstellt. So läuft man weniger Gefahr, ältere Produkte zu übersehen und verhindert, dass diese dann verfallen oder verderben.

Natürlich könnten Sie die Komprimatverpflegungsvariante auch mit normalen Lebensmitteln aus eigenem Anbau oder dem Supermarktkauf mischen. So würden Sie in Bezug auf Nährstoffversorgung und Geschmacksvariation bestimmt noch um einiges besser fahren.

Wie ich zu Beginn des Kapitels schon erwähnte: Das Bundesamt für Bevölkerungsschutz und Katastrophenhilfe verschickt hierzu kostenlos eine Broschüre, die Ihnen mit einer Auflistung grobe Anhaltspunkte dazu gibt, wie Sie mit einem eigenen Vorrat 14 Tage überleben können. Statten Sie sich mit den auf Ihre Ernährungsweise (vegetarisch, vegan, ketogen usw.), eventuell vorhandene Krankheiten oder Unverträglichkeiten, Geschmäcker und Vorlieben abgestimmten Nahrungsmittel aus. So müssen Sie nicht irgendetwas essen, das Sie generell nicht mögen. Zwar sagt man »In der Not frisst der Teufel Fliegen«, und hungrig schmecken sowieso viele Dinge besser, die man sonst nicht essen würde, aber für die geistige Hygiene wäre das sicherlich nicht förderlich.

Ich persönlich bin der Meinung, dass man im Rahmen der häuslichen Krisenvorsorge mindestens für einen Monat Nahrung vorhalten sollte, besser noch wären 3 Monate; es gibt sogar Leute, die ein halbes Jahr für realistisch halten. Dafür habe ich keine endgültige Lösung, aber ich denke, hier greift der Grundsatz: lieber zu viel als zu wenig.

Natürlich muss die häusliche Krisenvorsorge darüber deutlich hinausgehen, es ist nicht nur mit dem Einlagern von Nahrungsmitteln getan. Dazu gehört auch, dass man sich mit Batterien, Verbandmaterial, Tauschmitteln, Medikamenten und Ähnlichem eindeckt. Aber das ist nicht das Thema dieses Buches.

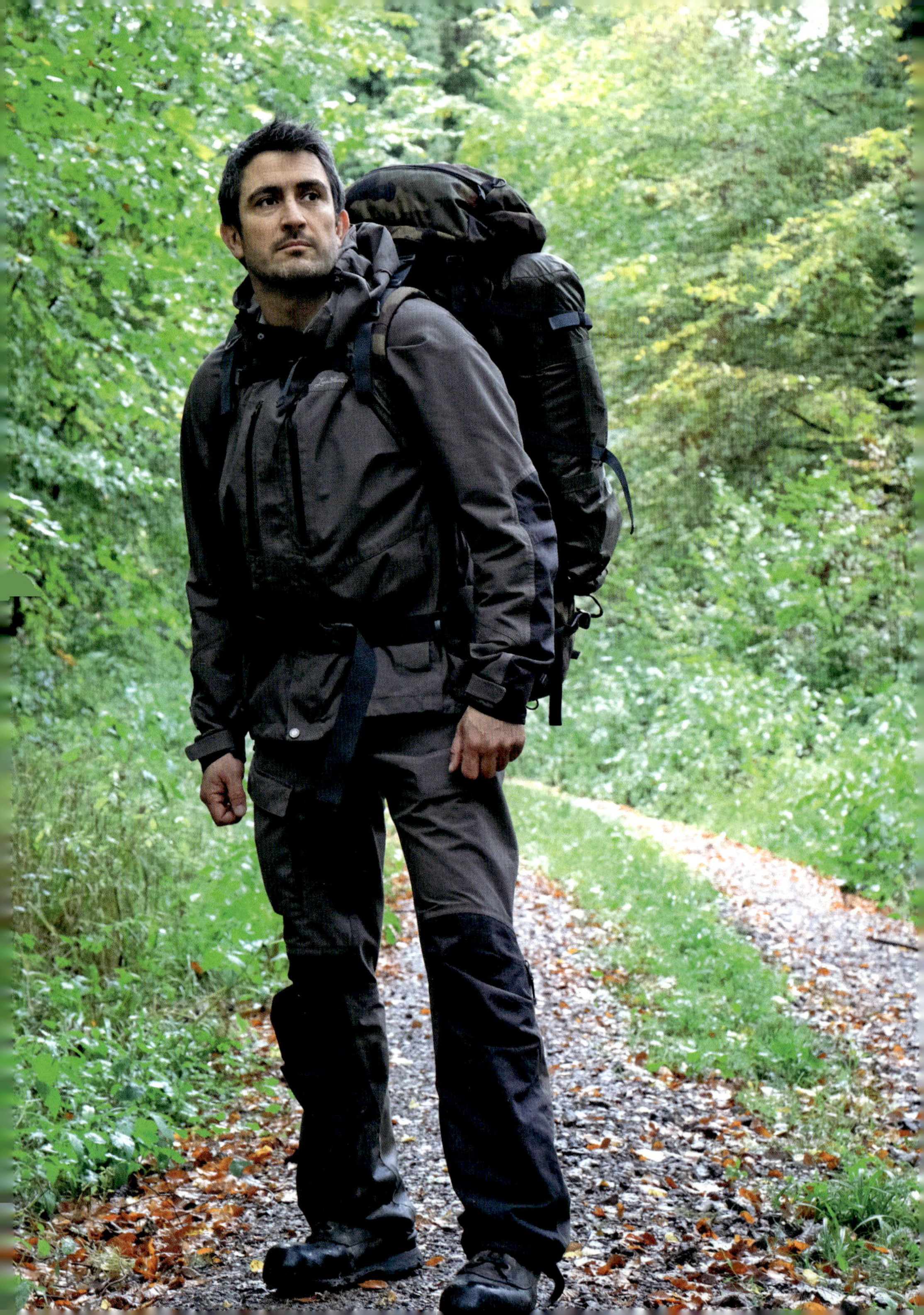

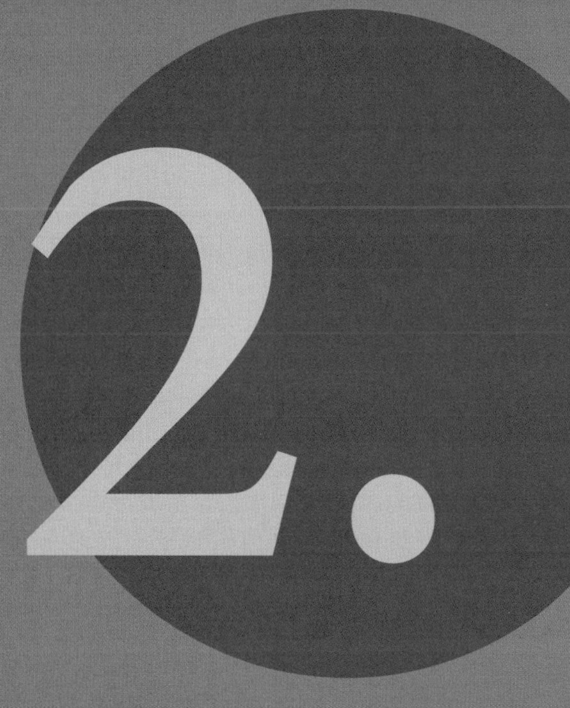

Lösungen für verschiedene Szenarien

Everyday Carry | Get-home-Bag | Bug-out-Bag | INCH-Fluchtrucksack

Nachdem Sie Ihre häusliche Krisenvorsorge abgearbeitet haben, sollten Sie sich mit den folgenden Dingen, dem Kernthema dieses Buches, befassen. Es soll ja darum gehen, wie man sich Sicherheit verschafft für den Fall, dass man entweder unterwegs überraschend in eine Notsituation gerät oder wegen eines Ereignisses kurz- oder längerfristig sein Zuhause verlassen muss. Dazu gibt es mit speziellem Equipment oder Hilfsmitteln bestückte Kleintaschen bis hin zu großen Rucksäcken. Ich möchte in diesem Buch auf die wichtigsten Arten eingehen. Diese Taschen oder Rucksäcke sind mit einem entsprechenden Inhalt gefüllt, der beim Management von kleinen (Not-)Situationen oder sogar beim Überleben draußen helfen kann.

Auch wenn es manchmal so propagiert wird, sollten Sie sich schon vorher damit anfreunden, dass es *den* Notfallrucksack oder *die* Ausrüstungstasche für alle Fälle nicht gibt. Damit meine ich, dass Sie keinen Rucksack mit Inhalt zusammenstellen könnten, mit dem Sie wirklich für alle Eventualitäten ausgestattet wären. Das wäre bezüglich Packvolumen und Gewicht überhaupt nicht umsetzbar, denn dafür würden Sie einen Lkw benötigen. Aber Sie können sich, wenn Sie sich gründlich Gedanken machen, eine Lösung erarbeiten, die eine größtmögliche Bandbreite von Szenarien abdeckt.

Man kann sich nie hundertprozentig auf alles vorbereiten!

Manche Szenarien decken oder überschneiden sich in Ihren Auswirkungen. So würde ein Finanzcrash ab einem gewissen Grad vermutlich die gleichen tumultartigen Zustände unter der Bevölkerung verursachen wie ein mittel- bis längerfristiger Stromausfall. Bei beiden Ereignissen würden die Vorräte der Bürger knapp werden, und das bereits nach kürzester Zeit. Beim Finanzcrash deshalb, weil die Menschen kein Geld mehr am Automaten oder am Schalter erhalten und nur die wenigsten über genügend hohe Bargeldbestände zu Hause verfügen, um Nahrungsmittel oder Medikamente für einen längeren Zeitraum einzukaufen. Das würde vermutlich in kürzester Zeit zu Plünderungen führen. Bei einem Stromausfall bestünde wegen der nicht mehr vorhandenen Energieversorgung ebenfalls keine Möglichkeit mehr, am Geldautomaten Geld zu ziehen, und kein Supermarkt könnte noch den Betrieb aufrechterhalten. Der Supermarkteingang,

Kühltruhen, die Kassen, die Beleuchtung, all diese Dinge benötigen Strom, um zu funktionieren. Da die Menschen aber trotzdem Hunger hätten, liegt es auch hier nahe, dass es zu Unruhen oder Plünderungen käme. Sie sollten daher Ihr Fluchtgepäck immer an die jeweiligen Situationen anpassen.

Bei dem von mir oben geschilderten Szenario läge der Fokus beim Packen des Fluchtgepäcks sicherlich auf Nahrung und Selbstverteidigung. Hält man jedoch eine Pandemie für am wahrscheinlichsten, rüstet man sein Equipment dementsprechend mit einer aufgewerteten persönlichen Schutzausrüstung (PSA) mit jeder Menge Desinfektionsmitteln und Ersatzfiltern für die Atemschutzmaske aus und setzt hier den Schwerpunkt. Natürlich kann kein Mensch voraussagen, was bzw. ob irgendwann einmal etwas Derartiges passiert, denn wir können alle nicht hellsehen. Dennoch glaube ich, dass man anhand einiger deutlicher Anzeichen eine grobe Tendenz ausloten kann, nach der man sich richten kann. Im Idealfall decken Ausrüstungskits oder Fluchtrucksäcke grob mehrere mögliche Szenarien ab.

Ein weiterer Grund, warum es *den* Notfallrucksack und *die* Ausrüstungstasche für alle Fälle nicht gibt, sind die unterschiedlichen Voraussetzungen, die jeder Mensch mit sich bringt. Ein durchtrainierter Sportler, der viel Zeit draußen in der Natur verbringt und vielleicht immer wieder bei Trekkingtouren zeltet, wird sein Gepäck anders bestücken, als es die Hausfrau mit ihren zwei Kindern, die über keinerlei Outdoor-Erfahrung verfügt, tun wird. Jemand, der an einer Erkrankung leidet, wird in mancherlei Hinsicht auch anders packen als ein gesunder Mensch.

Ein wesentlicher Parameter, der immer eine zusätzliche Rolle spielt, ist der Überlebenszeitraum, für den man sich vorbereitet. Eine Ausrüstung, um 12 Stunden lang zu überleben, hat logischerweise ein deutlich geringeres Packmaß als eines, das man benötigt, um sich für einen autarken Aufenthalt von 2 Wochen draußen in der Natur vorzubereiten. Ein Prepper in Südspanien, wo es teilweise sehr warm ist, wird andere Schwerpunkte bei der Bestückung seines Survival-Equipments berücksichtigen, als es der Prepper in Baden-Württemberg tut. Der Spanier nimmt wahrscheinlich mehr Wasser in seine Planung mit auf, der Prepper in Deutschland investiert mehr in die Witterungsschutzkomponenten, da es bei uns im Schnitt kälter ist.

Kommen wir jetzt zu den verschiedenen Ausrüstungskits für unterschiedliche Fälle. Ich bezeichne Sie in diesem Buch als »Lösungen«. Die in diesem Kapitel beschriebenen Methoden sind nach meiner persönlichen Erfahrung brauchbare und praxisorientierte Lösungen. Die Teilnehmer meiner Kurse und viele meiner Kunden fahren in der Regel auch gut damit. Dennoch können die von mir beschriebenen Gegenstände nur rote Fäden sein, an denen man sich orientieren kann. Vielleicht haben Sie sich aber auch schon mit dem Thema befasst und gehen einen ganz anderen Weg. Das ist völlig in Ordnung, denn sicherlich gibt es Dinge, die ich nicht bedacht habe und die man verbessern könnte.

Generell würde ich an Ihrer Stelle darauf achten, dass Sie, wenn irgend möglich, bei den Ausrüstungsgegenständen auf Qualität achten. Kaufen Sie sich keinen Schrott, denn davon gibt es viel zu viel auf dem Markt. Mit Schrott meine ich billige Ausrüstungsgegenstände, auf die Sie sich nicht verlassen können. Ein Sprichwort sagt: »Wer billig kauft, kauft zweimal«. Und das hat sich nach meiner Erfahrung nur allzu oft bewahrheitet. Sicherlich können Sie manchen Gegenstand auch in einer günstigeren Variante erwerben. Aber meistens ärgern Sie sich nur unnötig. Investieren Sie richtig und führen Sie sich vor Augen, dass in Zukunft im schlimmsten Fall Ihr Leben davon abhängen könnte!

Beschaffen Sie sich, wenn Sie Ihre Krisenvorsorge ernsthaft betreiben möchten, die aufgeführten Lösungen frühzeitig und nicht erst dann, wenn es zu spät ist. Für manch eine Ausführung benötigen Sie eventuell Wochen, bis Sie alles zusammengestellt haben. Das ist in der Regel aber kein Problem. Fangen Sie erst einmal an. Das ist schon mehr als die meisten Menschen tun. Denken Sie immer daran:

Wer vorbereitet ist, fährt besser!

Grundsätzlich muss jede Art der Vorbereitung mit einem mobilen Behältnis wie einer Tasche oder einem Rucksack Ihre Überlebenschancen mit dem mitgeführten Equipment verbessern oder Sie dabei unterstützen, einen Ort aufzusuchen, wo die Überlebensprioritäten erfüllt werden bzw. Sie in Sicherheit sind. Hier gibt es verschiedene Ansätze, die der Leser auf seine Bedürfnisse hin optimieren kann.

Ich bin alles andere als glücklich über die vielen angloamerikanischen Bezeichnungen, denen Sie im folgenden Text begegnen werden. Aber sie sind mittlerweile eine Art Vokabular, mit dessen Hilfe jeder sofort weiß, was gemeint ist. Wenn sich Prepper über ein »Bug-out-Bag« unterhalten, wissen sie, worum es geht. Mittlerweile gibt es aber viele Hybrid-Bezeichnungen, bei denen man selbst als Profi nicht mehr durchblickt. Das werde ich natürlich in diesem Buch nicht thematisieren. So lange Sie die vier wichtigsten Lösungen kennen, sind Sie schon gut informiert.

Everyday Carry (EDC)

Das Everyday Carry (EDC) ist gedacht für den regelmäßigen Einsatz, mit dem der Prepper seine täglichen Belange und kleinere Notsituationen meistern kann. Aber die darin enthaltenen Ausrüstungsgegenstände helfen zum Teil auch bei größeren Notfällen. Das Everyday Carry ist die kleinste Packlösung in der Krisenvorsorge. Die Größe eines Everyday Carrys richtet sich nach den persönlichen Vorlieben und kann daher variieren. Viele Menschen führen bereits, ohne

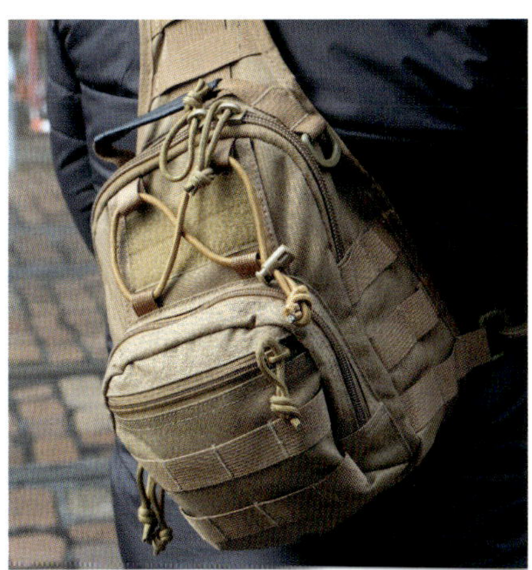

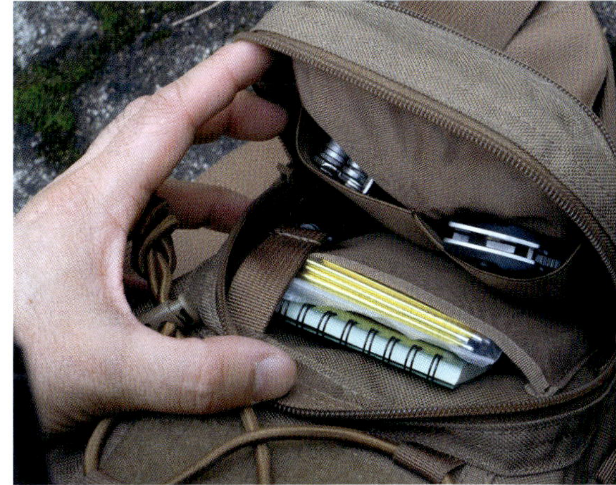

Die ideale Taschenlösung für das Everyday Carry (EDC): ein Sling-Bag

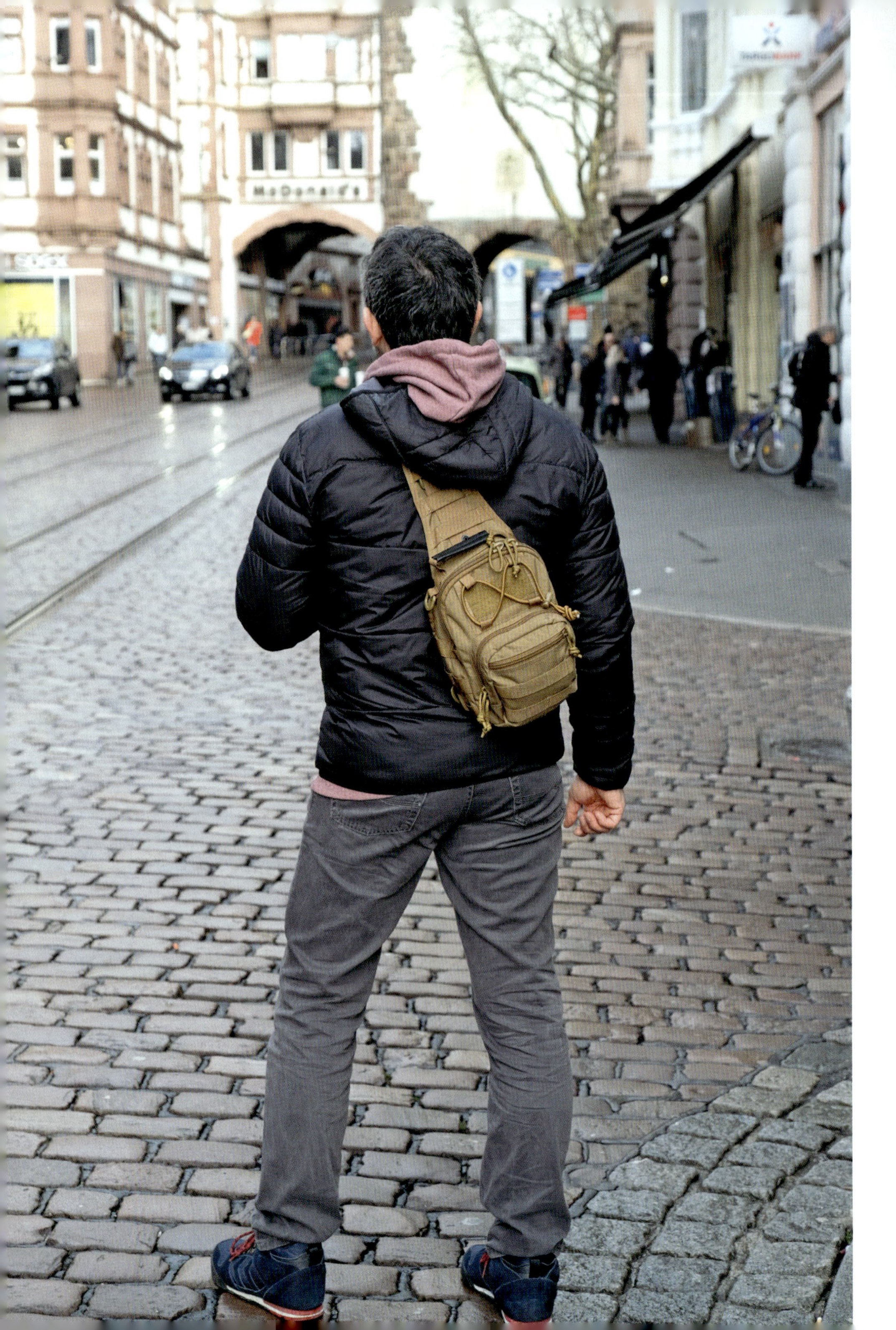
McDonald's

sich dessen bewusst zu sein, ein abgespecktes Everyday Carry mit sich: Frauen beispielsweise in Form ihrer Handtasche. Ob diese immer überlebenswichtiges Equipment enthält, sei dahingestellt, aber streng genommen muss man die Handtasche tatsächlich als Everyday Carry betrachten.

Was ich persönlich bei der Definition eines Everyday Carrys wichtig finde, ist die Frage, ob die darin enthaltenen Gegenstände einen tatsächlichen Nutzen in Notsituationen hätten.

Typische Beispiele für Ausrüstungsgegenstände für ein Everyday Carry wären z. B. ein Messer, ein Multifunktionswerkzeug, eine Taschenlampe, Untersuchungshandschuhe, ein Verbandpäckchen, Medikamente, eine Atemschutzmaske sowie ein Feuerzeug. Natürlich sollte jeder sein Everyday Carry seinen Ansprüchen gemäß packen. Hier gibt es, wie bei allen anderen Lösungen auch, kein Richtig oder Falsch.

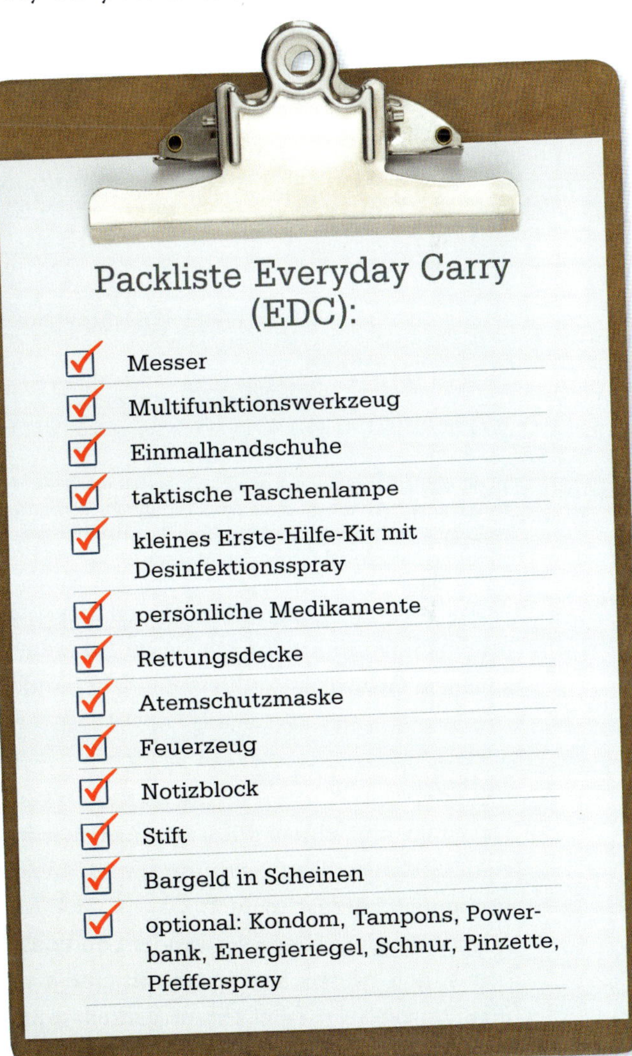

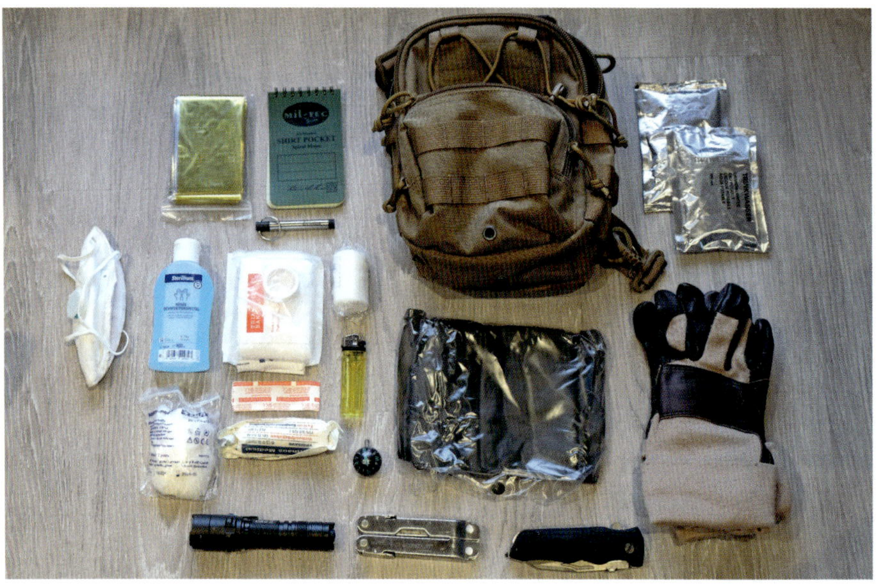

Inhalt eines Everyday Carrys (EDC): Rettungsdecke, Notizblock, Schreibstift, Sling-Bag, Trinkwasser, Atemschutzmaske, Sterillium®, Verbandspäckchen, Einmalhandschuhe, Mullbinde, Wundverschlussstreifen, Wundkompressen, Feuerzeug, Poncho, Kompass, taktische Lampe, Multitool und Messer

Das Everyday Carry erfüllt seinen Zweck allerdings nur, wenn man es auch regelmäßig mitführt. Tragen Sie Ihr Everyday Carry immer bei sich, egal ob Sie zu einem Geburtstag zu Freunden fahren oder ins Kino gehen.

Messer

Dass man mit einem Messer schneiden kann, ist eine Binsenweisheit. Es eignet sich also dazu, Schnüre zu zerschneiden, Kleidung aufzutrennen, Verpackungen aufzuschneiden usw. Je nach Messertyp kann man es aber auch noch für andere Dinge verwenden, und das ist mitunter nicht ganz unerheblich: Einige Messer sind extra mit einem Gurtschneider versehen, mit dem man beispielsweise bei einem Verkehrsunfall die Anschnallgurte des Autos aufschneiden könnte. So etwas kann Leben retten – das Ihre genauso wie das fremder Unfallopfer.

Manche Messer sind mit einem speziellen Dorn ausgestattet, mit dem man eine Glasscheibe zerschlagen kann. Das kann ebenfalls in einem Fahrzeug von Nutzen sein, nämlich dann, wenn Sie darin eingesperrt sind oder jemanden daraus befreien möchten. Denn die Seitenscheiben sind einer bestimmten Spannung ausgesetzt und es braucht punktuell auftreffende Energie am Rand der Scheibe, um diese zu zerstören. Mal schnell mit dem Fuß oder gar mit einer mit Handschuhen geschützten Faust ist es unmöglich, eine solche Scheibe einzuschlagen. Mit solch einem Dorn allerdings schon, und so können Sie damit auch im »normalen Leben« Erste Hilfe leisten, wenn Sie etwa im Hochsommer auf dem Parkplatz einen Säugling (oder einen Hund) in einem überhitzten Fahrzeug sehen, der Besitzer des Fahrzeugs aber nicht aufzufinden ist. Dann kön-

Unscheinbar, aber effektiv: Mithilfe eines Schlagdorns lassen sich Scheiben zertrümmern

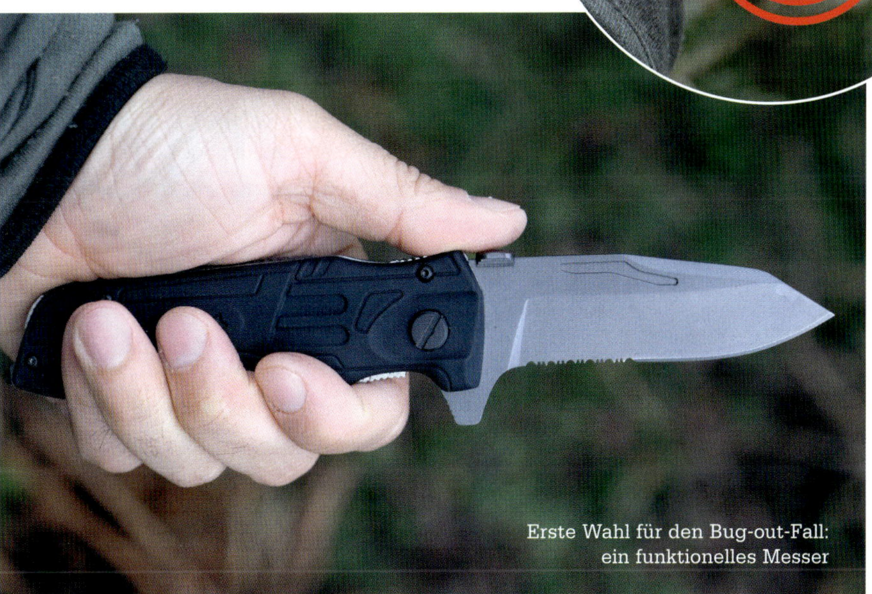

Erste Wahl für den Bug-out-Fall: ein funktionelles Messer

nen Sie mithilfe dieses Dorns Leben retten. Im Notfall lassen sich damit einfach Fenster einschlagen, egal ob an einem Gebäude oder Fahrzeug.

Manche Klingen besitzen auch einen Wellenschliff, mit dem Sie relativ einfach dickere Seile zerschneiden können. Das geht damit deutlich besser als mit der glatten Seite der Messerklinge.

Darüber hinaus ist das Messer zweifelsohne auch eine Selbstverteidigungswaffe, vielleicht sogar die effektivste überhaupt im Nahbereich. Aus diesem Grund würde ich mir kein spezielles Kampfmesser zulegen. Obwohl ich in der Vergangenheit einige Polizei- und Militäreinheiten mit ebensolchen Kampfmessern im Nahkampf ausgebildet habe, sehe ich für Zivilisten darin keinen Sinn, denn sie sind in den meisten Fällen zu wuchtig und oft auch nicht ganz durchdacht. Verstehen Sie mich bitte nicht falsch: Es gibt ein paar hervorragende Kampfmesser auf dem Markt. Aber wer sich ein bisschen mit dem Thema Messerkampf befasst hat, wird mir Recht geben: Man braucht eigentlich kein besonderes Kampfmesser zur Selbstverteidigung. Sogar mit einem einfachen Haushaltsmesser fürs Gemüseschneiden können Sie einem Gegner genauso ernsthafte Verletzungen zufügen wie mit einem Kampfmesser. Im Bug-out-Fall wäre meine Wahl daher eher ein funktionelles Messer, wie z. B. ein Rettungsmesser. Damit können Sie sich selbst verteidigen, aber es deckt darüber hinaus noch ein großes Spektrum an Tätigkeiten ab – Anwendungsbereiche, die für das Messer weitaus häufiger und realistischer sind.

Das Messer ist also ein wichtiges Allroundwerkzeug. Sie sollten sich vor einem Kauf unbedingt informieren und beraten lassen. Aber auch schon ein kleines Taschenmesser wäre für den Anfang in Ihrem Everyday Carry sehr brauchbar.

Multifunktionswerkzeug

Ebenfalls in meinem Everyday Carry enthalten ist ein Multifunktionswerkzeug. Mit diesem Tool kann der Prepper unterschiedlichste Arbeiten durchführen, denn es ist mit nützlichen Einzelwerkzeugen bestückt. So sind die meisten Multitools beispielsweise mit einer Zangenfunktion ausgestattet, die entweder mit einem Schiebe- oder Klappmechanismus ausgefahren werden kann. Oft ist auch ein Drahtschneider in den Zangenbacken integriert, mit dem man z. B. einen Ma-

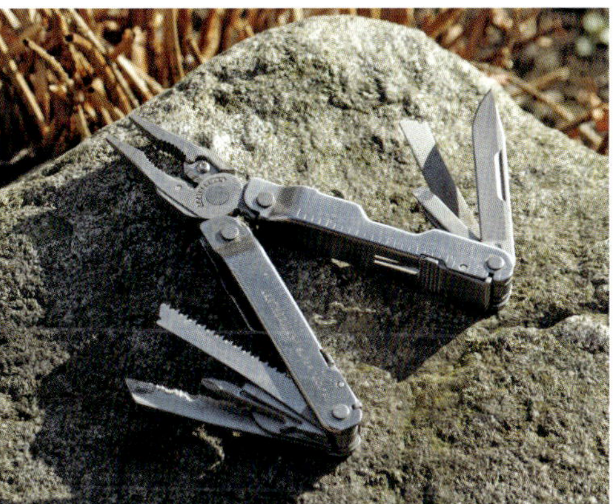

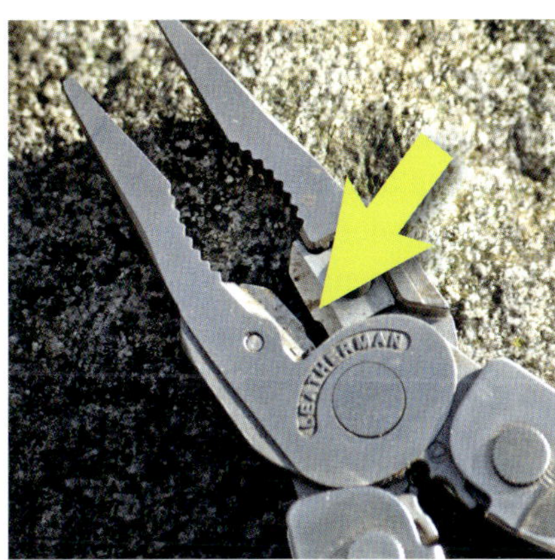

Ein Allrounder auf kleinstem Raum, mit dem man sogar Draht schneiden kann

schendrahtzaun oder einen Stacheldraht aufzwicken könnte. Einige Multifunktionswerkzeuge verfügen sogar über eine Säge. Eine zusätzliche Messerklinge und verschiedene Schraubendrehertools runden den Umfang des Werkzeugs ab.

Einmalhandschuhe

Einmalhandschuhe machen beispielsweise dann Sinn, wenn im Fall eines Unfalls, Unglücks oder einer Katastrophe Verletzte behandelt werden müssen. Um das Infektionsrisiko für sich selbst bzw. für die Verletzten zu senken, ist es gerade hier empfehlenswert, Handschuhe zu tragen. Einmalhandschuhe sind ideal, denn Sie lassen sich klein verstauen und wiegen fast nichts. Es gibt Menschen, die eine Unverträglichkeit gegen das in den Handschuhen verwendete Material haben. In diesem Fall sollten Sie auf Handschuhe aus synthetischem Latex zurückgreifen.

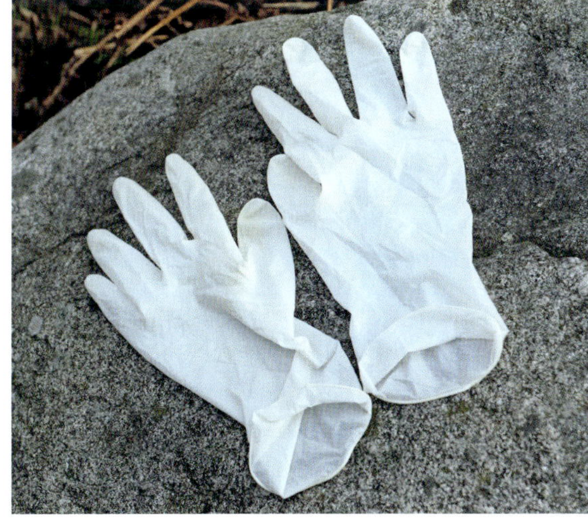

Einmalhandschuhe sind vielseitig einsetzbar

Aber nicht nur bei Verletzungen sind Einmalhandschuhe sinnvoll. Auch im Epidemie- oder Pandemiefall bieten sie einen guten Schutz vor einer Übertragung von Keimen. Allzu schnell hat man sich durch die Berührung von anderen Menschen oder Gegenständen infiziert. Vielleicht müssen Sie aber auch einmal jemanden oder etwas anfassen, vor dem Sie sich ekeln, z. B. einen Bewusstlosen, der sich eingenässt oder eingekotet hat. Auch hier sind Sie froh über Einmalhandschuhe.

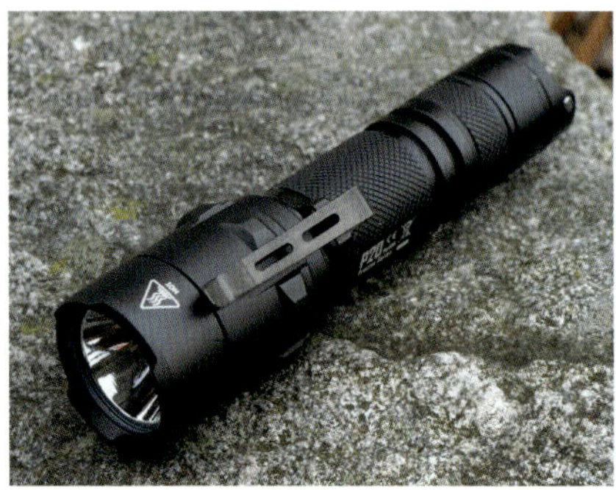

Unentbehrlich ist eine leistungsstarke Taschenlampe

Taschenlampe

Eine leistungsstarke Taschenlampe ermöglicht dem Prepper nicht nur die Orientierung bei Nacht, sondern auch bei Tag, und zwar zwar in den Bereichen, wo trotz Tageslicht kein oder wenig Licht vorhanden ist. Vielleicht denken Sie: »Wo bitte schön sollte das der Fall sein?« Tatsächlich aber gibt es eine Menge solcher Situationen. Nicht umsonst sind Streifenpolizisten mit Taschenlampen ausgestattet, denn sie müssen in ihrem täglichen Einsatz auch einmal dunkle Kellerräume inspizieren. Das Ausleuchten von dunklen Räumen und dunklen Ecken ist aber nur ein Aspekt, an den man denken sollte. Ebenso kann eine Taschenlampe an neblig-trüben Tagen im Winter oder in der Dämmerung wertvolle Dienste leisten.

Geht man jetzt von existenzielleren Ereignissen aus, wird sicher jedem klar, warum eine mobile Lichtquelle immer sinnvoll ist. Bei einem Stromausfall oder im Krisen- und Katastrophenfall kann es sein, dass künstliche Lichtquellen in Gebäuden, auf den Straßen oder in der U-Bahn komplett ausfallen. Und da wäre eine Taschenlampe absolut notwendig, gerade um sich in der Dunkelheit orientieren zu können.

Leistungsstarke Taschenlampen sollten über eine taktische Komponente, wie eine Stroboskop-Funktion, verfügen. Sind sie mit diesem Feature ausgestattet, können Sie die Lampe auch zur Selbstverteidigung anwenden. Der Stroboskopblitz setzt Personen selbst am helllichten Tag für eine kurze Zeit außer Gefecht, weil deren Augen durch das grelle Licht, das in kürzesten Abständen immer wieder aufblitzt, stark geblendet werden. Das führt dazu, dass Ihr Gegenüber kurzfristig völlig desorientiert ist und kann Ihnen so eine Gelegenheit zur Flucht bieten. Außerdem kann in der Regel jede Taschenlampe als wirksame Schlagwaffe verwendet werden, vorausgesetzt sie ist halbwegs stabil gebaut. Taktische Leuchten verfügen noch zusätzlich über einen gewellten oder gezackten Ring über dem Glas, der speziell für Kampfzwecke gemacht ist.

Erste-Hilfe-Kit

Ein kleines Erste-Hilfe-Kit dient als schnelles Hilfsmittel, um kleine Verletzungen oder sogar starke, lebensbedrohliche Blutungen bei sich oder anderen zu versorgen. Und das nicht nur in der Krise! Ich habe schon des Öfteren bei einem Stadtbummel in Freiburg erlebt, dass sich Fahrradfahrer in der Fußgängerzone durch Stürze schwer verletzt haben. Um Verbandmaterial zu besorgen, hätte man zwar einfach nur ins nächstgelegene Geschäft gehen und nach dem Verbandkasten fragen müssen, aber das kommt den meisten Menschen in so einer Situation nicht in den Sinn.

Bestücken Sie Ihr Erste-Hilfe-Kit daher sinnvoll: Es sollte mindestens

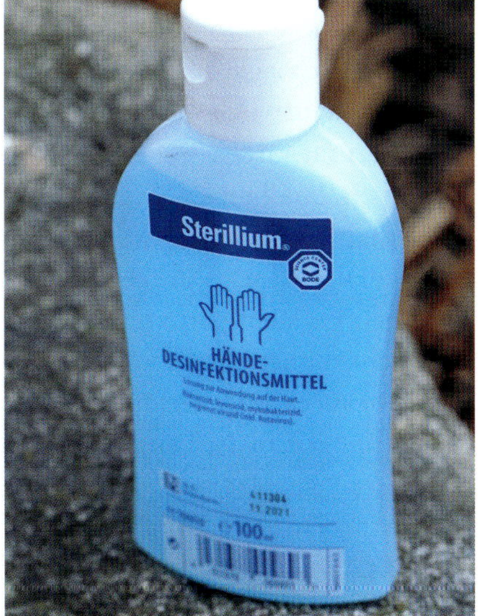

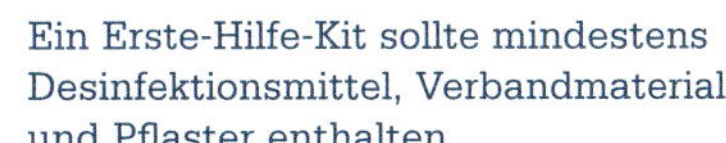
Ein Erste-Hilfe-Kit sollte mindestens Desinfektionsmittel, Verbandmaterial und Pflaster enthalten

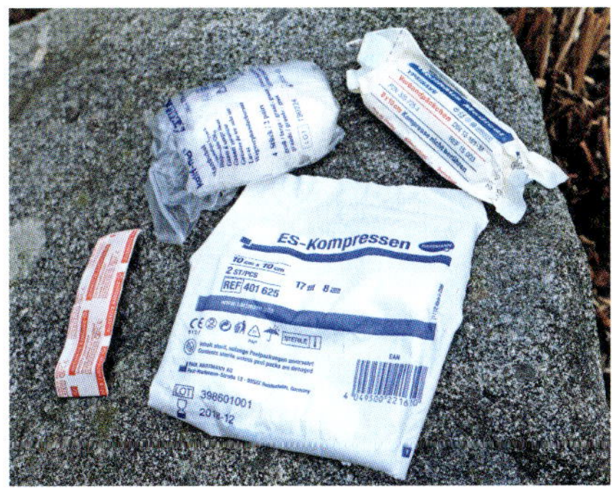

ein Verbandpäckchen, Pflaster und Desinfektionsmittel enthalten. Ein Verbandpäckchen deshalb, weil hier die Wundauflage mit der Mullbinde verbunden ist. Das spart im Notfall Zeit und lästiges Gefummel. Und schont die Nerven!

Auch scheinbar banale Dinge bereichern ein Everyday Carry ungemein: So wären in der Sommerzeit möglicherweise eine Sonnencreme mit einem hohen Lichtschutzfaktor und eine Sonnenbrille sinnvoll.

Ich persönlich führe auch immer Kaliumiodidtabletten im Erste-Hilfe-Kit meines Everyday Carrys mit, um im Fall eines radioaktiven Zwischenfalls reagieren zu können. Diese Tabletten verhindern durch das eingenommene Jod (Jodblockade), dass sich in der Schilddrüse radioaktives Jod-131 anreichert. Die Tabletten können dann bei Bedarf sofort eingenommen werden. Bei über 45-Jährigen steigt die Wahrscheinlichkeit unangenehmer Nebenwirkungen der Schilddrüse. Gleichzeitig sinkt aber das Risiko, dass Schilddrüsengewebe geschädigt wird. Unser Staat versucht hier für die Bevölkerung vorzusorgen. Aber darauf würde ich mich im Notfall nicht ausschließlich verlassen, denn die Tabletten müssten im Ernstfall ja erst verteilt werden. Und man kann sich vorstellen, dass eine flächendeckende Ausgabe des Präparates auch in abgelegeneren Regionen in der Praxis nur schwer umsetzbar ist. Warum? Stellen Sie sich einfach einmal vor, in Deutschland gäbe es eine Strahlungswarnung durch einen Reaktorunfall. Jeder würde kopflos nach Hause fahren, was in kürzester Zeit ein totales Verkehrschaos zur Folge hätte. Wie sollte unter diesen Voraussetzungen dann noch eine sinnvolle und rasche Verteilung von Jodtabletten möglich sein? Und mal ganz realistisch: Glauben Sie ernsthaft, dass unsere Regierung die Bevölkerung zeitnah informieren würde? Ich nicht, denn wir werden ja schon bei viel trivialeren Dingen dreist belogen. Fukushima ist das beste Beispiel für eine gefährliche Verzögerung in der Informationskette. Dort wusste der tagende Krisenstab bereits nach 4 Stunden von der drohenden Kernschmelze, doch die Bevölkerung wurde ganz bewusst vorerst nicht darüber informiert.

Medikamente

Menschen mit einer chronischen Erkrankung sollten unbedingt die Medikamente in ihrem Everyday Carry mitführen, die sie dringend benötigen, um Zeit überbrücken zu können, für den Fall, dass sie nicht schnell genug nach Hause kommen. Wenn Sie etwa an Diabetes erkrankt sind, sollten also Insulinspritzen oder -tabletten für den Fall der Fälle vorhanden sein. Nur so sind Sie in der Lage, kurzfristige Versorgungsengpässe Ihres Medikaments zu überbrücken. Das ist vermutlich selbstverständlich, ich finde es dennoch wichtig, es noch einmal zu erwähnen.

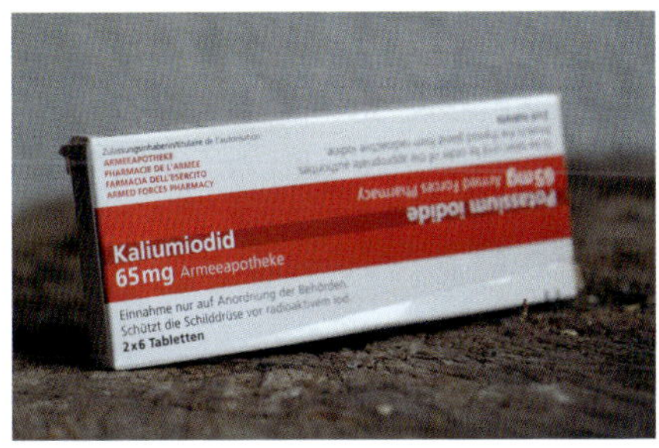

Immer auch im EDC dabeihaben sollten Sie Kaliumiodidtabletten

Rettungsdecke

Ob es nun einfach der Schutz des Körpers vor der Witterung ist, oder – ihre eigentliche Aufgabe – der Schutz des Körpers vor zu schneller Auskühlung, Rettungsdecken sind tatsächlich kleine Tausendsassas. Um sie richtig anwenden zu können, ist es aber wichtig, ihr Funktionsprinzip zu verstehen. Sie werden staunen, was man damit alles machen kann. Intensiver werde ich auf dieses Thema im Kapitel »Survival« eingehen. Und: Ein Exemplar befindet sich natürlich auch in meinem Everyday Carry.

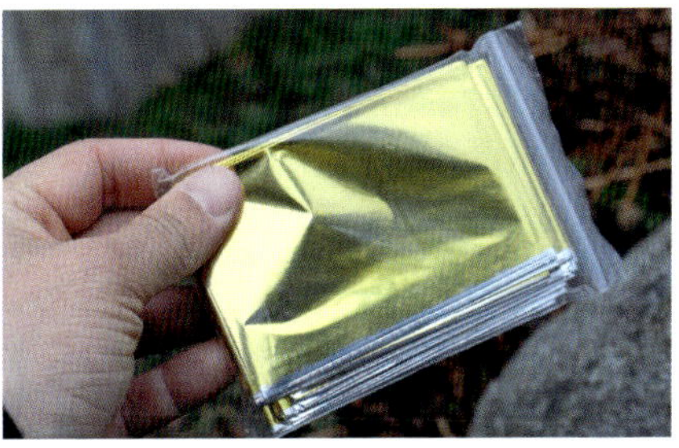

Eine Rettungsdecke ist vielseitig einsetzbar

Atemschutzmaske

Eine kleine Atemschutzmaske in einem Everyday Carry ist dann sinnvoll, wenn bei einem Ereignis die Luft mit Schadstoffpartikeln angereichert ist und die Gefahr besteht, diese über die Atemwege in den Körper aufzunehmen. Das ist bei-

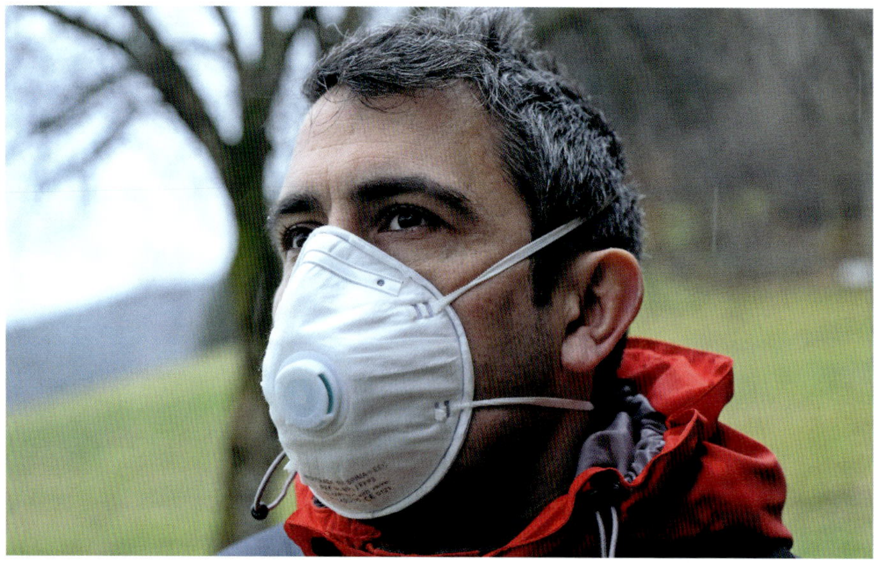

Größtmöglichen Schutz vor Atemluftbelastung bietet eine FFP3 Halbmaske

spielsweise dann der Fall, wenn bei einem Unfall besonders hohes Staubaufkommen entsteht oder wenn Chemikalien aus einer industriellen Anlage entweichen, vor denen Sie sich schützen müssten. Hierauf gehe ich aber noch ausführlicher im Kapitel »ABC-Schutz« ein.

Auch bei Epidemien, wie beispielsweise einer Grippewelle, kann solch eine Schutzmaske effektiv vor dem Einatmen von Erregern schützen, vorausgesetzt, sie hat das entsprechende Schutzlevel und kann auch Viren zurückhalten. Aufgrund der beschränkten Größe kann in ein Everyday Carry nur eine kleine partikelfiltrierende Halbmaske eingepackt werden, die leider die Augen nicht schützt. Diese Halbmasken bestehen aus einem für den Mund- und Nasenbereich angepassten Vliesstoff, der mit einem Gummizug am Hinterkopf befestigt wird. Damit die Maske dem Gesicht noch genauer angepasst werden kann, ist im oberen Bereich ein Bügel eingearbeitet, der sich in seiner Form verändern lässt. So kann die Maske an beinahe jedes Gesicht angepasst werden.

Den besten Schutz bieten hier Halbmasken der europäischen Klassifikation FFP3, die auch Viren, Bakterien und Pilzsporen zurückhalten. Aber nicht nur bezüglich krankmachender Mikroorganismen kann eine Maske sinnvoll sein.

Etliche US-Bürger, die am 11. September 2001 beim Einsturz des World Trade Centers in unmittelbarer Nähe waren, haben auch heute noch schwere Lungenprobleme, verursacht durch das ungeschützte Einatmen der vielen Staub- und Schmutzpartikel. Einfache Halbmasken hätten hier genügt, um diesen irreparablen Gesundheitsschäden vorzubeugen.

Feuerzeug

Logisch: Mit einem Feuerzeug kann man ein Feuer entfachen. Ich persönlich bevorzuge, obwohl es nicht unbedingt nötig wäre, im Everyday Carry ein Feuerzeug, und keinen Funkenstahl. Der Grund dafür ist einfach: Ein Feuerzeug liefert eine offene Flamme, der Funkenstahl oder andere Hilfsmittel dieser Art leider nicht. Hier muss immer erst der Funke auf ein Anzündmaterial wie auf ein zerrupftes Tampon oder Ähnliches getrieben werden, um dann letztendlich eine offene Flamme zu erhalten. Zwar gibt es vermutlich in Everyday-Carry-Fällen kaum Situationen, in denen man ein Feuer entfachen müsste, aber man weiß ja nie …

Ein Feuerzeug kann außerdem als Notlicht dienen, falls Sie sich im Dunkeln orientieren müssen oder anstatt eines Messers zum Durchtrennen von Schnüren.

Wichtig im EDC: ein Einwegfeuerzeug

Notizblock

Vielleicht gehören Sie auch zu den Menschen, die gelegentlich oder vorzugsweise ihr Smartphone zum Aufzeichnen von Notizen nutzen. Dagegen ist überhaupt nichts einzuwenden. Aber manchmal ist es besser, ganz klassisch (manch einer kennt es vielleicht gar nicht mehr) Zettel und Stift zu verwenden. So können Sie im Nu, und zwar unabhängig von elektrischer Energie, Informationen und Notizen festhalten, Skizzen fertigen und diese sogar weitergeben. Und auch das gute alte Hinterlassen von Nachrichten kann mit Zettel und Stift praktiziert werden. Das Smartphone kann man nicht mal einfach schnell irgendwohin nageln. Ich verwende in meinem Everyday Carry einen wasserfesten Block. Mit diesem kann ich auch im Regen Notizen machen, ohne dass das Papier aufweicht.

Stift

Immer weniger Menschen kennen die Feinheiten von Stiften, weshalb ich dieses Thema der Vollständigkeit halber erwähnen möchte: Ein geeigneter Stift ist natürlich auch nötig, um bei Feuchtigkeit und Nässe oder großer Kälte draußen (mit oder ohne wasserfestem Papier) schreiben zu können. Gewöhnliche Kugelschreiber versagen oft dabei, oder zu harte Bleistifte zerreißen das feuchte Papier, sobald man mit dem Schreiben beginnt. Daher empfehle ich, einen weichen Bleistift mitzunehmen, Härtegrad mindestens 4B. Oder Sie besorgen sich im Fachhandel einen wetterfesten Kugelschreiber. Der wird Ihnen seinen Dienst in keiner Situation versagen, selbst dann nicht, wenn Sie über Kopf schreiben müssten.

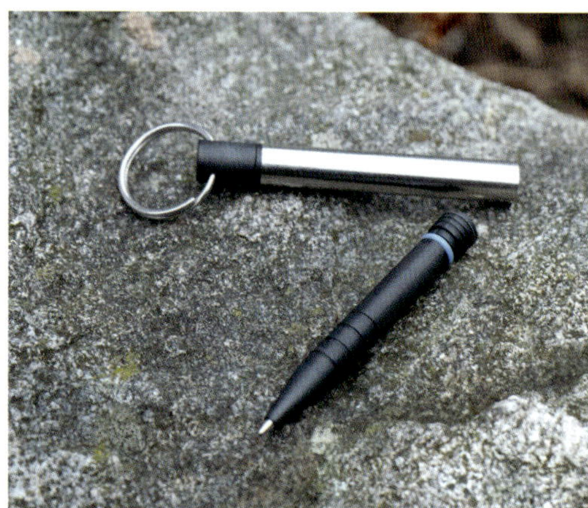

Unabdingbar: ein wasserfester Kugelschreiber

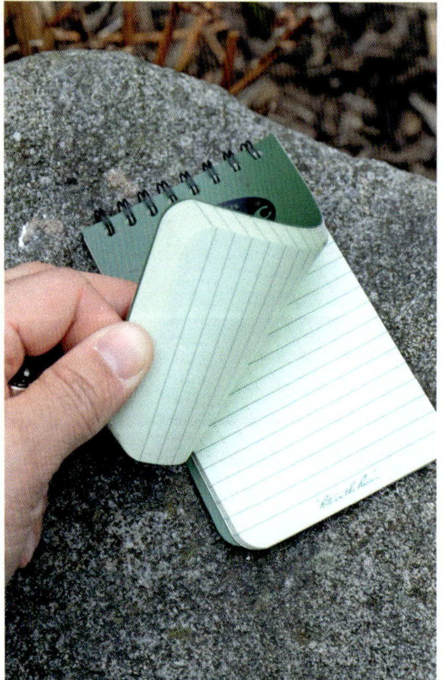

Ein wasserfester Notizblock kann wertvolle Dienste leisten

Bargeld

Obwohl Sie sicher wie die meisten Menschen eine Geldbörse am Körper tragen, sollte man zusätzlich etwas Bargeld in Scheinen im Everyday Carry aufbewahren. Für den Fall der Fälle, egal wohin ich gehe, habe ich immer 50 Euro Notgeld dabei. Das ist allerdings kein allgemeingültiger Richtwert. Nehmen Sie mit, was Sie für sinnvoll erachten.

Sonstiges

Natürlich liegt es an Ihnen, was Sie an weiteren Dingen ins Everyday Carry stecken. Eine Überlegung wert wären eventuell ein bis zwei Tampons, ein Kondom, 2 Meter Schnur, ein Energieriegel, eine kleine Powerbank, ein Pfefferspray oder eine Pinzette.

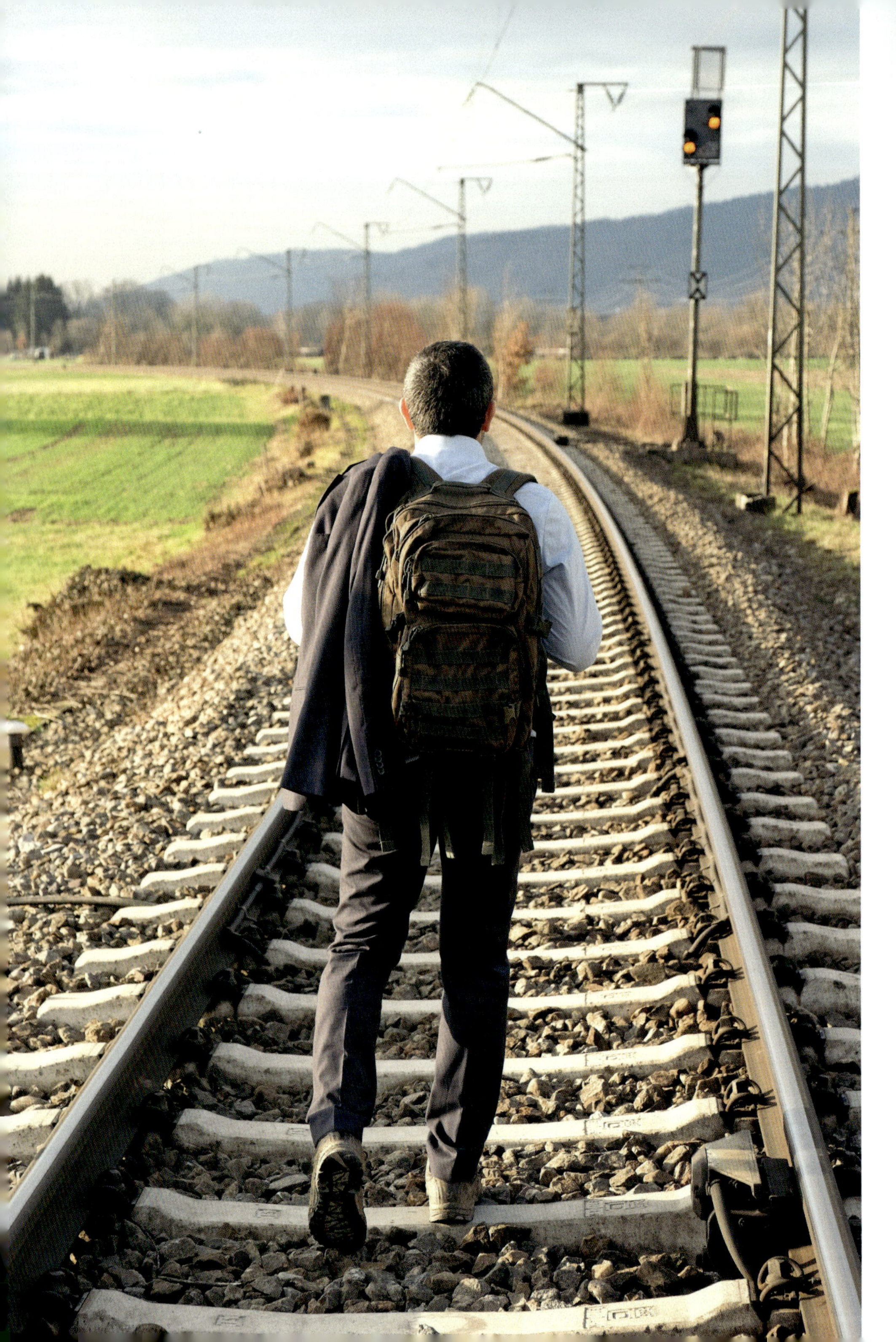

Get-home-Bag (GHB)

Übersetzt man den Begriff »Get-home-Bag«, erhält man bereits Aufschluss über den Einsatzzweck. Ein Get-home-Bag ist ein Überlebenspaket in Form einer Tasche oder eines Rucksacks, gefüllt mit einem entsprechenden Inhalt, welches Sie dabei unterstützt, im Falle eines Unglücks zurück nach Hause zu kommen. Das kann bei unverhofft auftretenden Naturkatastrophen wie einem Erdrutsch, einer Überschwemmung oder einem Erbeben der Fall sein.

Ein etwas greifbareres Anwendungsbeispiel wäre, wenn während Ihrer Arbeit in einer 10 Kilometer von Ihrem Zuhause entfernten Arbeitsstätte beispielsweise ein heftiger Wintereinbruch mit starkem Schneefall eintreten würde. Käme es hier zum absoluten Chaos im öffentlichen Nahverkehr, auf den Straßen und Wegen, würde Ihnen Ihr Get-home-Bag gute Hilfe leisten. Ein gut ausgestattetes Get-home-Bag würde Sie in so einem Fall mit den wichtigsten Utensilien, der notwendigen Kleidung und einem geeigneten Paar Schuhe versorgen. Es hilft Ihnen, sicher und wohlbehalten nach Hause zu kommen.

Ein Get-home-Bag kommt immer dann zum Einsatz, wenn die Infrastruktur ge- oder zerstört ist und Sie zu Fuß aufbrechen müssen.

Die Verwendung eines Get-home-Bags beschränkt sich nicht nur auf die Grenzen Deutschlands. Auch bei einer Urlaubsreise im (fernen) Ausland kann es von Nutzen sein, wenn Sie bei einer Tagestour irgendwo in einer wilderen Gegend stranden und wieder zurück in Ihre Unterkunft/Hotel gelangen müssen.

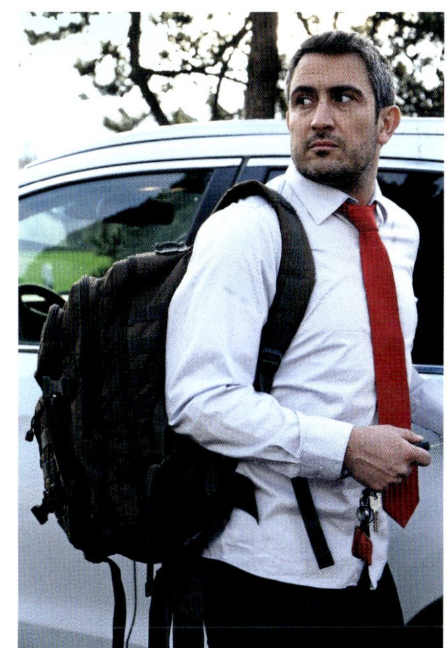

Das Get-home-Bag ist immer dabei

Egal, ob Sie mit dem Auto unterwegs sind oder mit dem Zug pendeln, Sie sollten das Get-home-Bag immer dabei haben. Ein Get-home-Bag, das zu Hause steht, nützt Ihnen im Ernstfall wenig. Aber Sie sollten Ihr Get-home-Bag auch tatsächlich mit ins Büro nehmen, vor allem dann, wenn Ihr Fahrzeug auf einem entfernten Parkplatz oder in einer Tiefgarage steht. Sie wissen nie, ob Sie, wenn Sie es brauchen, immer noch Zugang zu Ihrem Fahrzeug haben.

Beim Packen eines Get-home-Bags gibt es mehrere Parameter, die man beachten sollte. Dazu müssen auch die Survival-Prioritäten berücksichtigt werden. Man könnte als grobe Faustregel sagen: Je weiter Sie von zu Hause entfernt sind, desto dringender sollten Sie sich nach diesen richten. Bleiben wir mal bei dem realistischen Beispiel der Arbeitsstätte. Sollte Ihre Arbeitsstätte nur ein paar Straßen entfernt sein, müssten Sie der Survival-Priorität Wasser und Nahrung sicherlich keine bis wenig Berücksichtigung schenken. Ihr Nachhauseweg wäre in diesem Fall ja verhältnismäßig kurz. Müssen Sie aber mit der Bahn oder dem Bus 60 Minuten zur Arbeit fahren, sprechen wir schon über eine ganz andere Entfernung. Hier könnte es im schlimmsten Fall Tage dauern, bis Sie wieder zu Hause wären. In so einem Fall würden Sie Wasser und Nahrung benötigen, die Sie natürlich in Ihrem Get-home-Bag mitführen müssten. Die Länge Ihres Heimwegs ist also ein wichtiger Parameter für das Packen solch einer Tasche.

Ein untrainierter Mensch kann im Durchschnitt etwa 3 Kilometer pro Stunde gehen, vorausgesetzt die Landschaft ist eben und der Weg führt über (un-)befestigte (Wald-, Feld-)Wege oder Straßen. Sind Sie besser trainiert, schaffen Sie locker 4 bis 6 Kilometer in der Stunde. Ist Ihr Zuhause 15 Kilometer entfernt, würden Sie untrainiert theoretisch etwa 5 Stunden benötigen, wenn nichts dazwischenkommt. Der Trainierte meistert die Strecke in 3 Stunden. Das Gepäck sollte demnach so beschaffen sein, dass Sie diese individuelle Zeitspanne überbrücken könnten und zusätzlich eine zeitliche Sicherheitsreserve eingeplant ist, für den Fall, dass Sie länger brauchen. Bedenken Sie bitte, dass Ihr gewöhnlicher Nachhauseweg vielleicht nicht mehr zu benutzen ist und Sie daher eine komplett andere Route nehmen müssten.

Überlegen Sie sich auch bitte, welche Geografie Sie bei Ihrer Route überwiegend passieren müssten. Geht es quer durch ein großes Stadtgebiet oder wären Sie eher auf Wiesen und in Wäldern unterwegs? Auch hier würde sich die Bestückung des Get-home-Bags etwas unterscheiden.

Passen Sie Ihr Get-home-Bag im Idealfall ständig den verschiedenen Jahreszeiten an. Es dürfte klar sein, dass Sie im Winter mehr Ausrüstung einpacken, die Sie vor der Kälte schützt. Im Sommer hingegen führen Sie mehr Wasser, Sonnen- und Insektenschutzmittel sowie eine Sonnenbrille mit.

Packliste Get-home-Bag (GHB):
Poncho
Trinkwasser (im Sommer mehr)/ Wasserflasche
Multitool (wie im Abschnitt »Everyday Carry (EDC)« beschrieben)
Stirn- oder Taschenlampe
Erste-Hilfe-Kit (wie im Abschnitt »EDC« beschrieben)
Nahrung
Fleecejacke/Pullover
Jacke
Wander-/Trekkingschuhe
Socken
Kopfbedeckung
Landkarte
Kompass
Bargeld
Notizblock (wie im Abschnitt »EDC« beschrieben)
Stift (wie im Abschnitt »EDC« beschrieben)
Selbstverteidigungsmittel
kleines (Outdoor-)Radio
Lederhandschuhe
Atemschutzmaske
Schutzanzug
Kaliumiodidtabletten
eigene Medikamente
Sommerausstattung: Insektenschutzmittel, Sonnencreme, Sonnenbrille
Sonstiges

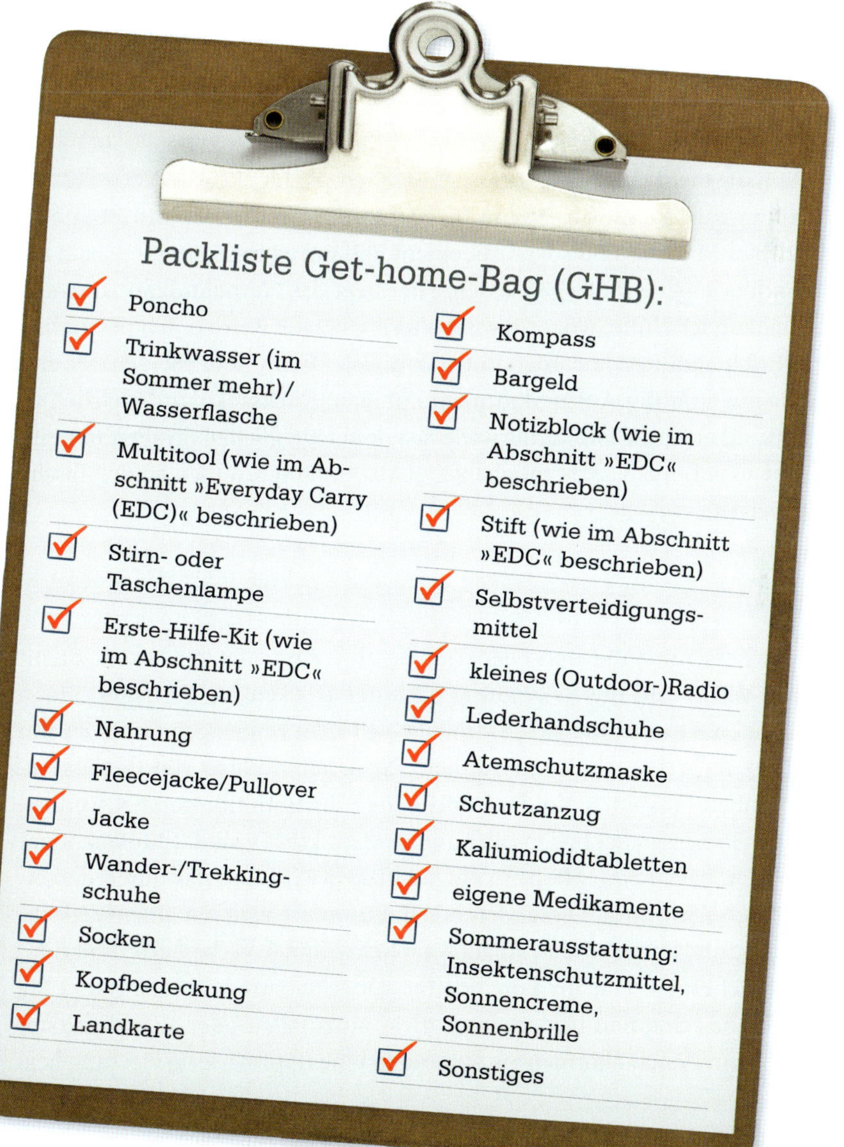

Je nachdem, wie weit Ihr Nachhauseweg sein sollte, müssen Sie das Get-home-Bag auch auf mehrtägige Touren ausrichten.

Als Transportmittel für die Ausrüstung haben sich sogenannte Sling-Bags bewährt. Das sind Taschen, die im Gegensatz zu Rucksäcken nur einen Tragegurt aufweisen, der beim Tragen schräg von oben nach unten über die Brust verläuft. Gute Sling-Bags können mit einer Zugbewegung vom Rücken auf den Bauch gezogen und dann geöffnet werden, was diese Taschen auch aus taktischer Sicht äußerst brauchbar macht. So kann der Nutzer z. B. schnell auf Gegenstände zugreifen, die für die Selbstverteidigung notwendig sind.

Möchte man mehr Ausrüstung mitnehmen, empfiehlt sich die Verwendung eines kleinen Rucksacks mit einem Packvolumen von etwa 20 bis 50 Litern. Manche dieser Modelle sind sogar mit einem Hüftgurt ausgestattet, weshalb Sie sich besonders angenehm tragen lassen. Hier liegt das Gewicht dann zu einem großen Teil auf der Hüfte, womit die Schultern entlastet werden. Ich persönlich würde taktisch anmutende Farben und Tarnmuster beim Kauf meiden. Sie ziehen damit nur unnötig Aufmerksamkeit auf sich. Rucksäcke und Taschen in Oliv oder Sand entsprechen mittlerweile fast dem tagtäglichen Straßenbild und fallen nicht so auf. Auch sollte möglichst nichts Auffälliges außen an der Tasche befestigt werden.

Poncho

Ein Poncho schirmt Wind und Niederschlag ab – ein wichtiger Faktor, damit Ihr Körper warm und die Bekleidung darunter trocken bleibt. Unter einem Poncho können Sie im Notfall auch einmal eine Nacht verbringen, wenn Sie ihn wie ein Tarp als Wetterschutz aufspannen. Zur Überwindung von Gewässern, wie etwa großen Flüssen, kann der Poncho als Schwimmhilfe genutzt werden, wenn Sie ein Ponchopaket bauen oder anderweitig kreativ sind. Ein Ponchopaket ist Gepäck, das in einen Poncho eingeschlagen wird und das durch den eigenen Auftrieb schwimmt. Diese Methode funktioniert auch mit einem gepackten Rucksack und verleiht dem ungeübten Schwimmer verbesserte Mobilität bzw. mehr Sicherheit. Hat Ihr Poncho eine gedeckte Farbe, unterstützt er Sie außerdem dabei, draußen in der Natur nicht aufzufallen oder sich zu verstecken. Mit einem Poncho können Sie außerdem eine improvisierte Heizung herstellen, mit der Sie sich ein paar Stunden aufwärmen können. Wie das geht, beschreibe ich im Kapitel »Survival«.

Es wäre sicher eine Überlegung wert, über gummierte Regenbekleidung im Get-home-Bag nachzudenken. Mehr dazu im Abschnitt »Bug-out-Bag« ab Seite 69 und im Kapitel »ABC-Schutz« ab Seite 221.

Trinkwasser / Wasserflasche

Trinkwasser sollten Sie immer mitnehmen, um sich unterwegs mit Flüssigkeit versorgen zu können. Am besten setzt man das mit PET-Flaschen um, denn diese können nicht zerbrechen. Wasser in PET-Flaschen ist jahrelang haltbar und muss, wenn man es fachgerecht lagert, nicht konserviert werden. Alternativ dazu können Sie natürlich auch eine Trinkflasche verwenden, die für den Outdoor-Einsatz gemacht ist und diese regelmäßig mit frischem Wasser befüllen. Ganz wichtig: Verwenden Sie ausschließlich Wasser! Für den Fall, dass Sie eine Wunde oder ein Auge spülen müssen, wäre es katastrophal, wenn die Flasche mit Orangensaft oder einem Mineraldrink gefüllt wäre. Falls Sie dennoch nicht auf einen Mineraldrink verzichten möchten, würde ich diesen in Pulverform in einem separaten Beutel mitführen. So können Sie sich immer noch bei Bedarf das Getränk Ihrer Wahl zubereiten.

Es gibt Stimmen, die sagen, man könne in einem Get-home-Bag auf mitgeführtes Wasser verzichten. Das halte ich für keinen guten Ansatz. Zwar wäre es bestimmt nicht verkehrt, auch einen Wasserfilter mitzunehmen, aber je nach Szenario oder Location gibt es vor Ort vielleicht

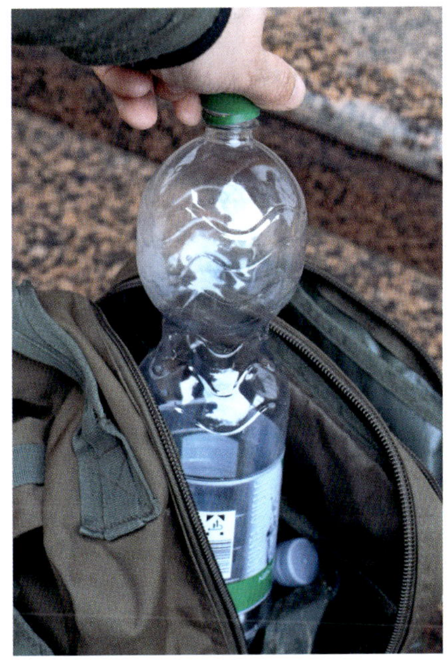

Wasser dabeizuhaben ist lebenswichtig

überhaupt kein Wasser, das man aufbereiten kann. Ich rate daher unbedingt auf Nummer sicher zu gehen und Trinkwasser einzupacken.

Stirn- oder Taschenlampe

Stirnleuchten haben eine lange Leuchtdauer. Das ist der Grund, weswegen ich eine Stirnleuchte in mein Get-home-Bag packe. Die wenigsten (taktischen) Taschenlampen bringen es auf eine Leuchtdauer von 4 Stunden und mehr. Aber was nützt letztlich die beste Taschenlampe mit Stroboskopfunktion und diversen Leuchtfarben, wenn gleich der »Saft« ausgeht? Je nach Situation und Beschaffenheit Ihres Heimwegs könnte es ja sein, dass Sie nachts länger unterwegs sind. Da wäre es fatal, wenn Ihre Lichtquelle bereits auf halber Strecke schlapp macht. Gut, jetzt könnte man auch Ersatzbatterien oder eine Powerbank einpacken. Und so könnte man eigentlich jeden Gegenstand nochmals für alle Fälle »absichern«. Aber das ist sicher nicht im Sinne des Erfinders. Ich empfehle Stirnlampen – auch noch aus anderen Gründen. Sie haben mit einer Stirnlampe den eindeutigen Vorteil, beide Hände frei zu haben. So können Sie auch mit Licht Zäune überklettern, sich besser verteidigen oder andere Arbeiten verrichten. Beim Kauf einer Stirnlampe würde ich zu einer wasserfesten Ausführung raten, damit sie Ihnen bei Regen nicht ausfällt. Natürlich sind auch reguläre Taschenlampen in Ordnung. Hier müssen Sie selbst entscheiden, was für Sie Sinn macht. Verstehen Sie meine Tipps lediglich als Anregung.

Nahrung

Je nach Strecke und körperlicher Anstrengung wäre es bestimmt ratsam, Ihrem Körper unterwegs Energie zuzuführen. Manchmal ist das sogar zwingend nötig. Gerade bei langen, schnellen Märschen könnten Sie so auch den berüchtigten Hungerast, den dramatischen Leistungsabfall infolge völliger Unterzuckerung, überbrücken. Radsportler oder Marathonläufer kennen dieses Phänomen. Führen Sie in diesem Fall nicht sofort beim Auftreten der ersten Symptome wie Übelkeit und Schwindel Kohlehydrate zu, kann das lebensbedrohlich werden. Ideal für das Get-home-Bag sind daher Energieriegel. Diese können Sie direkt konsumieren. Außerdem sind sie relativ unempfindlich gegen Temperatur-

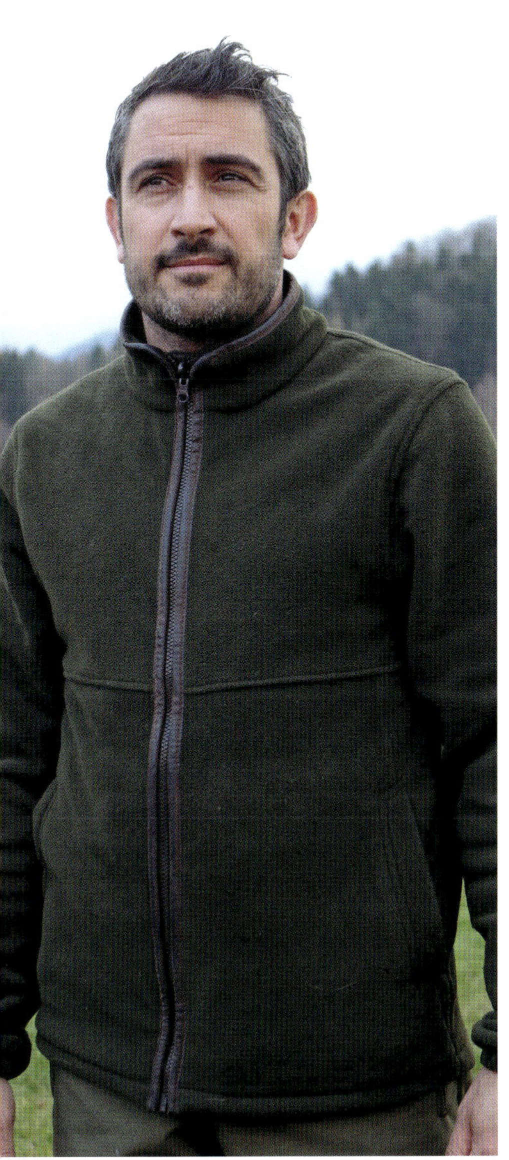

Für kühlere Temperaturen braucht man eine Fleecejacke

schwankungen. Hiervon würde ich etwa drei Stück in die Tasche packen. Manch einer bevorzugt die flüssige Zufuhr von Kohlehydraten. Dafür gibt es spezielle Präparate im Handel. Ich selbst habe allerdings damit in der Vergangenheit als Extrem-Marathonläufer keine guten Erfahrungen gemacht. Mein Magen hat nach etwas »Greifbarem« verlangt und ich habe beim Hungerast immer noch ein zusätzliches Hungergefühl verspürt. Ob das bei Ihnen auch so ist, weiß ich natürlich nicht. Vielleicht testen Sie das zur Sicherheit einmal.

Fleecejacke / Pullover

Es könnte sein, dass Sie Ihren Nachhauseweg in der kühleren Tageszeit antreten müssen. Oder Sie werden vom Wetter negativ überrascht. Oder Sie müssen generell in der kalten Jahreszeit nach Hause laufen. Für diese Fälle sollte ein dicker Wollpullover oder ein dickes Fleece (300 mg/m^2) eingepackt werden. Fleecejacken bestehen aus Kunstfasern, die die Schwitzfeuchte besser an die Umgebung abgeben und schneller trocknen als Wolle. Ob Fleece oder Wolle – im Prinzip ist beides angemessen und Schönheitspreise muss man unterwegs ja auch nicht gewinnen.

Jacke

Zusätzlich in Ihr Get-home-Bag gehört im Winter natürlich auch noch eine Winterjacke. Wenn Sie Platzprobleme beim Packen haben, sollten Sie sich für eine Daunenjacke entscheiden. Die lässt sich ultraklein verpacken und Sie verfügen damit über einen hochisolierenden Layer. Die Auskühlung Ihres Körpers wird verhindert. Bedenken Sie bitte, dass der Erhalt der Wärme die erste Überlebenspriorität ist und dieses Bekleidungsstück nicht nur in der kalten Jahreszeit wichtig sein kann. Auch im Juli kann das Thermometer bei uns nachts durchaus auf 12 °C oder weniger fallen.

Wander-/Trekkingschuhe

Wenn Sie beruflich als Bankmanager, Versicherungsvertreter, Verkäuferin in einem schicken Laden oder einem Job mit ähnlich strengem Dresscode unterwegs sind, macht das Einpacken von Trekking- oder Wanderschuhen Sinn. In einem feinen eleganten Schuhwerk werden Sie sicherlich keine große Strecke zurücklegen. Das dürfte wohl jedem einleuchten. In Bezug auf Trittsicherheit sind elegante Schuhe für das Gehen auf unbefestigten Untergründen überhaupt nicht geeignet und Schutz vor Nässe und Kälte bietet so ein Schuh auch nicht. Was Sie brauchen, ist ein Schuh mit einer vernünftigen Sohle, robust und bequem. Wenn Sie einen Schuh für Outdoor-Aktivitäten einpacken, sollte dieser auch eingelaufen sein. Ziehen Sie die Schuhe im Ernstfall zum ersten Mal an, könnte es sein, dass Sie aufgrund von Blasen und schmerzenden Füßen gar nicht erst zu Hause ankommen. Laufen Sie Ihre Schuhe also bei Gelegenheit ein.

Socken

Es versteht sich, dass Sie auch ein paar geeignete Socken ins Get-home-Bag packen sollten, denn nur mit der richtigen Socke kann der Wanderschuh seine Stärken ausspielen. Es ist empfehlenswert, auch im Sommer ein paar Socken in einer dickeren Ausführung einzupacken. Das beugt kalten Füßen vor und polstert den Fuß natürlich auch deutlich besser im Schuh ab.

Kopfbedeckung

Die Kopfbedeckung wird nicht selten vernachlässigt bzw. vergessen. Stellen Sie sich einmal vor, Sie müssten an einem heißen Sommertag durch die pralle Sonne nach Hause gehen, und das ohne eine schützende Mütze bzw. eine Cap. Das könnte Ihre Gesundheit schwer angreifen. Nur allzu schnell droht ein Sonnenstich. Hierbei handelt es sich um eine durch starke Sonneneinstrahlung entstehende Irritation der Hirnhaut und des Hirngewebes, die im schlimmsten Fall durch sich bildende Ödeme zum Tod führen kann. Gerade wenn Sie wenige oder dünne Haare haben, müssen Sie den Kopf vor starker und langwieriger Sonneneinstrahlung schützen. Aber auch an eiskalten Tagen ist es besser, wenn Sie Ihren Kopf und die Ohren vor der Kälte schützen. Über den Kopf geht generell viel Wärme verloren. Ein starker, eisiger Wind könnte Sie am Weitermarsch hindern. Dabei muss eine Mütze nicht teuer sein. Es genügt eine günstige Fleecemütze oder eine dichte Wollmütze.

Landkarte

Eine Landkarte im Get-home-Bag hilft Ihnen bei der Orientierung, damit Sie den Weg nach Hause finden. Bei starkem Schnee, Regen, Nebel oder im Katastrophenfall kann alles um Sie herum plötzlich ganz anders aussehen als gewohnt. Der inzwischen fast verkümmerte Orientierungssinn vieler Menschen erschwert die Orientierung zusätzlich. Eine Karte kann aber noch viel mehr: Sie unterstützt Sie nämlich auch bei der Umgehung von Hindernissen. Gute Karten, wie z. B. topografische Karten der Landesvermessungsämter, geben Aufschluss über das Gelände und liefern Ihnen wichtige Informationen, von denen im schlimmsten Fall Ihr Leben abhängen kann. Bestes Beispiel sind hier eingezeichnete Steinbrüche, die mit einem hufeisenförmigen Symbol gekennzeichnet sind, das an der Innenseite Striche hat. Dieses unscheinbare Symbol verhindert nämlich nichts weniger, als dass Sie bei Nacht oder schlechter Sicht abstürzen, wenn Sie im Gelände unterwegs sind. Andersherum gesagt hilft Ihnen das auch, Zeit zu sparen, denn Sie vermeiden dadurch, unvermittelt vor einer unüberwindbaren Steilwand zu stehen, wenn Sie ohne es zu merken in einen Steinbruch hineingelaufen sind.

Aus taktischer Sicht zeigt Ihnen die Karte an, ob Straßen höher als das Gelände liegen oder in einem Graben verlaufen. Das ist z. B. dann interessant, wenn Sie vor Beschuss sicher sein wollen. Eine gute topografische Karte verweist auch auf Feuchtgebiete, wie etwa immerfeuchte Wiesen. Ein solches Gelände zu durchqueren braucht mehr Zeit, als wenn Sie es umgehen würden. Je nachdem wie feucht der Untergrund ist und wie tief Sie beim Durchqueren einsinken, wären nasse Füße trotz Wanderschuhen vorprogrammiert. Und ich glaube, das wünscht sich keiner! Für die Karte sollte man sich eine durchsichtige Kartentasche besorgen, denn sonst bringt Ihnen die Karte bei Regen nur wenig. Sie weicht bereits nach kurzer Zeit völlig auf und wird unbrauchbar.

Kompass

Manch einer denkt, dass man für den Nachhauseweg keinen Kompass braucht, denn die Strecke kennt man ja vermeintlich in- und auswendig. Ich habe allerdings schon viele Situationen erlebt, wo aufgrund der Wetterlage Wege und Strecken, die man sonst eigentlich im Schlaf beherrscht, ein ganz anderes Erscheinungsbild aufgewiesen haben. Nebel etwa kann einen kleinen Waldspaziergang auf einer im Normalfall bekannten Strecke plötzlich ziemlich anspruchsvoll gestalten. Im Katastrophenfall könnte auch eine große Staubentwicklung oder das Austreten von farbigen Industriedämpfen problematisch werden und die Sicht rapide verschlechtern. Außerdem sollten Sie im Hinterkopf haben, dass das Stadt- oder Ortsbild, das Sie im Kopf haben, vielleicht nicht mehr wiederzuerkennen ist. Hochhäuser, die Sie sonst als markante Punkte zur Orientierung

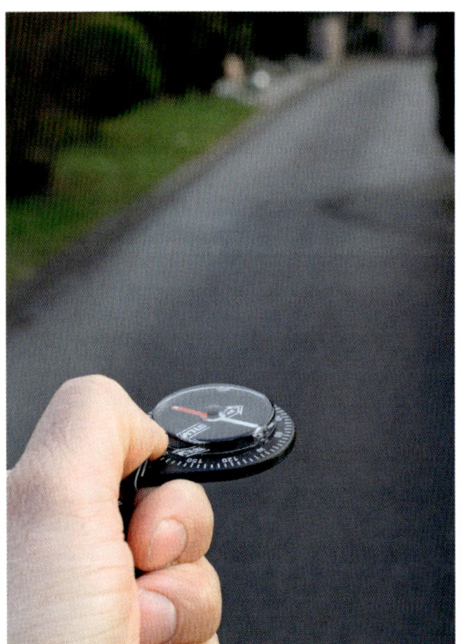

Ein Kompass ist eine zuverlässige Orientierungshilfe

nutzen, könnten eingestürzt sein, wodurch Ihnen die Bestimmung der Himmelsrichtungen erschwert würde. Einem Kompass ist es egal, ob Sie sich in einem Gebiet befinden, das durch irgendein Ereignis auf einmal ein vollkommen anderes Erscheinungsbild hat. Er zeigt Ihnen in 99 Prozent der Fälle zuverlässig die Himmelsrichtung an und erleichtert Ihnen die Navigation.

Bargeld

Meiner Meinung nach sollte Ihr Get-home-Bag auch Bargeld enthalten. Bargeld hat einen großen Vorteil: Bei ihm werden die meisten Menschen schwach. Viele Menschen sind eher bereit, anderen zu helfen, wenn man mit Scheinen winkt. Und es kann sogar helfen Sprachbarrieren zu überwinden, denn fast jeder Mensch kennt die Bedeutung des Geldes. So wird auch jemand, der sonst vielleicht von Natur aus nicht so mitleidig veranlagt ist, offener, Sie dabei zu unterstützen, wieder schnell nach Hause zu kommen. Eine Tatsache übrigens, die sich in den letzten Kriegen und Katastrophen immer wieder bewahrheitet hat. Den Ansatz, ein Bündel 100-Euro-Scheine einzupacken, finde ich nicht optimal. Ich denke mal, eine kleinere Stückelung mit 50- und 20-Euro-Scheinen ist hier sinnvoll. Auf Münzgeld können Sie getrost komplett verzichten. Das wird wegen seines geringen Wertes sicherlich keinen interessieren.

Notizblock

Führen Sie stets einen wasserdichten Block in Ihrem Get-home-Bag mit. Diesen Ausrüstungsgegenstand mögen viele für überflüssig halten, aber er könnte sehr hilfreich in Get-home-Bag-Situationen sein. Stellen Sie sich einmal vor, jemand, der ortskundig ist, erklärt Ihnen den Weg oder eine Alternativroute nach Hause. Bestimmt können Sie sich diese unmöglich im Kopf behalten. Da hilft es doch, sie aufzuzeichnen.

Stift

Wie bereits im Abschnitt »Everyday Carry« auf Seite 50 beschrieben, macht hier ein wasserfester Stift Sinn, mit dem Sie sogar über Kopf schreiben können.

Selbstschutz- und Selbstverteidigungsmittel

Ich bin absolut kein Freund von Gewalt und schon gar kein Waffennarr. Manchmal geht es aber nicht ohne. Für den Fall, dass man gezwungen ist, sich auf dem Nachhauseweg zu verteidigen, weil man vielleicht durch ein explosives Stadtviertel muss, wäre es eine Überlegung wert, rein aus Selbstschutzgründen präventiv eine Waffe einzupacken. Das Argument »9 mm Para« versteht auch der dümmste Angreifer! Da es in Deutschland aber nicht möglich ist, über das Thema Schusswaffen offen zu schreiben oder zu diskutieren, gehe ich nicht tiefer darauf ein.

Die Basisvariante von Selbstverteidigungsmitteln für die von mir erwähnte Situation wäre zumindest ein Messer, um sich seiner Haut effektiv wehren zu können. Vielleicht hilft Ihnen mein Fachbuch *Selbstverteidigung im Straßenkampf* bei der Suche nach einem geeigneten Mittel zur Selbstverteidigung für Ihren Get-home-Bag weiter. Bitte beachten Sie aber waffenrechtliche Vorschriften und Gesetze, falls Sie dauerhaft eine Waffe mitführen möchten.

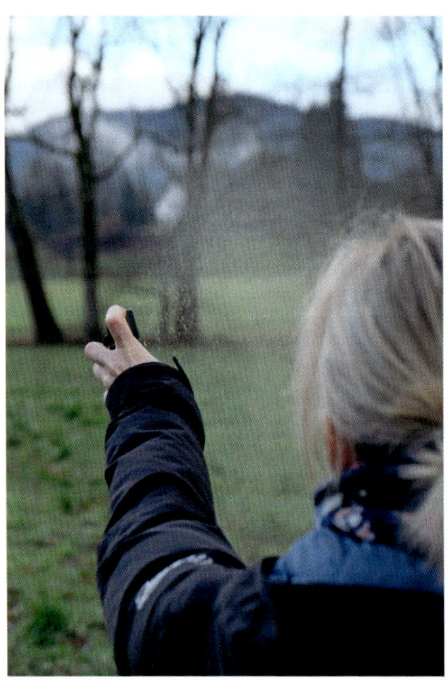

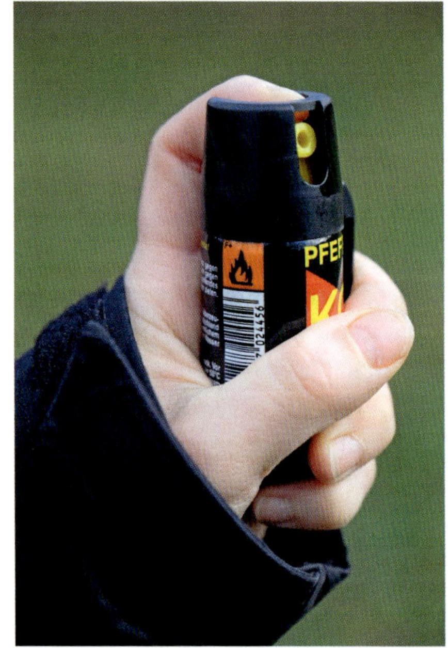

Nebelwolke oder Strahl: Ein Pfefferspray sollte man immer vorher testen

Nicht alles hilft sofort! Pfefferspray beispielsweise sollte man für den Ernstfall erst einmal ausprobieren, es kommt nämlich bei den Produkten sehr auf die Konsistenz des Inhaltes an. Es kann sein, dass der Wirkstoff entweder als Gel, Schaum oder als Flüssigkeitsstrahl aus der Dose kommt. Und es macht einen großen Unterschied, ob man eine Nebelwolke erzeugt oder einen in einer ballistischen Kurve fliegenden Strahl. Um richtig zielen und die Reichweite des Mittels einschätzen zu können, wäre das aber durchaus wichtig zu wissen. Entleeren Sie für Textzwecke am besten erst einmal ein bis zwei Dosen auf einen in 3 Metern Entfernung sitzenden Kürbis (oder ein anderes kopfähnliches Objekt). Pfefferspray ist eine Waffe für Nahdistanzen. Die Reichweite der Pfeffersprays wird von den Herstellern häufig mit einer Entfernung von 5 Metern angegeben. Das halte ich für unrealistisch. Verlassen Sie sich also nicht darauf!

Aufpassen sollten Sie als Besitzer eines Pfeffersprays, wenn Sie z. B. als Pendler aus dem Raum Aachen in die Niederlande reisen. Pfefferspray ist dort eine verbotene Waffe und darf weder geführt noch besessen werden. Ähnlich verhält es sich bei Deutschen, die in Luxemburg arbeiten. In Luxemburg gilt Pfefferspray zwar nicht als Waffe, es darf aber auch hier weder besessen noch mitgeführt werden.

Ich persönlich halte nur wenig von (noch) legalen Waffen, wie einer Steinschleuder oder einer Luftpistole, die immer wieder für »Jagdzwecke« oder zur Selbstverteidigung empfohlen werden. Dabei taucht bei mir stets die Frage auf, was man denn überhaupt – und vor allem, warum man – bei so einem Szenario mit solchen Spielzeugwaffen jagen sollte. Mit einer Steinschleuder könnte man nur

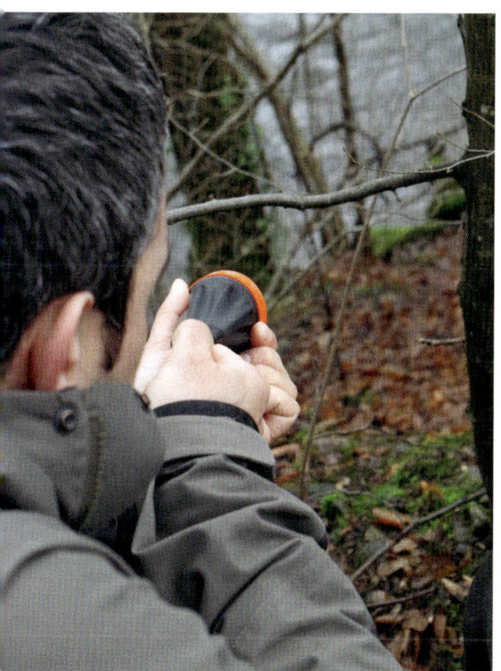

Schleudern sind ungeeignet zur Selbstverteidigung

Kleintiere auf dem Boden oder vielleicht einen Vogel jagen. Um hier überhaupt etwas zu treffen, müssten Sie aber extrem viel üben. Das geht mit der Luftpistole schon einfacher. Aber sind wir doch mal ehrlich: Selbst wenn Sie das Eichhörnchen vom Baum schießen, was bringt es Ihnen? Wissen Sie überhaupt, wie Sie das Tier zerlegen müssen und zubereiten können? Und wird in einer so kurzen Zeitspanne der Hunger überhaupt so groß, dass sich der Aufwand lohnen würde? Sicherlich nicht!

Der Nutzen für Ihre Selbstverteidigung ist ebenfalls fraglich: Den Angreifer möchte ich sehen, den Sie mit einer Steinschleuder oder einer Luftpistole aufhalten, außer Sie treffen ihn zufällig am Hals oder ins Auge.

In diesem Zusammenhang möchte ich auch noch auf Schutzwesten eingehen. Hier kann es sinnvoll sein, ins Get-home-Bag eine Stichschutzweste oder eine beschusshemmende Weste einzupacken. Beachten Sie aber bitte, dass beide Westenarten keinen hundertprozentigen Schutz gewährleisten und idealerweise nur in Verbindung mit Ihrer Wachsamkeit, Ihren Selbstverteidigungsfähigkeiten und zuletzt auch einer Portion Glück funktionieren. Behalten Sie im Hinterkopf, dass so eine Weste Sie je nach Ausführung und Gewicht ziemlich stark in Ihrer Mobilität einschränken kann.

Kleines (Outdoor-)Radio

Packen Sie unbedingt ein Radiogerät ein. Gerade deshalb, weil Sie im Fall von Wetterextremen oder einer Katastrophe Informationen beziehen können, die für Sie wichtig sein könnten. Wenn Sie Glück haben, gibt es über UKW seitens des Staates Infos darüber, was passiert ist und wie die allgemeine Lage vor Ort aussieht. Vielleicht werden Treff- oder Sammelpunkte genannt, an denen Sie Hilfe bekommen können. Oder Sie erfahren, wo es in Ihrer Region gerade gefährlich für Sie werden könnte. Sicherlich ist ein kleines, für den Outdoor-Betrieb bei jedem Wetter geeignetes Radio dabei von Vorteil. Es reicht, wenn Sie sich ein UKW-Radio zulegen, andere Wellenbereiche machen wahrscheinlich nur bei längerfristigen Überlebenssituationen Sinn. Einige weitere Infos und Anregungen finden Sie im Abschnitt »Bug-out-Bag« auf den Seiten 112–114.

Lederhandschuhe

Zum Schutz Ihrer Hände vor Kälte und physischen Einflüssen gehören natürlich auch Handschuhe ins Get-home-Bag. Wenn Sie Leder- oder taktische Handschuhe in Ihr Get-home-Bag eingepackt haben, können Sie damit Ihre Hände nicht zuletzt vor Splittern aller Art schützen. Das könnte von Nutzen sein, wenn Sie einmal durch ein zerborstenes Fenster eines Gebäudes hindurch oder sich in einem Haus an einem gebrochenen Treppengeländer festhalten müssten, an dem Holzsplitter herausstehen. Sie könnten mit den Handschuhen kurzzeitig auch heiße Gegenstände anfassen, ohne sich zu verbrennen. Anwendungsbeispiele hierfür gibt es zuhauf. Im Fachhandel erhalten Sie schnittfeste Handschuhe aus dem Taktikbereich, mit denen Sie Messerangriffe bis zu einem gewissen Grad etwas besser abwehren können. Ob Sie sich so etwas kaufen sollten, überlasse ich Ihnen.

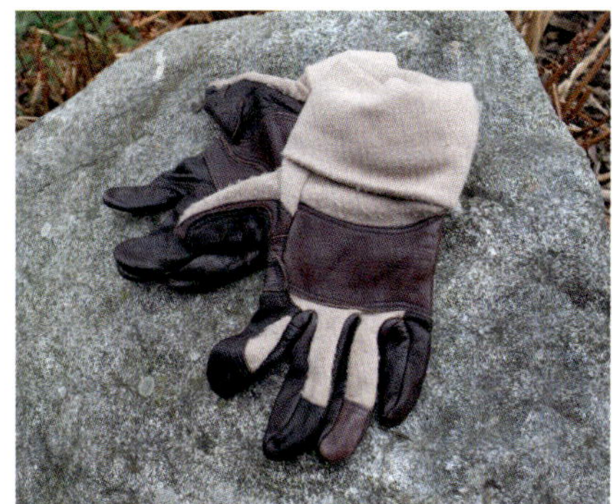

Schutz vor Schnitten und Stichen bieten Security-Handschuhe

Atemschutzmaske

Ohne Zweifel sind auch Atemschutzmasken in einem Get-home-Bag empfehlenswert. Lesen Sie dazu bitte nähere Informationen im Abschnitt »Bug-out-Bag« ab Seite 117.

Schutzanzug

Ein Einwegschutzanzug schützt Sie nicht nur vor Schmutz. Mehr darüber im Abschnitt »Bug-out-Bag« ab Seite 120.

Kaliumiodidtabletten

Mehr darüber erfahren Sie im Abschnitt »Everyday Carry« auf Seite 46.

Eigene Medikamente

Sind Sie Diabetiker oder brauchen Sie andere Medikamente, dürfen auch diese im Get-home-Bag nicht fehlen. Packen Sie lieber noch eine Sicherheitsreserve dazu, falls es zu unerwarteten Verzögerungen auf Ihrem Nachhauseweg kommen sollte.

Sommerausstattung (für Sommer, bitte umpacken!)

Im Sommer wird das Get-home-Bag etwas anders bestückt. Sie müssen unbedingt Sonnencreme mit dem höchsten Lichtschutzfaktor ins Get-home-Bag packen. Was man auch nicht unterschätzen sollte, ist der Nutzen einer Sonnenbrille. Diese kann gerade an heißen Tagen mit intensiver Sonneneinstrahlung sehr hilfreich und schützend für die Augen sein. Sie wird beim Transport am besten in einem stoßfesten Etui aufbewahrt.

Außerdem möchte ich Sie noch darum bitten, auch an Stechmücken zu denken. Wenn Sie durch Gebiete, wie beispielsweise feuchte Wälder oder Wiesen müssten, und dabei von Stechmücken überfallen würden, wären Sie wahrscheinlich für ein Insektenschutzmittel sehr dankbar. Wer schon einmal Spaziergänge oder Waldaufenthalte in Gebieten erlebt hat, wo große Mengen Stechmücken vorkommen, der kann das gut nachvollziehen. Binnen weniger Minuten ist man komplett zerstochen und dreht schier durch. Und wenn Sie einige Zeit brauchen, um durch dieses Waldstück zu kommen, kann das ohne Schutz eine ziemliche Tortur werden.

Die Winterjacke können Sie im Sommer natürlich weglassen, die

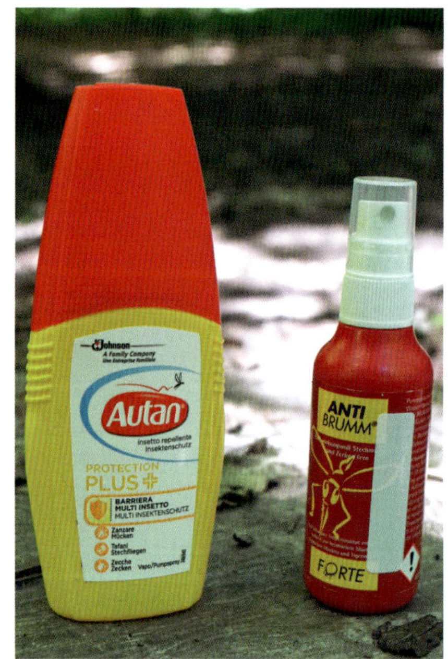

Repellents: Insekten erfolgreich abwehren

Schuhe können eventuell leichter werden. Einen Winter-Bergstiefel brauchen Sie im Sommer bestimmt nicht, da würde unter Umständen ein leichterer Trekkingschuh genügen.

Sonstiges

Sollten Sie aus irgendwelchen Gründen jeden Tag weiter weg von Zuhause sein, würde unter Umständen die Aufstockung des Get-home-Bags um eine Isomatte und einen Schlafsack Sinn machen. So könnten Sie nahezu überall übernachten und sich unterwegs ausreichend erholen. Prüfen Sie daher, ob das für Sie eine Option wäre und schaffen Sie sich gegebenenfalls die notwendigen Ausrüstungsgegenstände an.

Bug-out-Bag (BOB)

Unter einem Bug-out-Bag versteht man ein mobiles Behältnis, mit dessen Inhalt man im Notfall bis zu 72 Stunden (also 3 Tage) überleben kann. Es enthält die wichtigsten Gegenstände, die die drei Überlebensprioritäten (Wärmeerhalt, Wasser und Nahrung) sicherstellen. Beim Bug-out-Bag gibt es viele Überschneidungen zum Get-home-Bag. In zwei Punkten jedoch unterscheidet sich das Bug-out-Bag grundlegend: Erstens ist es für ein Überleben außerhalb des Zuhauses für etwa 72 Stunden und eventuell etwas länger ausgelegt, während es beim Get-home-Bag ja darum geht, so schnell wie möglich sicher nach Hause zurückzukommen. Zwar kann der Besitzer eines Bug-out-Bags ja hoffentlich auch nach einiger Zeit wieder in sein Zuhause zurückkehren, im Großen und Ganzen ist er aber etwas besser aufgestellt als mit einem Get-home-Bag.

Außerdem ist das Bug-out-Bag mit Besitz-, Identitäts- und Fähigkeitsnachweisen ausgestattet, mit denen Sie, sollte Ihre Wohnung völlig zerstört sein, Ihre Identität bezeugen und vor allem Ihre Weiterbildungen, Diplome, Titel sowie Ihren Grundbesitz und Ähnliches nachweisen könnten. Aber hierauf gehe ich später noch ein.

Der Fokus bei einer solchen Lösung liegt meist auf dem Fall einer schnellen Evakuierung oder einer Flucht in Situationen, in denen man aufgrund eines plötzlich auftretenden, nicht vorhersehbaren Ereignisses zur eigenen Sicherheit sein Haus oder seine Wohnung verlassen müsste. Klassische Beispiele hierfür wären Industrieunglücke, (Wald-)Brände, Bombenalarme, Überschwemmungen, Stürme, terroristische Bedrohungen und Anschläge.

Vielleicht denken Sie, dass diese Fälle bestimmt niemals eintreten und es überflüssig wäre, sich mit solchen Gefahren zu beschäftigen. Dann stelle ich Ihnen eine Gegenfrage: Hätten Sie jemals mit dem Tsunami von 2004 und seinen verheerenden Auswirkungen gerechnet? Oder dass im Jahr 2015 ein Tornado mit der Stärke F3 über den deutschen Kleinort Bützow hinwegfegt und 30 Menschen verletzt werden? Es gibt auch bei uns verheerende Naturgewalten, auch wenn man teilweise versucht, uns das auszureden. Zum Glück treten schwerwiegende Ereignisse dieser Art in unseren Breiten nicht so häufig auf.

Einige Anzeichen auf Naturereignisse lassen sich mittlerweile frühzeitig deuten oder prognostizieren, bei anderen ist es reine Spekulation. Bedenken Sie bitte, dass Erdbeben, Bergrutsche und andere Naturkatastrophen trotz Monitoring nicht immer vorhergesagt werden können und manche Teile Deutschlands, wie z. B. die Schwäbische Alb und der Südwesten Deutschlands, tatsächlich erdbebengefährdet sind. Dort treten etwa alle 10 Jahre Erdbeben der Stärke 5 auf, die immer wieder zu großen Rissen in den Häusern und zu herabfallenden Schornsteinen führen.

Wenn ich mit Leuten spreche, bekomme ich häufig zu hören, dass es bei uns in Deutschland heutzutage ja kaum noch dazu kommt, dass der Staat seine Bürger innerhalb des Landes in Sicherheit bringen muss. Fakt ist aber, dass in der Vergangenheit in Deutschland schon häufig evakuiert werden musste und auch gegenwärtig noch immer muss. Die Bewohner von deutschen Städten wie Köln, Göttingen, Osnabrück und München, die im Zweiten Weltkrieg von den alliierten Fliegern zerbombt wurden, kennen Evakuierungen sicherlich besser als der Rest der Bevölkerung. Denn auch heute noch befinden sich Bombenblindgänger unter der Erde, deren Explosionspotenzial nicht zu unterschätzen ist. Jedes Jahr stößt man bei Baggerarbeiten beim Abriss oder beim Neubau von Gebäuden und Straßen auf einige von ihnen. Besonders tückisch sind Bomben mit chemisch-mechanischen Langzeitzündern, die so konzipiert waren, dass sie erst

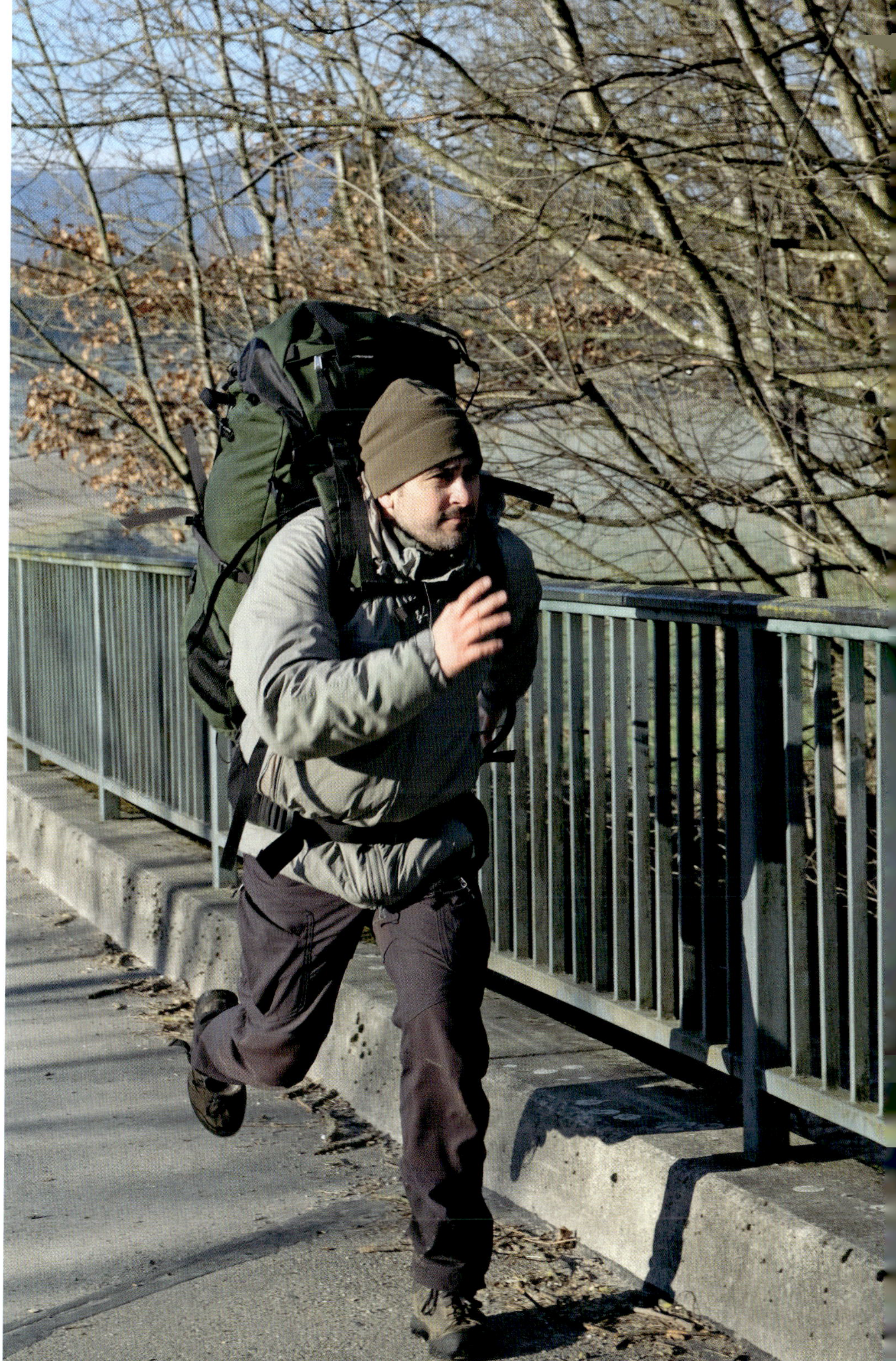

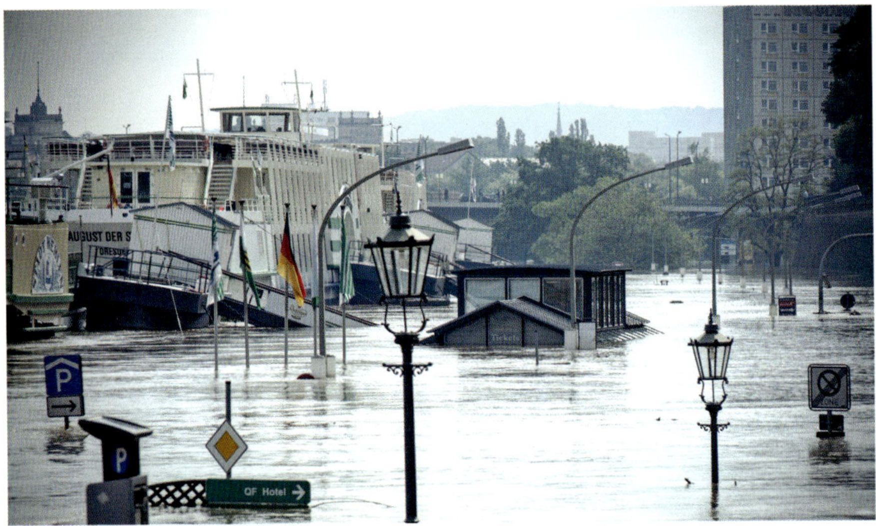

Auch wegen drohender Überschwemmungen kann es zu Evakuierungen kommen

Stunden nach dem Aufprall auf dem Boden explodieren. Diese liegen zwar schon etliche Jahrzehnte im feuchten Boden, aber die fortschreitende Korrosion und kleinste Erschütterungen können diese Blindgänger jederzeit zum Detonieren bringen. Viele tickende Zeitbomben unter deutschem Boden.

Auch manches Hochwasser hatte Evakuierungen zur Folge, wie z. B. das Oderhochwasser 1997 oder vergleichbare Überschwemmungen in der jüngsten Vergangenheit. Dabei sind Evakuierungen meistens sinnvoll und zum Schutz der Bürger gedacht. Auch wenn der ein oder andere denkt, dass er in seinen Grundrechten beschnitten wird, macht es durchaus Sinn, sich von den Vollzugsbehörden aus der Gefahrenzone bringen zu lassen. In einem Zeitalter, in dem wir uns in Sachen Überwachung mit großen Schritten auf eine DDR 2.0 zubewegen, wäre es allerdings auch noch aus anderen Gründen vorstellbar, dass (Zwangs-)Evakuierungen mit unangenehmen Folgen für die Betroffenen stattfinden. Aber das ist eine andere Geschichte.

In der Regel werden Evakuierungen durch den Katastrophenschutz, die Bergwacht, die Polizei, die Feuerwehr oder auch das Militär durchgeführt. Es wäre aber denkbar, dass, je nach Szenario, auch »normale« Mitarbeiter von Behörden dabei mithelfen. Rechtlich gesehen sind Evakuierungsmaßnahmen ernst zu nehmen. Sie sind als Bürger verpflichtet, den Anweisungen des Evakuierungspersonals Folge zu leisten und die Räumung zu akzeptieren. Eine Evakuierung ist also bindend und die Maßnahmen dazu können auch unter Zwang von den Vollzugsbehörden durchgeführt werden, wenn Sie sich weigern sollten, Ihr Haus zu verlassen. Setzen Sie sich körperlich gegen die Räumung zur Wehr, könnte das später strafrechtlich relevant sein. Je nachdem, was Sie tun: Es kann als Widerstand gegen Vollstreckungsbeamte oder sogar als Körperverletzung gewertet werden und dafür müssten Sie sich später vor Gericht verantworten. Und darüber hinaus: Die Kosten dafür, dass die Polizei sich Zugang zu Ihrem Haus verschafft, indem das Türschloss geöffnet wird, tragen natürlich Sie.

Manche Evakuierungen können aufgrund von ständigem Monitoring (wie z. B. Pegelkontrolle bei Flüssen) und Erfahrungswerten präventiv durchgeführt werden. Das hat in der Vergangenheit sicherlich einige Menschenleben gerettet. Meistens sind diese Räumungen gut geplant und organisiert. In der Regel verläuft alles reibungslos. Hier werden dann von den Katastrophendiensten oder vom Militär Sammelplätze in speziell für diesen Fall errichteten Großzelten oder in Turnhallen, Bürger- oder Vereinshäusern eingerichtet. Dort werden die Betroffenen dann versammelt und müssen eventuell auch ein oder mehrere Nächte übernachten. Die Versorgung des Bürgers mit den wichtigsten Dingen – Wärme, Verpflegung, fließendes Wasser, Sanitäranlagen und so weiter – ist dort sichergestellt. Aber ich denke, dass so ein »Luxus« nicht immer umsetzbar sein wird. Es kommt immer auf das eintretende Ereignis an. Zwar versucht der Gesetzgeber in der Regel, eine Evakuierung geordnet durchzuführen, dies wird aber je nach Szenario mitunter nur schwer oder überhaupt nicht umsetzbar sein. Und das liegt nicht nur an den gravierenden Sparmaßnahmen bei Katastrophenschutz, Polizei und Militär, die unsere Regierungen in den letzten Jahren vorgenommen haben. Problematisch, nicht nur aus logistischer Sicht, wird es mit einer Evakuierung in Gebieten, deren Infrastruktur hochfrequentiert ist oder wo viele Menschen leben, wie in Ballungsräumen oder großen Städten wie Berlin oder Hamburg. Eine »Großschadenslage«, wie es in Fachkreisen genannt wird, bei der zur eigenen Sicherheit die Region verlassen werden muss, würde zum totalen Kollaps auf sämtlichen Verkehrswegen führen. Zwar versucht der Gesetzgeber die Autobahnen für Evakuierungs- und Hilfsmaßnahmen freizuhalten, ob das dann aber wie geplant gelingen wird, möchte ich mir nicht vorstellen. Die Köpfe in der Führungsriege der Politik würden uns immer gerne verkaufen, dass alles so läuft, wie es laufen müsste. Der eintretende Praxisfall kann dann allerdings sehr ernüchternd sein.

Sicher, Sie können dankbar sein, wenn alles reibungslos verläuft und man irgendwo in einer Massenunterkunft Zuflucht findet. Ich hoffe, dass wir in Deutschland niemals mit einem Ereignis dieser Art konfrontiert werden. Und sicherlich wäre auch ich dann froh, wenn ich mit meiner Familie fließendes Wasser und ein Dach über dem Kopf hätte und in den Genuss einer warmen Verpflegung käme. Aber es gibt auch Fälle, da wäre es vermutlich überhaupt nicht gut, sich in eine überquellende Turnhalle zu begeben. Grund dafür könnte eine Epidemie sein, bei der in einer solchen Unterkunft mit Masseninfektionen zu rechnen wäre. Vorstellbar wäre aber auch, dass Sie zusammen mit Menschen ausharren müssten, die sich gegen unsere Kultur und Traditionen stellen. Als kleine Familie ein paar Tage neben einem Familienclan mit totalitären und kriminellen Strukturen zu verbringen – das dürfte bestimmt sehr spannend werden. Vor allem deswegen, weil sich der Staat ja schon im »Normalzustand« im Umgang mit diesen Menschen schwertut. Aber auch Menschen, die eine mangelhafte Körperpflege betreiben, können sehr unangenehm sein. In all diesen Fällen wäre es mitunter schwierig, der Kontrolle des Staates zu unterliegen.

Mancher wird vielleicht aus weiser Voraussicht einer Evakuierung zuvorkommen wollen und strebt an, so schnell wie möglich aus dem Gefahren- bzw. Ereignisgebiet zu kommen, vorausgesetzt er hat ein Fahrzeug. Und tatsächlich wäre es denkbar, dass der Staat aufgrund fehlender Ressourcen dazu raten würde.

Wie dem auch sei, es dürfte Ihnen klar sein, dass es vermutlich in allen Fällen schnell gehen muss: bei einer Evakuierung genauso wie bei einer Flucht aus eigenem Antrieb. Es bleibt dann keine Zeit zum Packen von wichtigen Dingen, und das bedeutet im Ernstfall, dass Ihr gesamtes Hab und Gut dem Ereignis überlassen wird. Je nachdem, wie sich die Lage entwickelt, verlieren Sie vielleicht alles, was Sie besitzen. Gerade deshalb ist es wichtig, sich mit einem Bugout-Bag auf solche Ereignisse vorzubereiten.

Der Fokus meines Bug-out-Bags liegt nicht auf einer geordneten Evakuierung, sondern auf einer Flucht auf eigene Faust! Daher orientiert sich der Inhalt dieses Buches nur an dieser Ausgangssituation.

Das Bug-out-Bag sollte fertig gepackt, schnell zugriffsbereit an einem Platz, wie z. B. nahe der Haustür stehen. Nur so können Sie im Bedarf zügig darauf zurückgreifen.

Planung des Bug-out-Bags (BOB)

Das Bug-out-Bag ist etwas komplexer in der Vorbereitung als das Everyday Carry und muss meiner Meinung nach sauber geplant werden. Obwohl sich nicht selten Ausrüstungsgegenstände für die verschiedenen Szenarien überschneiden, sollten Sie sich doch die Zeit nehmen und notieren, für welche Ereignisse Sie Ihr Gepäck ausstatten wollen. Das ist wichtig, denn schließlich soll es ja so optimal wie möglich gepackt sein und all Ihre Überlebenskriterien erfüllen. Befassen Sie sich also mit den Fragen, ob ein Fluchtrucksack für Ihre Szenarien genügt oder ob Sie vielleicht doch besser verschiedene Gepäckstücke mit unterschiedlicher Bestückung bereitstellen?

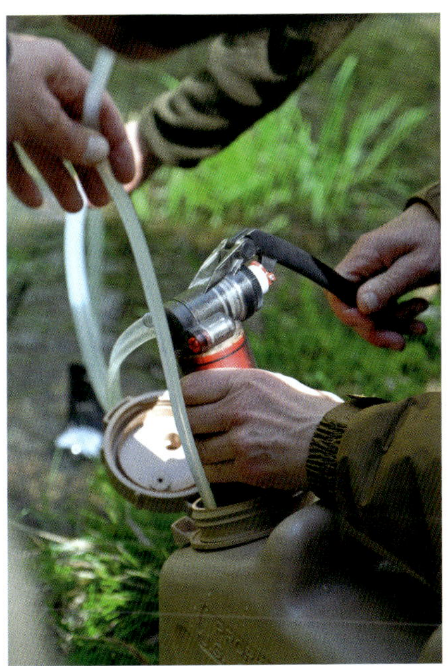

Eine weitere wichtige Frage, die man sich stellen sollte, ist, wie viele Personen man beim Bug-out-Fall berücksichtigen muss. Mit einem 50-Liter-

Mit einem Wasserfilter ist es möglich, mehrere Personen zu versorgen

Rucksack können Sie wahrscheinlich Ihre dreiköpfige Familie nur schwer über einen Zeitraum von 72 Stunden versorgen. Und wenn, würden alle Familienmitglieder in irgendeiner Weise heftig Federn lassen, da es an den wichtigsten Dingen fehlt. Ein 50-Liter-Rucksack hat eben ein geringeres Fassungsvermögen. Deswegen machen in diesem Fall Überlegungen Sinn, für mehrere Personen auch mehrere Gepäckstücke bereitzustellen. Hierbei muss natürlich nicht alles doppelt und dreifach eingepackt werden, denn manche Dinge braucht man ja nur einmal, obwohl man zu mehreren ist. Ein gutes Beispiel dafür ist der Wasserfilter. Bei einer kleinen Gruppe genügt in der Regel ein Wasserfilter, sodass für alle Gruppenmitglieder sauberes Trinkwasser zur Verfügung stünde. Genauso verhält sich das bei Zelten: Nicht jeder benötigt ein eigenes Zelt. Auch in diesem Fall können mehrere Personen von einem mitgeführten Exemplar profitieren. Hier könnte man das Gewicht verlagern, indem man das Zelt, Heringe und Gestänge auf mehrere Personen verteilt.

Auch der eigene Standort und das Gebiet einer möglichen Flucht muss bei der Planung des Fluchtgepäcks mit in die Überlegungen einbezogen werden. Je nachdem, wo Sie leben, kann das Bug-out-Bag anders gestaltet sein, da unterschiedliche Faktoren einen unterschiedlichen Inhalt erforderlich machen. So ist es logisch, dass jemand, der im Ruhrpott lebt, ein anderes Bug-out-Bag packt, als jemand, der im Schwarzwald wohnt. Was ich damit meine ist, um es mal

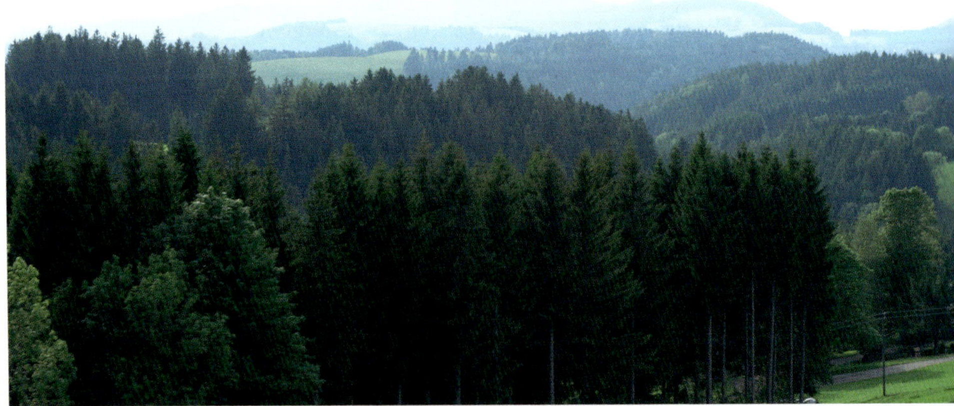

Ob Schwarzwald oder …

ehrlich und etwas sarkastisch auf den Punkt zu bringen, Folgendes: Der Großstadtbewohner wird bei der Flucht möglicherweise Stadtviertel passieren müssen, die er schon im Alltag meidet. Das sind die gesetzesfreien Zonen, über deren Existenz wir seitens der Politik immer wieder belogen und beschwichtigt werden. Sie wissen vermutlich alle, welche Menschen und Gebiete ich meine. In einem solchen Fall wäre es wichtig, bei dem Bug-out-Bag eventuell mehr Gewicht auf die Selbstverteidigungs- und Selbstschutzkomponente zu legen. Im idyllischen Schwarzwald hingegen werden Sie auf dem Land garantiert kein Problemviertel vorfinden, durch das Sie sich eventuell unter Lebensgefahr schleichen müssten. Dort kämpfen Sie eher mit der Geografie und müssen sich mit der Überwindung von Schluchten, steilen An- und Abstiegen, Tiefschnee usw. befassen.

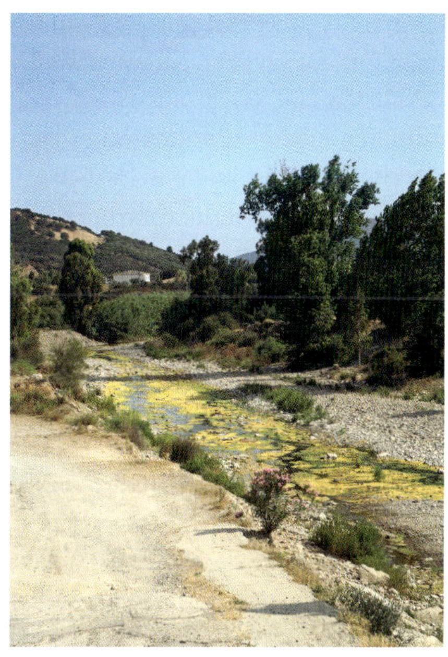

... Südspanien, ein BOB muss an die regionalen Bedingungen angepasst sein

Aber auch länderübergreifend betrachtet gibt es bei der Bestückung eines Bug-out-Bags Unterschiede: Ein Südspanier packt sein Bug-out-Bag anders als jemand, der in München lebt, da die Klimaverhältnisse beider Orte völlig anders sind. Der Rucksack des Spaniers müsste in großen Teilen des Jahres deutlich mehr auf ausreichende Wasservorräte ausgerichtet sein, während der Münchner Prepper wegen der kühlen und nassen Witterung in Deutschland vorwiegend auf den Schutz vor Kälte und Wetter setzen wird.

Und letztlich sollten Sie sich auch Gedanken darüber machen, ob Sie Ihre mobile Flucht mit dem Fahrrad, einem Kraftfahrzeug (Auto, Motorrad, Quad usw.) oder sogar mit dem Boot antreten möchten. Wobei die letztgenannte Variante sicherlich nur am Meer oder an großen Binnengewässern Sinn macht. Der Bodensee würde sich beispielsweise für eine Flucht mit dem Boot eignen, da man je nach Ereignis als Deutscher in die vielleicht sichere Schweiz oder nach Österreich gelangen möchte. Das Ganze gilt natürlich auch für den umgekehrten Fall. Nicht ausschließen möchte ich die Fluchtoption über unsere größeren Flüsse. Hier kommt es auf die Art des Szenarios an. Bei den großen Strömen in unserem Land ist man ja oft auf die Staustufen vor Ort angewiesen. Und hier stellt sich dann immer wieder die Frage, wie Sie eine Staustufe mit einem größeren Boot überwinden könnten, wenn diese nicht mehr betrieben wird oder betrieben werden kann. Und falls Staustufen zerstört sind, müsste man sich über die entstehende Strömungsgeschwindigkeit des Wassers Gedanken machen. Diese würde sich erhöhen, da die künstliche Nivellierung des Wasserstandes fehlen würde, die die kanalisierten Flüsse erst für Schiffe befahrbar macht.

Auch Brücken könnten zum Hindernis werden. Es wäre denkbar, dass die Flüsse nicht mehr schiffbar wären, weil eingestürzte oder beschädigte Brücken unüberwindbare Barrieren darstellen. Außerdem führen viele Flüsse im Frühjahr oder nach starken Regenfällen Hochwasser und das kann gerade für Kleinboote schon bei niedrigeren Hochwasserpegeln wegen der starken Wasserströmung äußerst gefährlich werden. Aber auch der umgekehrte Fall könnte bedeutsam sein: Durch Ereignisse, wie etwa ein Erdbeben, bei dem tiefe Gräben oder Spalten im Gelände entstehen, könnte der Wasserstrom umgeleitet werden, wodurch ein Gewässer ebenfalls unpassierbar würde. Natürlich kann man nicht jedes Szenario im Kopf durchspielen, und manches erscheint eventuell etwas an den Haaren herbeigezogen. Entscheiden Sie selbst, was Sie für realistisch halten.

In unerwartet eintretenden Krisen- oder Katastrophenfällen ist es bestimmt sinnvoll, mit einem Fahrzeug zu fliehen. Der Vorteil: Damit kommen Sie schnell voran, was möglicherweise die Zeit, die Sie in dem Gefahrengebiet verbringen müssten, deutlich verkürzt. Je nach Fahrzeugtyp könnten Sie auch einige Besitztümer mitführen, denn die Transportkapazität ist logischerweise größer. Aber mit einem Fahrzeug sind Sie leider immer von der Infrastruktur oder dem Gelände abhängig. Wenn Sie das Szenario einmal gründlich im Kopf durchspielen, dürften Sie feststellen, dass eine Flucht mit einem Kraftfahrzeug ab einem gewissen Zeitpunkt vermutlich nicht mehr durchführbar ist, und wenn, dann nur unter stark erschwerten Umständen. Wenn Sie der glückliche Besitzer eines Geländewagens oder einer Motocross-Maschine sind und das Fahren im Gelände auch beherrschen, haben Sie sicherlich deutlich bessere Chancen, aus dem Epizentrum einer Katastrophe zu entrinnen.

Auch Fahrradfahrer dürften hier weniger Probleme haben, da sie zusätzlich zu den Straßen auch kleine (Wald-)Wege, Gassen oder Pfade nützen können, die man mit einem normalen Pkw nicht mehr befahren kann. Aber auch hier ist womöglich irgendwann Schluss, denn Fahrzeuge und Fahrräder können keine Felsen hochfahren oder Steilwände bezwingen, und ein Gewässer kann man damit ebenfalls nur bis zu einer gewissen Tiefe überqueren.

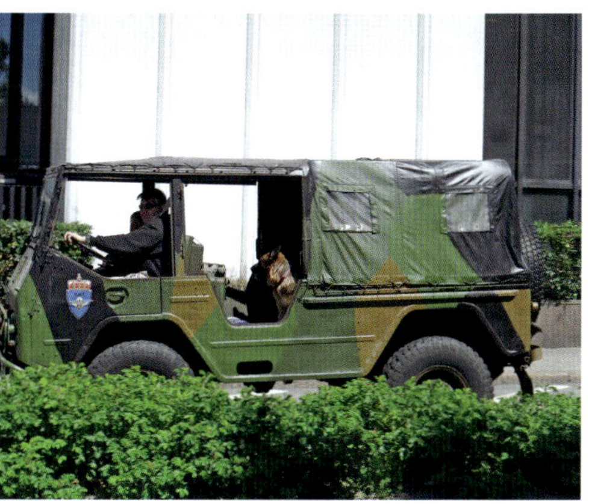

Jedes Fahrzeug kommt einmal an seine Grenzen – sogar so eines

Daher sollten Sie prüfen, ob Sie nicht zu Fuß losziehen oder bei Ihrer Flucht Fahrzeug und zu Fuß kombinieren wollen. Wenn Sie sich für Letzteres entscheiden, hätten Sie die Vorteile beider Fluchtarten vereint und könnten sich, falls Sie nicht mehr mit dem Fahrzeug weiterkommen, einfach Ihr Gepäck schnappen und zu Fuß weitergehen. Ich kann Ihnen leider nicht sagen, was in der jeweiligen Situation das Richtige sein wird. Aber darüber nachdenken sollte man auf jeden Fall. Es gibt nichts Mobileres als Ihre eigenen Füße! Sie können damit auf fast jedem Untergrund vorankommen, klettern, schleichen usw. Sie sind also mit einem Fluchtrucksack auf dem Rücken im höchsten Maße mobil und aus taktischer Sicht auch ein schwerer zu erkennendes Ziel, ganz anders, als wenn Sie in Ihrem Fahrzeug unterwegs sind. Natürlich muss man anmerken, dass Sie zu Fuß nie so weite Distanzen wie mit einem Kfz oder Fahrrad zurücklegen können. Aber einige Vorteile bietet es schon. Dennoch wäre der erste sinnvolle Schritt ein Bug-out mit dem Fahrzeug, sofern das noch möglich ist. Je weiter man vom Ort des Geschehens wegkommt, desto sicherer ist man. Ich glaube, das trifft auf viele mögliche Szenarien zu.

Packen eines Bug-out-Bags (BOB)

Zu Beginn dieses Abschnitts habe ich geschrieben, dass der Zeitraum, den ein Bug-out-Bag seinem Träger erlaubt, zu überleben, bis zu 72 Stunden (also 3 Tage) beträgt. Diese Angabe rührt daher, dass man aufgrund der überschaubaren Abmessungen unseres Landes wahrscheinlich aus den meisten Szenarien innerhalb dieses Zeitfensters flüchten könnte. Je nach Ereignis kann das natürlich länger dauern bzw. es könnte mehr Zeit beanspruchen, bis Sie sich durch eine zerstörte Infrastruktur durchgekämpft haben und irgendwo angekommen sind, wo man Ihnen helfen kann. Wenn es ganz heftig kommt, muss man eben möglichst aus jeder Lage das Beste machen. Bug-out-Bags können natürlich auch für mehr als 72 Stunden gepackt werden, der Wert ist ja nicht verbindlich. Doch wie packt man nun richtig? Und vor allem, was packt man in so einen Fluchtrucksack? Es gibt dazu etliche gut gemeinte Listen im Internet. Darunter sind viele praxistaugliche, deren Entwickler sich wirklich Gedanken gemacht haben. Leider existieren aber viel mehr Packlisten, bei denen man schon beim Lesen der ersten Empfehlungen feststellen kann, dass derjenige noch nie eine Nacht im Freien geschlafen hat und den Inhalt des Rucksacks am Schreibtisch unter der Zuhilfenahme von Amazon-Rezensionen und gefährlichem Foren-Halbwissen zusammengestellt hat. Wenn Sie sich so ausrüsten, tun Sie sich keinen Gefallen!

Das Internet ist teilweise mit Vorsicht zu genießen. Es gibt keinen anderen Ort, wo sich Menschen so dermaßen selbst überschätzen und derart drastisch darstellen. Gerade im Prepping- und Survival-Bereich ist das besonders stark ausgeprägt. Wenn dann noch das liebe Geld winkt, haben manche nur noch Dollarzeichen in den Augen. Seien Sie beispielsweise achtsam bei Produktempfehlungen von YouTubern. Oft sieht man irgendwelche Freizeitprepper »brauchbares« Equipment empfehlen, das einem nicht selten beim Zuschauen schon die Tränen in die Augen treibt. Der Grund dafür ist häufig, dass der- oder diejenige den Gegenstand entweder nicht verstanden oder diesen noch nie draußen unter realistischen Bedingungen ausprobiert hat. Ein Schlafsacktest, der mit vollem Magen nachts im heimischen Garten durchgeführt wird, hat nichts mit Outdoor-Praxis zu tun. Den gleichen Schlafsack im November getestet, bei nasskalter Witterung und einem 3-tägigen Marsch mit einer Leistung von 30 Kilometern am Tag und einem Gepäck von 28 Kilogramm auf dem Rücken, entspricht schon eher einer zweckdienlichen Empfehlung.

Ich finde es sehr verwunderlich, dass die Leute immer noch auf diese »Werbefilmchen« und die Produkte, die darin empfohlen werden, anspringen. Und das, obwohl es andere gibt, die jahrelang Ausrüstungsgegenstände und Bekleidung unter allen in unseren Breiten denkbaren Wetterlagen und unter starker Beanspruchung testen und ehrlich und neutral bewerten.

Das Hauptproblem bei YouTube besteht mittlerweile darin, dass man mit Produktvorstellungen eine Menge Geld verdienen kann. Hier liegt in den meisten Fällen eine Kooperation mit einer Agentur vor, die vom Hersteller arrangiert wurde, um die Produkte besser und zielgerichteter zu bewerben. Der YouTuber bekommt das Produkt gratis gestellt und muss eine positive Bewertung abgeben. Jeder kann sich vorstellen, was für eine Reichweite man mit einer derartigen Werbung erreicht. Deswegen sind viele »Tests« und Reviews nicht objektiv. Jemand, der Produkte für ein Unternehmen vorstellt, kann und wird niemals Mängel ansprechen. Denn zum einen bekäme er dann künftig kein Geld mehr, und zum anderen würden mit Sicherheit weitere Aufträge ausbleiben. Woher ich das weiß? Ganz einfach, ich wurde selbst bereits ein halbes Dutzend Mal von Agenturen angeschrieben. Aber ich »prostituiere« mich für diese Institutionen nicht. Ich kaufe mir all die Bekleidung und Ausrüstungsgegenstände, die ich teste, selbst und informiere auch öffentlich in meinen Videos auf meinem YouTube-Kanal über Schwachstellen und Mängel. Sicherlich verschenke ich dadurch eine Menge Geld, aber mir ist Transparenz und die Seriosität meiner Empfehlungen wichtiger. Anderen ist das scheinbar egal, aber es ist wie so oft im Leben: Beim Geld werden fast alle schwach!

Vielleicht können Sie jetzt nachvollziehen, warum ich nicht in allen Fällen ein Fan von YouTube-Reviews bin. Fairerweise muss man aber sagen, dass es auch darunter gute und fachkundige Menschen gibt.

Die nachfolgende Liste ist sicherlich nicht der Weisheit letzter Schluss. Sie ist aber durchdacht und mit den wichtigsten Gegenständen für den Ernstfall ausgestattet. Nehmen Sie die Liste als Referenz und packen Sie das dazu, was Sie persönlich für wichtig halten. Und was Ihnen nicht gefällt, lassen Sie einfach weg.

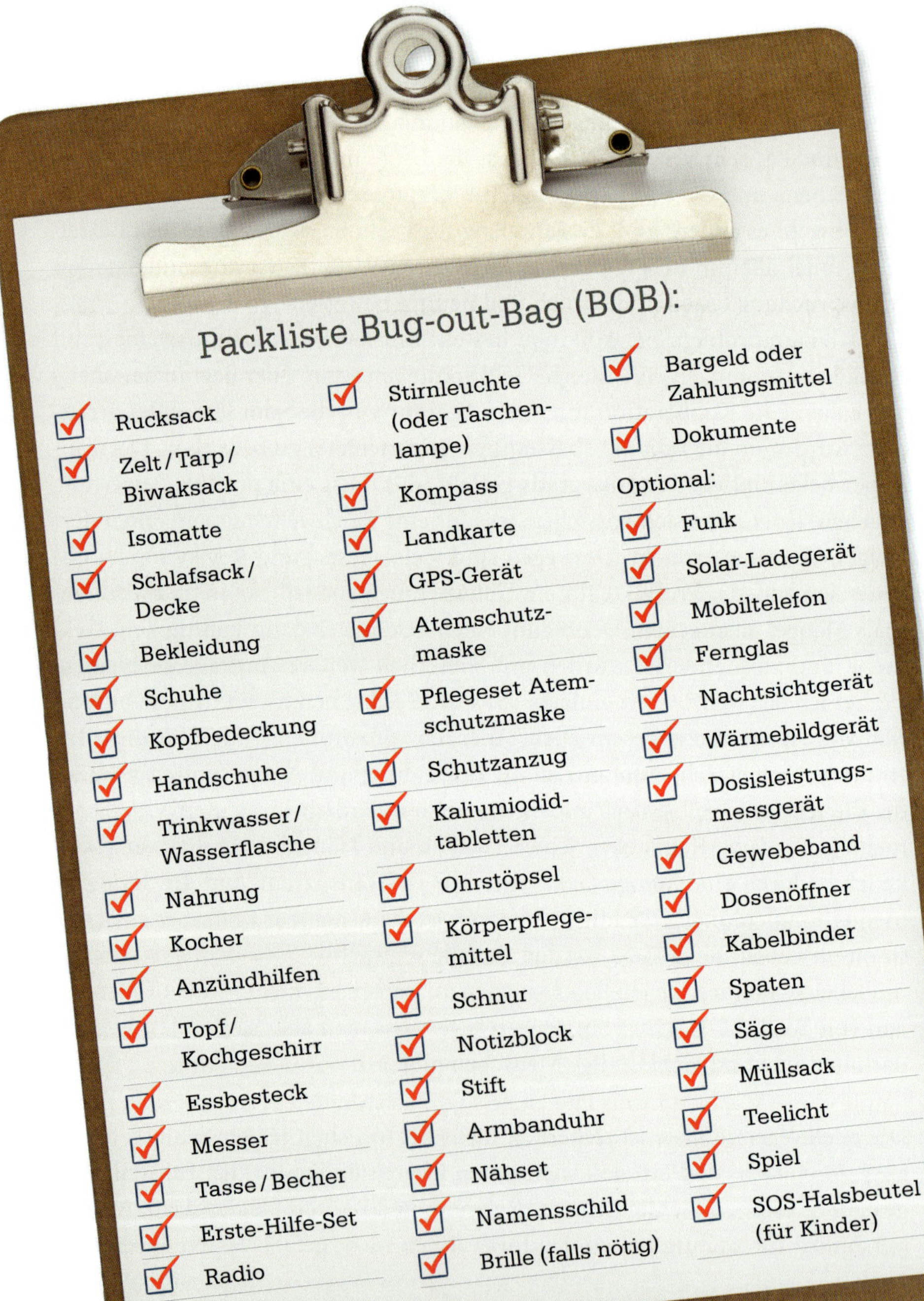
Packliste Bug-out-Bag (BOB):
Rucksack
Zelt / Tarp / Biwaksack
Isomatte
Schlafsack / Decke
Bekleidung
Schuhe
Kopfbedeckung
Handschuhe
Trinkwasser / Wasserflasche
Nahrung
Kocher
Anzündhilfen
Topf / Kochgeschirr
Essbesteck
Messer
Tasse / Becher
Erste-Hilfe-Set
Radio
Stirnleuchte (oder Taschenlampe)
Kompass
Landkarte
GPS-Gerät
Atemschutzmaske
Pflegeset Atemschutzmaske
Schutzanzug
Kaliumiodidtabletten
Ohrstöpsel
Körperpflegemittel
Schnur
Notizblock
Stift
Armbanduhr
Nähset
Namensschild
Brille (falls nötig)
Bargeld oder Zahlungsmittel
Dokumente
Optional:
Funk
Solar-Ladegerät
Mobiltelefon
Fernglas
Nachtsichtgerät
Wärmebildgerät
Dosisleistungsmessgerät
Gewebeband
Dosenöffner
Kabelbinder
Spaten
Säge
Müllsack
Teelicht
Spiel
SOS-Halsbeutel (für Kinder)

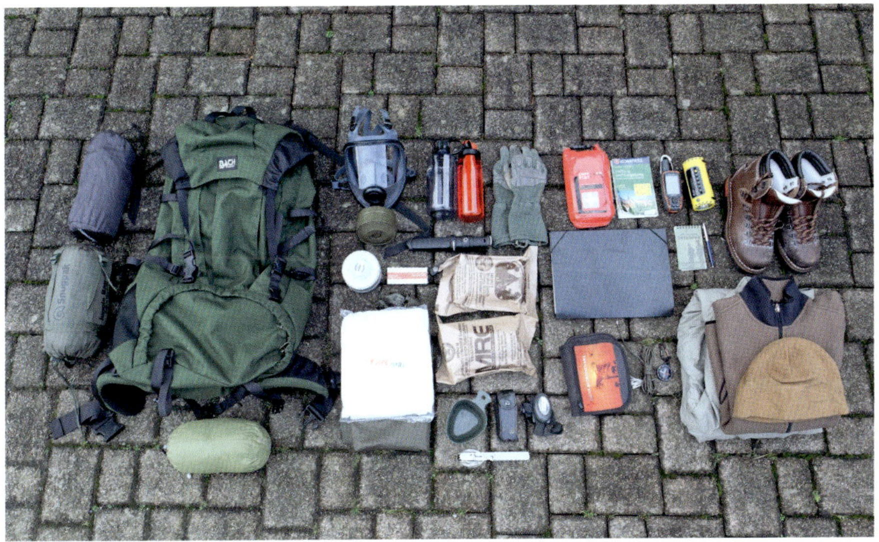

Inhalt eines Bug-out-Bags (BOB)

Rucksack

Das Behältnis, das sich am besten zum Transport von Ausrüstungsgegenständen für den Bug-out-Fall eignet, ist ein Rucksack. Hier haben Sie beim Tragen beide Arme frei und je nach Modell kann das Gewicht, falls der Rucksack über eine Hüftflosse verfügt, zu einem großen Teil auf die Hüften gelegt werden. Das entlastet den Rücken deutlich und verschafft Ihnen größere Mobilität. Sie können so mehr Strecke zurücklegen, denn das Gepäck lässt sich deutlich angenehmer tragen. Das gilt besonders für schwächere Menschen, da die Gewichtsverteilung das Tragen stark erleichtert. Natürlich könnte man sich auch eine Tragetasche mit Umhängegurt als Bug-out-Bag herrichten, aber auf Dauer würden Sie sich damit keinen Gefallen tun. Die einseitige Belastung ist selbst bei ständigem Schulterwechsel mehr als lästig. Ist die Tasche schwerer, rächt es sich schon nach kurzer Zeit. Selbst wenn man sie eng einstellt, hat man immer noch das Problem, dass sie bei schnellem Gehen oder Laufen am Körper hin und her baumelt und am Oberschenkel oder der Hüfte scheuert. Und das ist nicht nur störend, sondern auch ein Sicherheitsrisiko. Die Gefahr, damit irgendwo bei schlechter Sicht hängen zu bleiben, ist einfach zu groß. Erst einmal für Sie selbst, da Sie sich dabei verletzen könnten. Aber unter Umständen wird auch der Trageriemen in Mitleidenschaft gezogen. Er kann durch die Belastung ausreißen, was bedeutet, dass Sie die Tasche nicht mehr umhängen könnten. Natürlich gibt es an jeder Tasche auch Tragegriffe, mit denen Sie die Tasche wie einen Koffer tragen könnten. Fraglich ist aber, ob das bei dem Gewicht der Ausrüstungsgegenstände und der einseitigen Belastung funktioniert.

Da Sie (hoffentlich) nicht Wochen und Monate unter härtesten Bedingungen in der Natur unterwegs sind – Sie sind ja eigentlich nur für 3 Tage ausgestattet –, bedarf es beim Kauf des Rucksacks keines großen Aufwands. Als Bug-out-Bag können aus diesem Grund die meisten Rucksäcke mit dem entsprechenden Volumen verwendet werden. Sinnvoll wäre hier eine Größenordnung von etwa 35 bis 70 Liter. Natürlich sind hochwertigere Modelle robuster und bieten manchmal das ein oder andere tolle Zusatzfeature. Ich habe aber auch schon viele durchaus preiswerte Rucksäcke gesehen, auf die ich persönlich ebenfalls vertrauen würde.

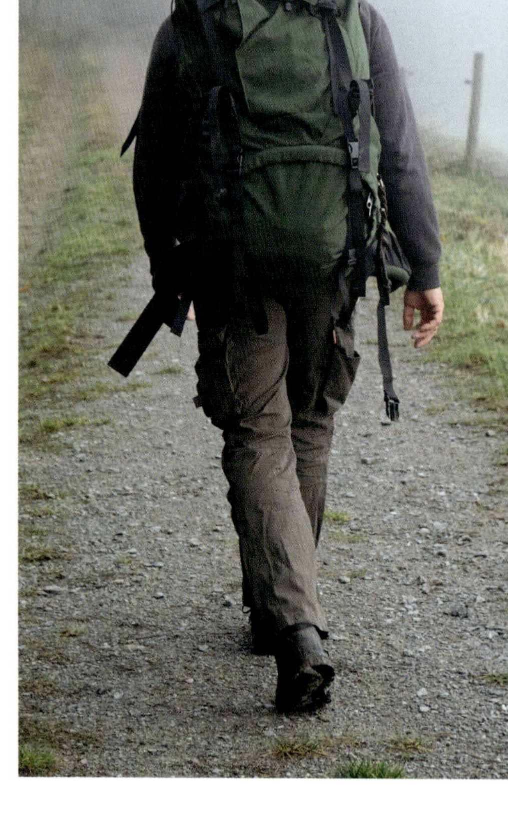

Ein idealer Rucksack für das BOB

Zelt / Tarp / Biwaksack

Ob man für das Bug-out-Bag ein Zelt, ein Tarp oder einen Biwaksack wählt, muss jeder für sich selbst entscheiden. Ich persönlich tendiere eher zum Zelt, weil man den großen Vorteil des Rundumschutzes hat. Das bedeutet: Sollte es draußen einmal sehr windig oder stürmisch sein und damit verbundener Niederschlag von allen erdenklichen Seiten zur Erde prasseln, dann bliebe man in einem Zelt trotzdem trocken. Ein weiterer Vorteil bei Zelten ist, dass man immer das Gepäck mit hineinnehmen kann. In einem Biwaksack können Sie zusätzlich kein Gepäck verstauen. Sollten Sie mit dem Gedanken spielen, ein Zelt mitzunehmen, dann wäre es gut, auf ein paar Dinge zu achten: Wichtig ist, wie ich finde, dass das Zelt auch unter Stress einfach zu errichten ist. Es wäre schlimm, wenn man sich auf der Flucht auch noch mit einem schwierig aufzubauenden Zelt herumschlagen müsste. Um das Problem zu umgehen, könnte man ein sogenanntes Wurfzelt nehmen. Das ist eine Zeltkonstruktion, die man aus der Verpackung nimmt und die sich schon beim Öffnen des Transportverspannungsmechanismus in kürzester Zeit von alleine entfaltet. Solche Zelte sind sofort einsatzbereit und stehen von alleine – kein Gestänge muss aufwendig eingebaut werden. Mittlerweile gibt es etliche Wurfzelte sogar mit Innenzelt, was deutlich besser für das Feuchtigkeitsmanagement ist. Der einzige Nachteil, den ich aber als nicht so schwerwiegend erachte, ist das große Packmaß eines Wurfzelts im verpackten Zustand. Nicht selten schleppt man hier eine kreisrunde Verpackung mit mehr als einem halben Meter Durchmesser durch die Gegend.

Einmannzelte gibt es in ausreichender Zahl auf dem Markt, in mehr oder weniger brauchbarer Ausführung. Für den Notfall sind die völlig okay und 3 Tage hält man damit locker durch. Für diejenigen, die etwas größer sind oder mehr Komfort benötigen, würde ich ein Zweimannzelt empfehlen. Im Laufe der Jahre hatte ich immer wie-

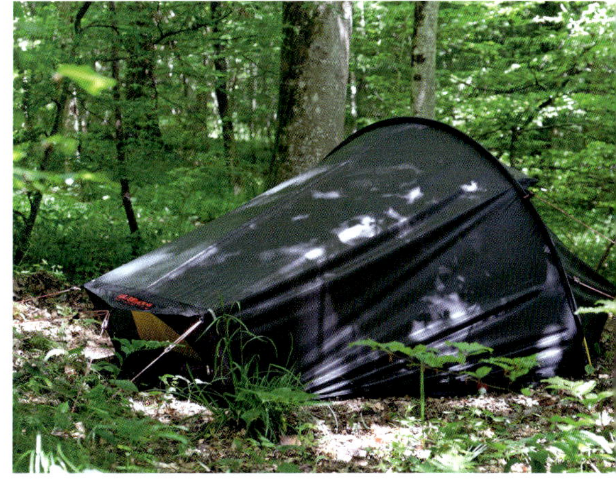

Rundumschutz: Einmannzelt …

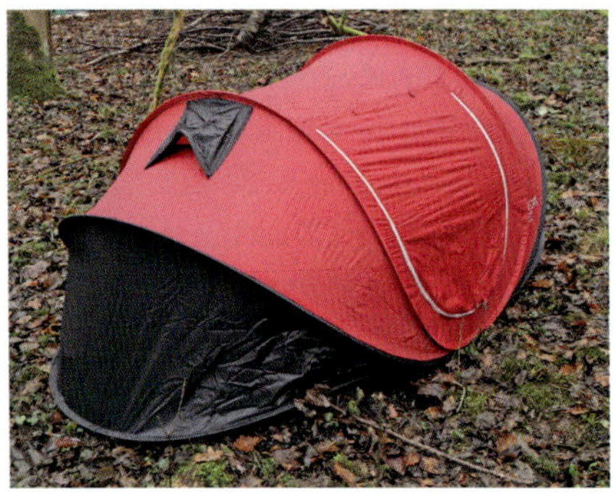

... oder Wurfzelt

der Kursteilnehmer, die sich aufgrund ihrer Körpergröße wie eine Sardine in eine Konservendose quetschen mussten, wenn sie in ihr Zelt gekrochen sind. Oft ist auch die knapp bemessene Länge des Innenzeltes das Problem. Große Menschen drücken dann beim Schlafen mit den Füßen oder dem Kopf an das Innenzelt, und so zieht Kondenswasser in den Schlafsack. Für die älteren Semester unter den Lesern würde ich sowieso ein größeres Zelt empfehlen. Denn wenn Sie nicht mehr ganz so beweglich sind und sich in ein Einmannzelt zwängen müssen, ist das alles andere als komfortabel.

Ich kenne Leute, die würden möglichst immer unter einem Tarp schlafen. Unter einem Tarp versteht man eine Plane, die universell einsetzbar ist. Ich glaube, es gibt kein anderes Hilfsmittel, das so vielseitig in seinen Aufbaumöglichkeiten ist, wie ein Tarp. Als Tarp können Sie eine Plane verwenden, die Sie im Baumarkt erhalten, oder Sie können ein professionelles Tarp im Outdoor-Handel kaufen. Tarps haben an den Ecken entweder Schlaufen oder Ösen, um sie mit einem Seil abspannen zu können. Outdoor-Tarps sind in der Regel aus einem leichten Gewebe, das mit Polyester oder Silikon beschichtet ist. Auch hier gibt es große Qualitätsunterschiede, weswegen man vielleicht nicht auf 10-Euro-Produkte aus China zurückgreifen sollte. Tarps können vielseitig aufgebaut werden, weshalb es auch etliche Aufbauvarian-

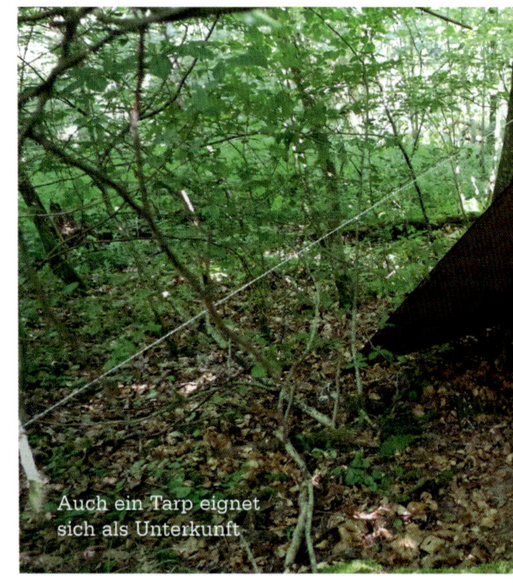

Auch ein Tarp eignet sich als Unterkunft

ten gibt – A-Frame und Halbpyramide, um nur zwei zu nennen. Je nach Witterung oder Gegebenheiten vor Ort können Sie sich für die Art des Aufbaus entscheiden. Der größte Vorteil eines Tarps ist seine Flexibilität.

Wind- und wasserdichte Säcke, die man bei Übernachtungen draußen über den Schlafsack zieht und die den Benutzer vor Feuchtigkeit, Nässe und Schmutz schützen, nennt man Biwaksäcke. Ein Biwaksack hat den Vorteil, dass er in Sachen Gewicht und Packmaß unschlagbar ist. Aber obwohl Sie rundum gegen die Witterung abgesichert wären, müssten Sie ein paar Einschränkungen in Kauf nehmen. Der erste Nachteil von Biwaksäcken ist, dass sie nur für eine Person Platz bieten. Es passen also lediglich Ihr Körper und vielleicht noch ein paar Kleinigkeiten hinein. Der Rucksack müsste draußen im Freien bleiben, was bei Regen vielleicht nicht so vorteilhaft wäre, denn selbst wenn Sie ihn mit einer Regenhülle wasserdicht verpackt haben, wird er unter Umständen nass. Stellen Sie sich einmal einen mehrstündigen Dauerregen vor, während dem Sie nicht an Ihr Gepäck kommen, ohne dass dieses nass werden würde. Auch kleine Ausrüstungs- oder Bekleidungsgegenstände rauben im Biwaksack Platz und beeinträchtigen den Komfort. Nasse und matschige Schuhe könnten über Nacht, wenn überhaupt, dann nur in einem Beutel ins Fußende des Biwaksacks gelegt werden.

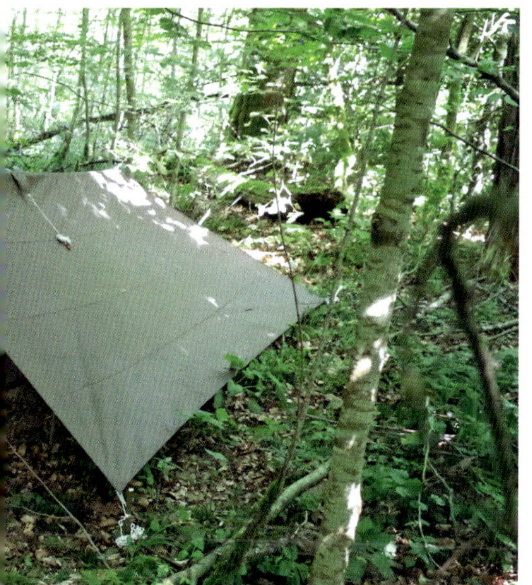

Die Zeit im Biwaksack kann man in der Regel auch nur liegend verbringen. Zwar können Sie sich in einem Biwaksack zum Sitzen aufrichten und die Zeit vielleicht an einen Baumstamm oder eine Mauer gelehnt verbringen, aber das war es dann auch. In einem Biwaksack hat man nicht die gleiche Bewegungsfreiheit wie in einem Zelt oder unter einem Tarp. Immerhin bleibt man rundum trocken, bewegungsintensivere Aktivitäten wie Kochen müssten jedoch aus Platz-

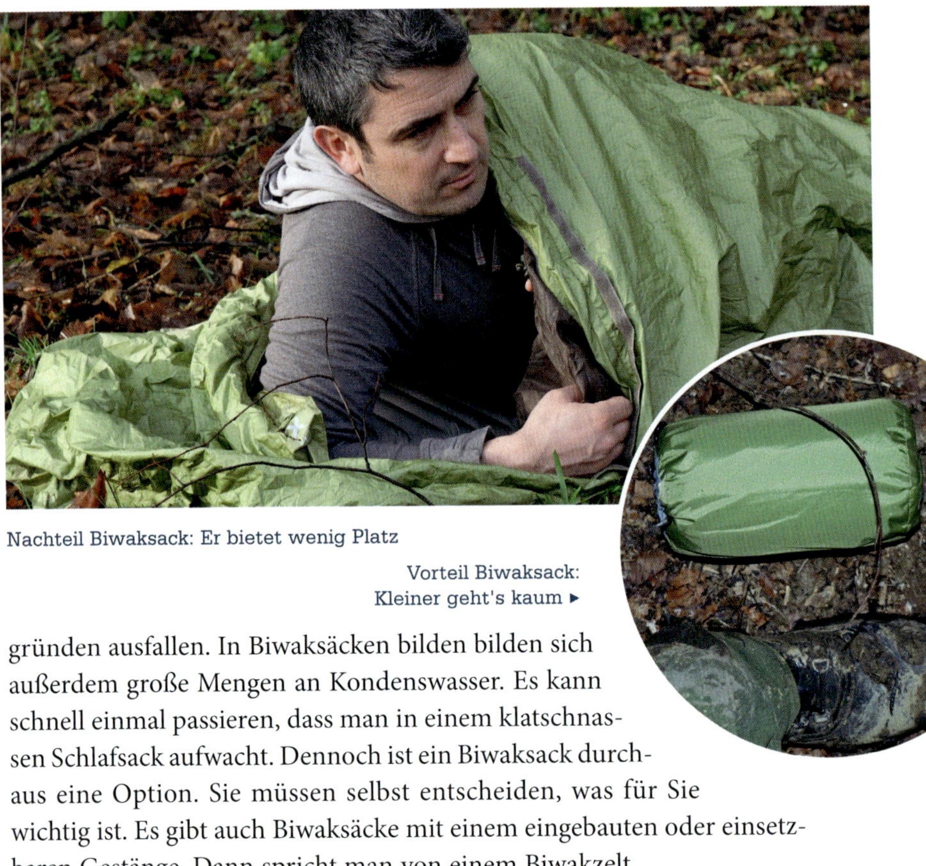

Nachteil Biwaksack: Er bietet wenig Platz

Vorteil Biwaksack: Kleiner geht's kaum ▸

gründen ausfallen. In Biwaksäcken bilden bilden sich außerdem große Mengen an Kondenswasser. Es kann schnell einmal passieren, dass man in einem klatschnassen Schlafsack aufwacht. Dennoch ist ein Biwaksack durchaus eine Option. Sie müssen selbst entscheiden, was für Sie wichtig ist. Es gibt auch Biwaksäcke mit einem eingebauten oder einsetzbaren Gestänge. Dann spricht man von einem Biwakzelt.

Isomatte

Drei Tage schlecht schlafen ist besser als überhaupt nicht schlafen. Eine günstige Faltmatte kommt also für das Bug-out-Bag durchaus infrage. Wenn Sie ein gebrauchtes, aber gut erhaltenes Faltmodell suchen, kann ich ausnahmsweise die Bestände der Bundeswehr empfehlen. Diese Modelle lassen sich wirklich kompakt zusammenfalten, und mit ihren Abmessungen taugen sie auch als Sitzunterlage. Schlafkomfort haben Sie aber damit keinen. Machen Sie sich bitte bewusst, dass man schon bei Temperaturen um die +7 °C beim Schlafen auf

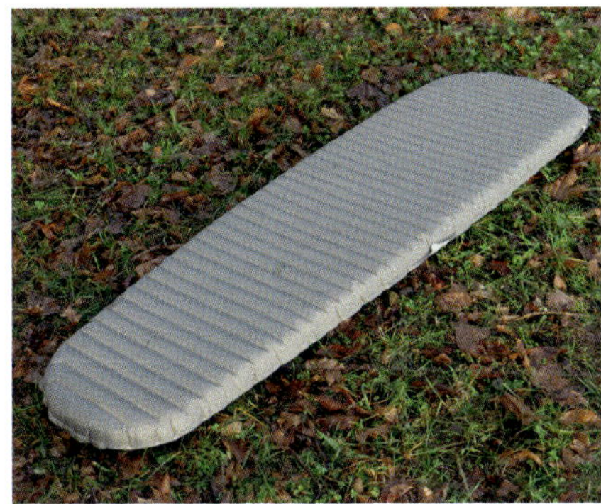
Komfortabler ist eine selbstaufblasende Isomatte

so einer Matte frieren kann, da diese wegen der geringen Dicke nicht ausreichend gegen die Bodenkälte isoliert. Wenn Sie damit leben können, dann ist so eine Faltmatte für Ihr persönliches Bug-out-Bag ausreichend.

Sie können aber auch auf ein (selbst-)aufblasbares Modell für den zivilen Bereich zurückgreifen, mit dem die Wahrscheinlichkeit, dass Sie durch mangelhafte Bodenisolation frieren, deutlich gesenkt wird. Hier gibt es seit ein paar Jahren geeignete Modelle, die nach dem Aufpumpen nicht gleich wieder nach kurzer Zeit Luft verlieren. Sie sind mittlerweile belastbarer geworden. Gegenüber einer faltbaren Matte haben Sie hier den Vorteil, dass Sie eine bessere Bodenisolierung, einen optimaleren Ausgleich von Unebenheiten des Bodens und wahrscheinlich einen höheren Schlafkomfort hätten, da die Matten in aufgeblasenem Zustand deutlich dicker sind. Bei den aufblasbaren Ausführungen sparen Sie beim Verpacken wiederum an Packmaß, was natürlich der Planung und Umsetzung Ihres Fluchtgepäcks sehr entgegenkommt.

Die dritte Variante, auf die Sie zurückgreifen könnten, wären Schaummatten, wie beispielsweise aus dem gebräuchlichen Material Evazote. Hier haben Sie ganzjährig eine hervorragende Isolierung gegen Bodenkälte, vorausgesetzt das Evazote ist mehr als 1,5 Zentimeter dick. Diese Matten sind außerdem äußerst robust und verlieren keine Luft. Auch in der Anschaffung können sie sich preislich sehen lassen, bekommt man doch so eine Isomatte schon für etwa 35 Euro im Handel. Nachteil dieser Matten ist das wirklich große Packmaß.

Schlafsack / Decke

In den meisten Fällen wird es spannend, wenn Sie im Bug-out-Fall draußen in der Natur übernachten müssen. Warum? Ganz einfach: Je nach Außentemperatur oder Jahreszeit kommen Sie vermutlich mit Ihrem Schlafsack an Ihre Grenzen. Aufgrund meiner langjährigen Outdoor-Erfahrung weiß ich, dass Schlafsäcke entweder für den falschen Temperaturbereich gekauft werden oder es wird beim Preis gegeizt. Oder man erwischt einen Schlafsack, der einfach nichts taugt. Sie brauchen aber dringend einen hochwertigen Schlafsack, der für Sie als hochisolierende Hülle in der Nacht zum Kokon wird.

Wenn man beim Schlafsackkauf Geld sparen möchte und kein Problem hat, in einem Schlafsack zu nächtigen, der schon Vorbesitzer hatte, dann sollte man auf gebrauchte Schlafsäcke zurückgreifen. Gut fährt man in der Regel mit alten Militärschlafsäcken, wobei diese mitunter bezüglich der Qualität beinahe schon den Feind ersetzen. Sie müssen immer Einbußen in der Isolierqualität hinnehmen, und gerade die Schlafsäcke aus den Beständen der Bundeswehr halten alles andere als warm. Bitte bedenken Sie auch, dass Soldaten keine »Schlafsackpflegefachkräfte« sind. Sie gehen mit diesem Ausrüstungsgegenstand oft sehr unschön um. Wenn man also Pech hat und ein Modell erwirbt, das schon durch mehrere Hände gegangen ist, dann herzlichen Glückwunsch – im negativen Sinne! Zwar sind diese Schlafsäcke optisch und funktionell meistens noch okay, aber als Laie können Sie ja nicht die Füllung und deren Zustand bewerten. Die Isolierleistung steht und fällt vornehmlich mit der Menge des Füllmaterials und vor allem mit der Art der Füllung. Daher spielt die Füllung eine entscheidende Rolle, ob Sie im Schlafsack warm bleiben. Hier geht es bei der Pflege selten fachgerecht zu. Bereits kleine, gut gemeinte Maßnahmen können fatale Folgen für den Schlafsack haben. Ich kann mich noch an einen meiner Rekruten bei meiner Dienstzeit beim Militär erinnern, der mir stolz erzählt hat, dass seine Mutter für ihn den Schlafsack extra einmal im Kochwaschgang durchgewaschen hat, »damit der Bub nicht von den anderen die Bakterien mitbekommt«. Super, denn Kochen ist genau das, was die Hohlfasern im Schlafsack überhaupt nicht vertragen. Sie sehen also, man sollte abwägen, von wem man den Schlafsack erwirbt. Im Idealfall kennt man seine Vorgeschichte.

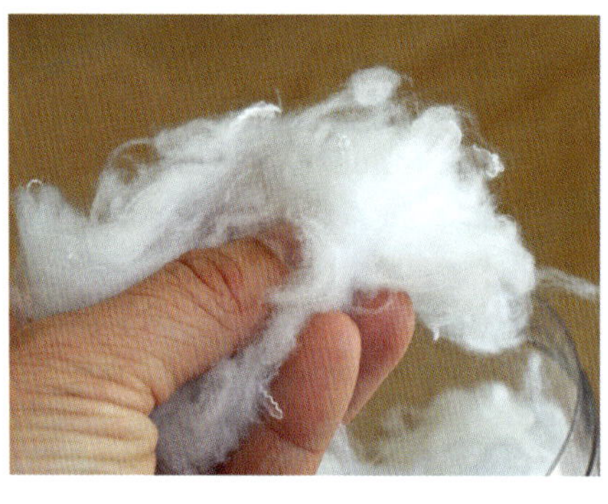

Kunstfaserfüllungen im Schlafsack vertragen beim Waschen keine große Hitze

Die meisten Schlafsäcke, die Sie auf dem Markt erhalten, sind Sommer- oder Drei-Jahreszeiten-Schlafsäcke. Ich würde, wenn es für Sie machbar ist, auf einen ganzjahrestauglichen Schlafsack zurückgreifen. Ob Ihr Schlafsack schließlich auch noch in taktisch brauchbaren Farben gehalten sein soll, müssen Sie entscheiden. Achtet man aber noch auf die Farbgebung, schränkt das die Auswahl noch zusätzlich ein.

Wenn Sie den Schlafsack einpacken, dürfen Sie nicht vergessen, dass dieser wasserdicht verpackt werden muss! Die wenigsten der beim Kauf eines Schlafsacks beigelegten Packbeutel eignen sich dafür. Es ist sehr wahrscheinlich, dass Sie hier zusätzlich eine wasserdichte Packhülle kaufen müssen. Wunderbar eignen sich übrigens große Packsäcke! Wenn Sie eine Frau sind, beachten Sie bitte auch die Hinweise im Kapitel »Bug-out für Frauen« auf Seite 299.

Selbstverständlich kann auch eine Decke im Bug-out-Bag mitgeführt werden. Vielleicht wäre ja auch ein Deckenschlafsack passend für Sie. Dieser ist wie eine rechteckige Decke geschnitten, kann aber mit einem Reißverschluss zu einem Schlafsack umfunktioniert werden. Er vereint also die Vorteile beider Ausrüstungsgegenstände in einem – Decke und Schlafsack. Leider gibt es aber auf dem Markt keine ausreichend isolierenden Ausführungen. Alles, was Sie derzeit angeboten bekommen, eignet sich nur für das Übernachten in lauen Nächten.

Bekleidung

Befasst man sich intensiv mit Outdoor-Bekleidung, wird man feststellen, dass es – vorausgesetzt man geht das Thema fachlich richtig an – sehr schwierig ist, das Richtige für ein Bug-out-Bag zu finden. Und das, obwohl es heute so viel Auswahl gibt wie noch nie. Einerseits muss die Bekleidung in der Regel nur für maximal 3 Tage reichen, andererseits kann es ja selbst in diesem vermeintlich kurzen Zeitraum passieren, dass Sie allen möglichen Witterungsumständen ausgesetzt sind. Und für alles müsste im Bug-out-Bag eine Lösung vorhanden sein. Das Bug-out-Bag stellt deshalb schon größere Anforderungen. Denn darüber hinaus braucht man, wenn man in der Natur unterwegs ist, eine andere Bekleidung als im urbanen Raum. Während man in Städten oder Ortschaften fast immer etwas zum Unterstellen findet, verbringt man in der Natur, wenn man Pech hat, mehrere Tage im Dauerregen und auf feuchtem oder matschigem Boden. Es macht auch einen Unterschied, ob Sie sich im Wald aufhalten oder auf freier Fläche, denn im Wald sind Sie oft mit einem etwas anderen Klima konfrontiert als außerhalb.

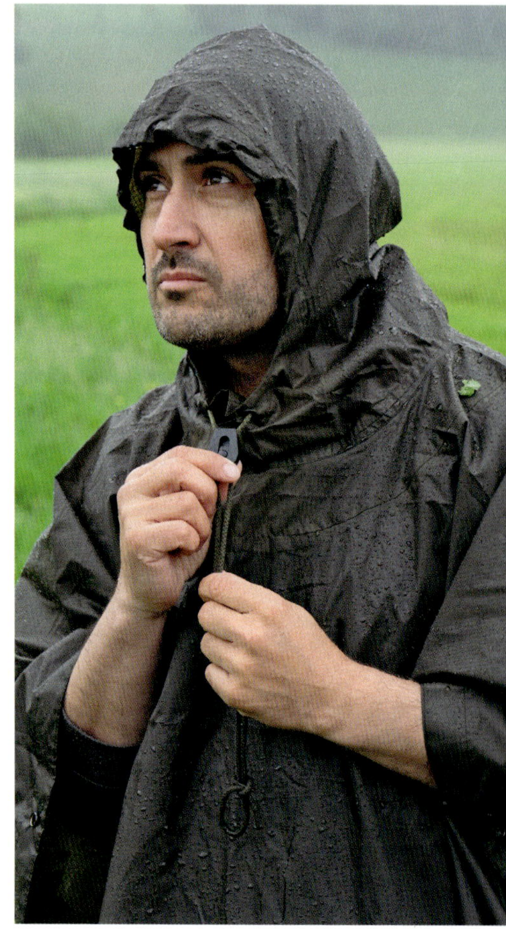

Ein gummierter Poncho leistet gute Dienste

Diese Umstände erfordern natürlich eine jeweils andere Zusammensetzung der Bekleidung. Da das Bug-out-Bag nicht zu schwer und auch nicht zu groß sein sollte, muss man sich ganz genau überlegen, was man mitnimmt, und in einigen Bereichen auch Kompromisse eingehen. Wenn man die Bekleidung nicht gezielt auswählt, ist das Gepäck schnell gefüllt und kein Platz mehr für andere wichtige Ausrüstungsgegenstände.

Die wichtigste Aufgabe der Bekleidung im Bug-out-Bag ist der Schutz vor Niederschlag, allgemein vor Nässe, vor Wind und Kälte. Das hat absoluten Vorrang, denn es stellt die größte Bedrohung für das Überleben dar. Aber auch für unsere mentale Hygiene spielt Bekleidung eine Rolle: Keine Psyche bleibt unbeschadet, wenn man tagelang nass ist oder dauerhaft über Stunden oder Tage hinweg friert.

Für die meisten Menschen wird es nur schwer zu realisieren sein, ein Bug-out-Bag mit Bekleidung für alle Temperatur- und Witterungskonstellationen zu packen. Aber Sie sollten versuchen, so nahe wie nur möglich an einen Optimalzustand heranzukommen. Denn je besser Sie ausgerüstet sind, desto weniger kann Ihnen das Wetter etwas anhaben.

Sie können in einem Bug-out-Bag aufgrund des beschränkten Volumens nur einige wenige Bekleidungsstücke mitführen!

Die Bekleidung für Ihr Bug-out-Bag sollte aber auch leichte Tarneigenschaften besitzen. Ich persönlich vermeide militärische Tarnmuster, versuche aber trotzdem gedeckte Farben zu verwenden. Denn in manchen Situationen ist es vielleicht nicht ratsam, den Eindruck eines Kombattanten zu machen. Lieber unauffällig bleiben! Das Tragen ausschließlich von taktischer Bekleidung ist aber auch nicht immer das Gelbe vom Ei. Meine Meinung zu taktischer Bekleidung ohne Tarnmuster: In der Vergangenheit habe ich viele Personenschützer und andere Berufswaffenträger, die im Ausland tätig waren, im Nahkampf unterrichtet. Die meisten Mitglieder dieser Berufsgruppen tragen ja, von Berufs wegen und weil es praktisch ist, häufig taktische Bekleidung. Also Hosen, Hemden, Jacken und Schuhwerk bestimmter Marken. Wenn ich z. B. auf einem Flughafen bin und steige in den Flieger, und vor mir betreten ein paar derart gekleidete Männer das Flugzeug, weiß ich sofort, was Sache ist. Aller Wahrscheinlichkeit nach sind sie im Sicherheitsbereich tätig, meistens im bewaffneten Sektor. Und genau hier liegt das Problem: Kleider machen Leute und Kleider verraten Leute! Je nachdem, in welchem Aufzug Sie unterwegs sind, kann man Rückschlüsse auf Ihre Fähigkeiten ziehen oder darauf, wie Sie ausgestattet sind. Hier wäre es doch bezüglich der Kleidung eine Überlegung wert, eher in die Outdoor- als in die Taktikschiene zu gehen oder eben zu kombinieren. Dann fällt man nicht so schnell auf. Denn: Je unscheinbarer, desto besser – finde ich!

Ich habe lange überlegt, ob es sinnvoll ist, eine zusätzliche Hose im Bug-out-Bag mitzunehmen. Mittlerweile bin ich zu der Überzeugung gekommen, dass das durchaus Sinn macht. Da sich Bug-out-Situationen in den meisten Fällen nicht ankündigen und immer überraschend sind, wäre es gut, eine robuste Outdoor-Hose einzupacken, damit man dann unterwegs wechseln kann. Natürlich können Sie auch in der Jogginghose oder in einer Jeans die Flucht antreten. Es dürfte aber auf der Hand liegen, dass Sie mit einer Outdoor-Hose hinsichtlich der Funktionen (Taschen usw.), des Schutzfaktors (manche Outdoor-Hosen haben Verstärkungen an den Knien sowie im unteren Beinbereich) als auch der Robustheit (eine Outdoor-Hose reißt im Gegensatz zu einer

Jeans in der Regel nicht zwischen den Beinen aus) besser dastehen als mit einer gewöhnlichen Hose.

Für den Wärmeerhalt würde ich im Bug-out-Bag einen dicken Pullover oder ein Hoodie aus Wolle einpacken. Damit hat man eine sehr gute Wärmeisolation für kühle Tages- oder Jahreszeiten. Viel mehr wird in die meisten Bug-out-Bags wegen der begrenzten Größe des Gepäcks sowieso nicht reinpassen, weswegen man eiskalte Tage dann mit dem Überziehen des Schlafsacks kompensiert. Bitte wundern Sie sich nicht, wenn ich für das Bug-out-Bag Naturfasern empfehle, das hat aber seinen guten Grund. Naturfasern sind leicht und sehr gut komprimierbar. Im nachfolgenden Abschnitt »INCH-Fluchtrucksack« (Seite 153) geht man bei der Materialzusammensetzung der Isolationsbekleidung einen ganz anderen Weg. Mit gutem Grund, wie Sie dann sehen werden.

Für einen ausreichenden Schutz vor der Witterung wäre zu überlegen, ob Sie hier nicht auf gummierte Regenbekleidung zurückgreifen. Diese kann Sie nämlich auch bis zu einem gewissen Grad vor anderen Gefahren schützen, was gerade für den Fall einer atomaren, biologischen oder chemischen Kontamination sinnvoll ist, da diese Bekleidung sich einfach und vor allem gründlich reinigen lässt. In Textilgeweben mit innen vernähter Membran können sich kontaminierte Partikel zwischen den Fasern festsetzen, die sich – wenn überhaupt – nur schwer entfernen lassen. Bekleidung, die eine gummierte Oberfläche besitzt, kann dagegen schnell und gründlich abgewaschen werden. Mehr dazu beschreibe ich im Kapitel »ABC-Schutz«. Außerdem sind Sie mit einer Regenhose und einer Regenjacke aus Gummi wesentlich flexibler als mit einem Poncho, denn Sie können ja entweder nur Hose oder nur Jacke tragen. Wer keine Regenschutzbekleidung tragen möchte, der nimmt nur einen Poncho. Ich würde dann auch hier auf gummierte Varianten zurückgreifen, wie den Poncho der Bundeswehr, den es in gutem Zustand in einigen Shops gebraucht zu kaufen gibt. Dieser Poncho ist überdurchschnittlich belastbar und nahezu unverwüstlich. Andere Arten von Ponchos mit wasserfestem Rip-Stop-Gewebe bieten mit ihrer strukturierten Oberfläche immer eine Angriffsfläche für Partikel, die sich daran festsetzen. Ganz grob und etwas übertrieben könnte man das mit der Anrichte in Ihrer Küche vergleichen. Stellen Sie sich einmal vor, dort wäre die Oberfläche rau. Diese ließe sich bei Weitem nicht so leicht reinigen wie eine glatte Oberfläche. Logisch, oder?

Ein paar warme Ersatzsocken gehören ebenfalls ins Bug-out-Bag. Auch hier würde ich, wie beim Pullover, Produkte aus Wolle nehmen. Um kalte Füße zu vermeiden, sind Socken in einer dickeren Ausführung sicherlich die bessere Wahl. Für Frauen macht das auf jeden Fall Sinn, da diese eher zu kalten Füßen neigen. Bei Bedarf können Sie die dicken Socken auch während des Schlafens im Schlafsack tragen.

Schuhe

Geeignete Outdoor-Schuhe sollten immer direkt neben dem Bug-out-Bag stehen oder gleich direkt am Bug-out-Bag befestigt sein. Das müssen nicht unbedingt die weltbesten Trekkingschuhe sein, ein leichter Wanderschuh genügt. Wasserdicht sollte er aber schon sein und vielleicht auch nicht unbedingt ein Billigprodukt aus dem Discounter. Es ist hoffentlich klar, dass Sie bei einer Flucht mit Turnschuhen nicht weit kommen, ohne nasse Füße zu bekommen oder sich im schlimmsten Fall sogar den Knöchel zu verstauchen. Bitte bedenken Sie, dass Sie in Krisen- und Katastrophenfällen vielleicht sogar über Trümmerberge klettern oder mehrere Stunden durch ein Feuchtgebiet laufen müssen. Hier ist auf jeden Fall Schuhwerk gefragt, das die Knöchel schützt, dem Fuß einen stabilen Halt gibt, eine griffige Sohle hat und – last but not least – wasserdicht ist.

Kopfbedeckung

Auch an eine Kopfbedeckung im Bug-out-Bag sollte man denken. Selbst wenn man dichte Haare hat, ist eine Kopfbedeckung bei Kälte notwendig. Tatsächlich geht nämlich ein Teil der wertvollen Körperwärme über den Kopf verloren. Außerdem müssen je nach Temperatur auch die Ohren vor der Kälte geschützt werden, da Sie dort sonst mit Erfrierungen oder Entzündungen rechnen müssen.

Aber nicht nur bei eisiger Kälte, sondern auch im Sommer sollte eine Kopfbedeckung unbedingt Bestandteil eines Bug-out-Bags sein. Wenn Sie an einem heißen Sommertag in der prallen Sonne ein paar Kilometer marschieren, laufen Sie Gefahr, einen Sonnenstich zu erleiden. Dieser kann im schlimmsten Fall sogar tödlich enden. Die Kopfbedeckung schützt Ihren Kopf. Und falls Sie weniger Haare haben sollten, lässt sich dadurch ein Sonnenbrand auf der Schädeldecke verhindern. Eine normale Baseballkappe (Cap) oder eine Tropenmütze mit Nackenschutz sind am sinnvollsten.

Handschuhe

Streng genommen könnten Sie meiner Empfehlung im Abschnitt »Get-home-Bag (GHB)« auf Seite 67 folgen. Unter Umständen wäre es sinnvoll, dass Sie beim Bestücken Ihres Gepäcks bei der Auswahl der Handschuhe auch den Faktor Wärme berücksichtigen. Packen Sie etwas dickere Handschuhe ein, für den Fall, dass Sie im Winter ein paar Nächte im Freien verbringen müssen. Je nach Wohnort wäre es auch nicht schlecht, taktische Handschuhe mit Schnittschutz einzupacken.

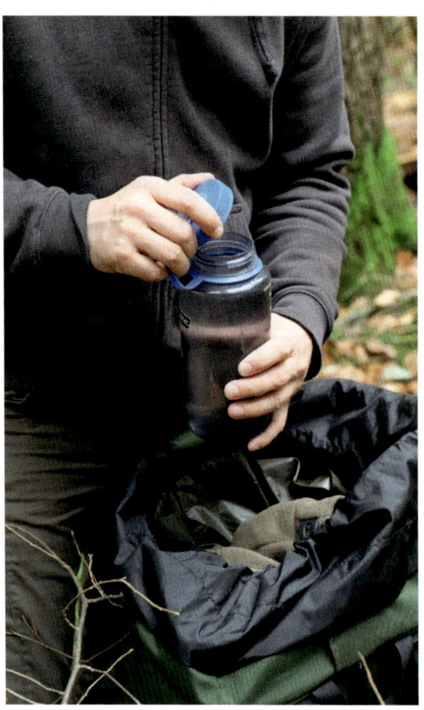

Trinkwasser / Wasserflasche

Wichtig in Ihrem Bug-out-Bag ist vor allem Trinkwasser! Ein ausreichender Vorrat an Trinkwasser kann unter Umständen über Leben und Tod entscheiden. Obwohl Wasser theoretisch zweite Überlebenspriorität hat, kann es in manchen Fällen sogar zur ersten Priorität werden. Zwar ist die Wahrscheinlichkeit während des größten Teils des Jahres innerhalb von 3 Tagen zu verdursten eher gering, aber im Sommer können kurzfristig Extremsituationen eintreten, in denen es denkbar wäre. Das dürfen Sie nicht unterschätzen. Selbst wenn Sie bei ho-

Eine Weithals-Trinkflasche lässt sich bequem befüllen und reinigen

hen Temperaturen keinerlei Anstrengung ausüben, könnte Sie eine an heißen Tagen unterbrochene Wasserzufuhr in Lebensgefahr bringen. Je nach individueller körperlicher Konstitution, Belastungsgrad, Temperatur, vorhandener Luftfeuchtigkeit usw. können bereits am ersten Tag irreparable gesundheitliche Schäden auftreten, was, wenn es ganz dumm läuft, am gleichen oder am Folgetag lebensgefährlich für Sie werden kann. Aus diesem Grund gehört in das Bug-out-Bag ein Trinkwasservorrat von mindestens 3 Litern pro Person. Nur so kann sichergestellt werden, dass Sie Ihrem Körper, unabhängig von der Jahreszeit, immer genügend Wasser zuführen können.

Um das Wasser auch im Rucksack lagern bzw. transportieren zu können, brauchen Sie geeignete Behältnisse. Hier gibt es mehrere sinnvolle Möglichkeiten. Die sicherlich vielseitigste Lösung sind Outdoor-Trinkflaschen. Diese sind robust, zweckmäßig und das Wasser kann darin einzeln portioniert werden. Vielseitig anwendbar sind Weithals-Trinkflaschen.

Eine andere Möglichkeit wäre, das Wasser in einer Trinkblase mitzuführen. Das ist ein belastbarer Beutel, der entweder im Rucksack integriert oder separat eingepackt wird. Hier kann man mit einem Schlauch direkt aus dem Reservoir im Gepäck trinken. Bitte achten Sie darauf, dass die Behältnisse für den Bug-out-Fall immer gefüllt sein müssen. Vergessen Sie nicht, das Wasser mit der entsprechenden Chemie haltbar zu machen. Ansonsten kann es zu einer Verkeimung des Wassers kommen, mit möglicherweise lebensbedrohlichen Folgen. Konservierungsmittel für Trinkwasser halten in der Regel etwa 6 Monate, danach muss das Wasser ausgetauscht und neu konserviert werden. Ein geeignetes Produkt für das Haltbarmachen ist z. B. Aqua Clean von Yachticon.

Wenn Kollegen empfehlen, weniger Wasser mitzunehmen, weil man ja zusätzlich einen Wasserfilter mitführt, dann haben sie nicht ganz Unrecht. Lassen Sie mich aber bitte dazu etwas anmerken: In den letzten 2 Jahren hatten wir in Süddeutschland eine enorme Trockenheit. Der Dezember 2016 war der trockenste Dezember seit den Wetteraufzeichnungen, mit an einigen Orten schwerwiegenden Folgen für das Ökosystem. Viele natürliche unterirdische Wasserreservoire sind durch die fehlenden Niederschläge nicht aufgefüllt worden. 2015 waren in meiner Nachbarschaft sogar einige Bäche ausgetrocknet. Für den ein oder anderen Leser mag das nichts Besonderes sein, im eigentlich wasserreichen Schwarzwald ist das jedoch sehr bedenklich. Bei der Befragung älterer Menschen bekam ich immer wieder das Gleiche zu hören: Niemand konnte sich daran erinnern, jemals einen dieser Bäche trockenliegen gesehen zu haben. Im Jahr 2016 ist dann das Gleiche passiert, wieder trockneten die Bäche aus. Experten wissen: Die Grundwasservorräte brauchen teilweise bis zu 2 Jahre, bis sie wieder vollständig aufgefüllt sind. Wissen Sie, wie sich das Klima weiterhin entwickeln wird? Müssen wir den Klimawandel nicht auch in der Krisenvorsorge berücksichtigen? Stellen Sie sich einmal vor, der Bug-out-Fall tritt ein und Sie müssen im Hochsommer Ihr Haus verlassen. Glauben Sie, falls Sie nicht gerade an einem großen Fluss oder einem See in der Nähe vorbeikommen, dass Sie immer und überall an Trinkwasser kommen? Und das auch noch in Zeiten der Klimaerwärmung? Ich habe zu viele heiße Sommertage im Freien verbracht und gesehen, wie schnell Wasser trotz Rationieren schon in »normalen« Sommern zur Neige gehen kann. Daher glaube ich nicht, dass das, gerade auch für einen Nichtprofi, leicht zu handhaben wäre. Gehen Sie daher lieber auf Nummer sicher! Denn wenn man weiterdenkt, fallen einem bestimmt noch weitere Gründe ein, die für einen ausreichend großen Vorrat

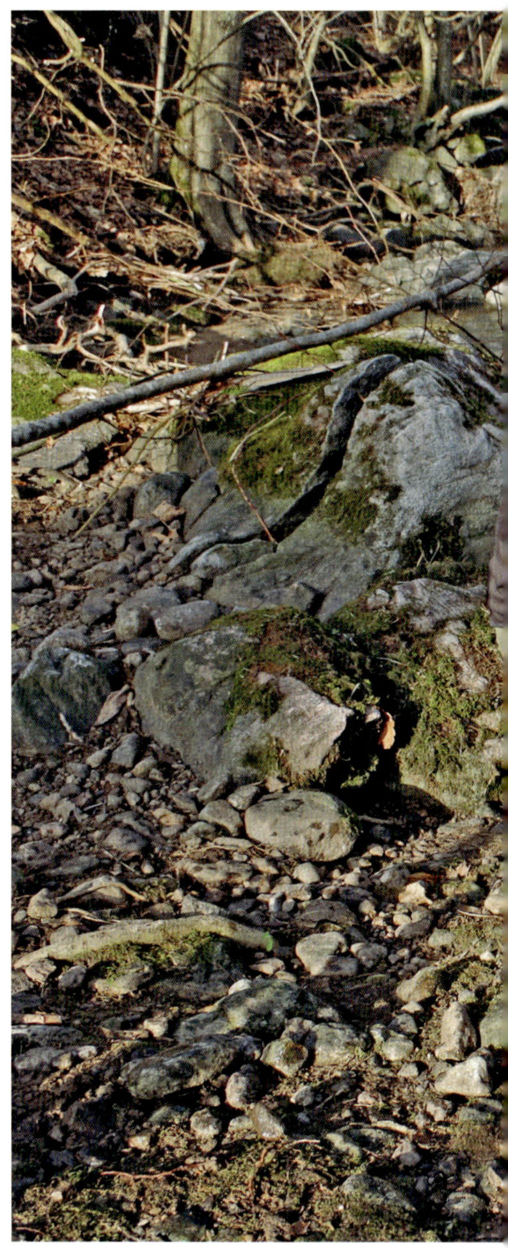

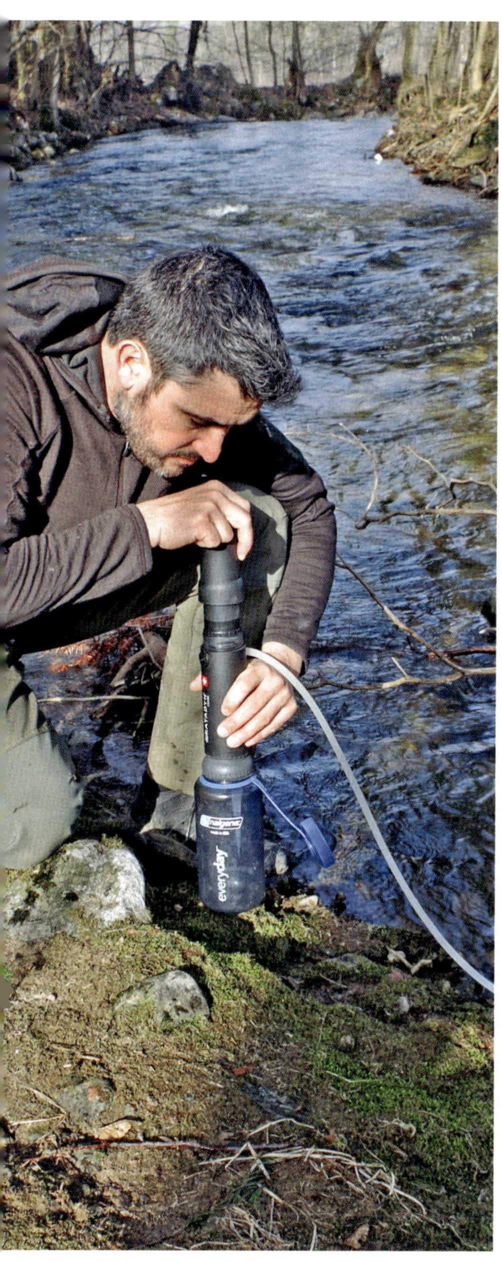

an Wasser sprechen. Vielleicht müssen Sie ja bei etwas wärmeren Temperaturen ein paar Sprints beim Bugout einlegen, weil Sie sich in Sicherheit bringen müssen. Glauben Sie, wenn Sie dann am ganzen Körper schwitzen, dass eine mitgeführte Gesamtmenge von einem Liter Flüssigkeit ausreichen würde?

Ein genügend großer Wasservorrat kann aber auch noch aus anderen Gründen eine Rolle spielen, nämlich bei der Ersten Hilfe. Im Krisen- und Katastrophenfall ist ja nicht auszuschließen, dass jemand verletzt wird. Da Wasser benötigt wird, um Wunden zum Schutz vor Infektionen zu spülen oder um Fremdkörper daraus zu entfernen, sollten Sie immer mehr Wasser dabeihaben, als Sie rein zum Trinken benötigen. Augenspülungen können in Krisen- und Katastrophenfällen unter Umständen auch notwendig werden, etwa dann, wenn die Luft besonders staubig oder mit chemischen Stoffen kontaminiert sein sollte. Wer sich an die TV-Bilder vom 11. September 2001 erinnert, als das World Trade Center eingestürzt ist, weiß, was ich damit meine. Und die Liste dieser Beispiele ließe sich beliebig fortsetzen.

Mit einem Wasserfilter steht Ihnen unbegrenzt Wasser zur Verfügung

Ich bin durchaus der Meinung, dass auch ein Wasserfilter in ein Bug-out-Bag gehört. Hier spielt es keine Rolle, ob Sie nun einen Saugfilter, einen Schwerkraftfilter oder eine mobile Wasserpumpe mitnehmen. Aber rein wirtschaftlich und auf das durchdachte Packvolumen Ihres Bug-out-Bags hin betrachtet, würde ich hier nur eine Minimallösung mitführen. Was wollen Sie mit einer großen MSR-Guardian-Wasserfilterpumpe für 3 Tage, wo es doch ein kleiner Sawyer Mini auch tun würde? Sie hätten deutlich weniger Gewicht, denn der Sawyer bringt 50 Gramm auf die Waage, der MSR Guardian wiegt dagegen stolze 590 Gramm. Bei den Abmessungen gibt es ebenfalls gewaltige Unterschiede. Das ist der Grund, weswegen man meiner Meinung nach für die 3 Tage mit dem Sawyer besser fährt. Es gibt natürlich auch noch andere Hersteller, die gute kleine Wasserfilter fertigen.

Eine zusätzliche Möglichkeit für die Wasseraufbereitung wären Aufbereitungstabletten oder -lösung. Hier gibt es Präparate wie z. B. Micropur. So können Sie bei richtiger Anwendung sicher Schmutzwasser zu Trinkwasser umwandeln. Das wäre im Hinblick auf Packvolumen und Gewicht unschlagbar, auch wenn man erwähnen muss, dass die chemische Wasseraufbereitung ein paar Nachteile mit sich bringt. Denn das Wasser bleibt im Grunde immer schmutzig, auch wenn Sie es mit Chemie aufbereiten. Und Wasseraufbereitungschemie ist um ein Vielfaches teurer, verglichen mit den Kosten für einen Wasserfilter.

Nahrung

Bei der Zusammenstellung eines Bug-out-Bags brauchen Sie nicht groß in Nahrung zu investieren oder sich wochenlang den Kopf darüber zu zerbrechen, welche Nahrungsmittel Sie mitführen sollten. Eigentlich kämen Sie über diesen Zeitraum auch völlig ohne Nahrung aus. Bevor Sie verhungern, müssten schon Wochen vergehen. Ich persönlich würde aber dennoch ein Nahrungspaket einpacken, und zwar sowohl aus psychologischen (Motivations-)Gründen als auch aus Gründen der körperlichen Leistungsfähigkeit. Sie sind einfach besser drauf und leistungsfähiger, wenn Sie etwas zu essen haben. Außerdem treffen Sie dann bessere Entscheidungen. Sollten Sie im Bug-out-Fall Kinder mitnehmen, wäre es sicher besonders schwierig, wenn diese nichts zu essen bekämen.

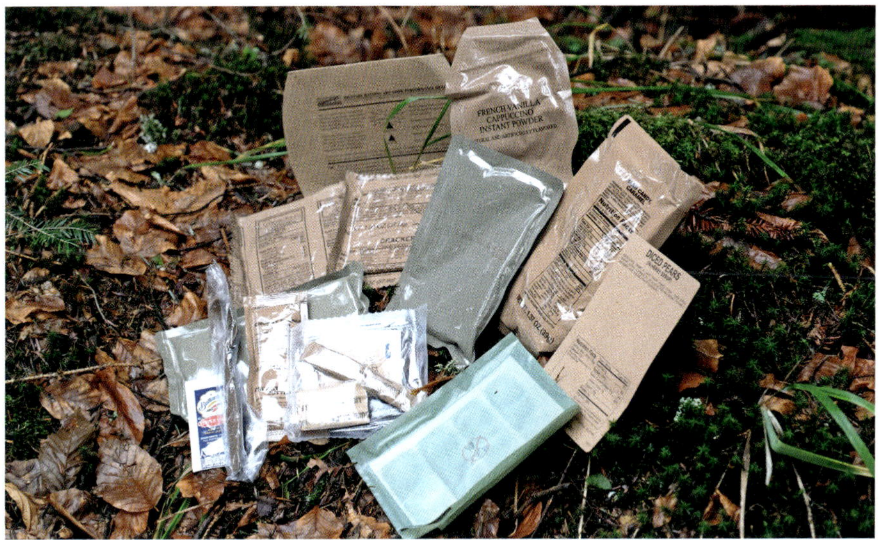

Lange haltbar, leicht und sofort verzehrbar – Fertiggerichte aus Verpflegungspaketen des Militärs

Über Geschmack lässt sich ja bekanntlich streiten. Natürlich ist es immer besser, wenn man etwas einpackt, das auch den eigenen Geschmack trifft und das sich überall relativ einfach zubereiten lässt. Kaltverpflegung ist hier zu bevorzugen, da man hierfür weder Kocher noch Feuer benötigt. Man könnte also beispielsweise auf Energieriegel, Nüsse oder Komprimatverpflegung zurückgreifen. Komprimatverpflegung hat den großen Vorteil, dass sie kein Verfallsdatum hat. Theoretisch ist sie weit mehr als 10 Jahre haltbar. Als ich Mitte der 1990er-Jahre meinen Dienst beim Militär angetreten habe, wurde an uns der Komprimatverpflegungsvorrat aus den Anfängen des vorherigen Jahrzehnts ausgeteilt. Kaum zu glauben, aber das Zeug war immer noch bedenkenlos essbar. Heute ist es zivil z. B. unter den Produktnamen NRG-5 oder BP-5® erhältlich. Bei Komprimatverpflegung handelt es sich meist um geröstete Weizenriegel, die ein geniales Verhältnis von Packmaß, Nährwert, Haltbarkeit, Gewicht, Inhaltsstoffen und Geschmack aufweisen. Man kann diese Nahrungsmittel trocken essen oder in Flüssigkeit (wie Wasser, Milch oder Saft) verrühren. Sie halten ohne Einbußen große Temperaturschwankungen aus, bei denen andere Nahrungsmittel längst verderben. Komprimatverpflegung lässt sich gut stapeln und passt daher ideal in den Rucksack. Sie ist stoßunempfindlich und wasserdicht verpackt. Jede Packung ist für den Energiebedarf eines Erwachsenen ausgelegt. Ein großer Vorteil dieser Nahrung ist, dass man auch Kinder ab 6 Monaten damit füttern kann. Das vereinfacht für Familien mit Kleinkindern die Planung des Bug-out-Bags enorm.

Eine Alternative wäre auch das US-amerikanische **MRE** *(Meal, Ready-to-Eat)*. So werden die Nahrungspakete der US-Armee oder auch die Verpflegungspakete anderer Armeen genannt. Beim MRE handelt es sich um besonders lange haltbare, temperaturstabile, kalt und warm verzehrbare Nahrungsmittel, die man in einem fest verschweißten Beutel erhält. MRE-Rationen gibt es in verschiedenen Geschmacksrichtungen und Konstellationen. Die Nahrung ist tendenziell an den Geschmack der US-Amerikaner angepasst, teilweise sind die Desserts und die Süßigkeiten extrem süß. Das ist nicht jedermanns Geschmack und ich möchte nicht wissen, wie viele Konservierungsstoffe darin enthalten sind. Aber wer die Vitamine B, A, S und F in seinem Essen liebt … Böse Zungen behaupten ja, dass MRE der Grund dafür sei, dass die US-Armee keinen Krieg gewinnt. Geschmack ist aber immer subjektiv, und das Militär hat natürlich andere Vorgaben bzw. Anforderungen als ein Prepper bei uns in Deutschland. Die guten Eigenschaften des MRE bestehen darin, dass ein solches Paket mit Zusatzprodukten, wie Kaffee, Getränkepulver für ein Mineralgetränk, Streichhölzern, fertig gekochtem Essen, Süßigkeiten, Kaugummi, Toilettenpapier usw. ausgestattet ist. Der Inhalt erhöht den Komfort deutlich, schlägt aber auch mit einem erhöhten Packvolumen und vor allem mit mehr Gewicht zu Buche. Eine Packung MRE liefert etwa 1200 bis 1400 Kilokalorien. Ein unschlagbarer Vorteil des MRE ist der mitgelieferte Heater, eine Art Notkocherbeutel, mit dem man rauch- und relativ geruchlos die MRE-Nahrung erhitzen kann. Dazu muss man nur ein paar Tropfen Wasser in den Heaterbeutel geben, dann reagiert das Wasser mit der im Beutel vorgemischten Chemie und erzeugt Hitze.

Sie können sich natürlich auch für Ihr Bug-out-Bag selbst ausgewählte oder eigens hergestellte Nahrung zusammenstellen. Hier sollten Sie im Idealfall darauf achten, dass die eigene Nahrung auch kalt gegessen werden kann, da man nicht immer sicherstellen kann, dass ein mitgeführter Kocher genutzt oder Feuer gemacht werden kann. Die selbst gemachte Nahrung könnte beispielsweise aus getrocknetem Obst und Nüssen bestehen oder haltbar gemachten Fleischstreifen, die Sie an der Luft getrocknet haben. In einem Beutel vakuumierte Gemüsebrühe wäre auch vorstellbar, die Sie beim Kochen – je nach Szenario – auch mit Wildpflanzen ergänzen könnten. So würde ein leckeres Süppchen daraus. Aber schon haltbares Brot und Erdnussbutter (wegen der hohen Energiedichte) sind denkbar. Letztlich spielt es für den kurzen Zeitraum eines Bug-outs keine große Rolle, was Sie dabei haben. Ich würde aber trotzdem immer versuchen, das Optimum in Sachen Geschmack, Gewicht, Preis und vor allem Packvolumen im Rucksack zu verstauen. Am besten, Sie experimentieren dazu ein bisschen. Die eigenen Erfahrungswerte sind hier oft die besten!

Idealer Energielieferant: Nüsse

Kocher

Wenn man sich draußen aufhält, friert und Hunger hat, dann ist der psychologische Wert einer warmen Mahlzeit oder einer heißen Brühe unschätzbar. Auch bei wärmeren Temperaturen ist es immer besser, etwas Warmes zu sich zu nehmen, als sich dauerhaft kalt zu verpflegen. Aber ich glaube nicht, dass man bei einem Bug-out-Szenario unbedingt noch kochen muss. Wenn Sie trotzdem einen Kocher mitführen möchten, dann sollten Sie sich für einen leicht zu bedienenden (um Stress zu vermeiden) und vor allem für eine sinnvolle, kleinere Variante entscheiden. Hobo-Kocher (kleine portable Holzvergaser-Öfen) sind in meinen Augen für die meisten Leute nicht geeignet. Das liegt aber nicht daran, dass der Kocher an sich schlecht ist – Hobo-Kocher sind eine tolle Sache,

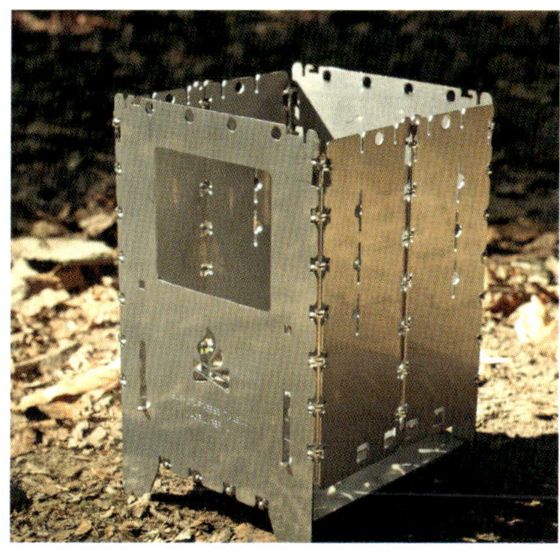

Genial, aber nichts für Anfänger: der Hobo-Kocher

wenn man sie bedienen kann. Aber für einen Hobo-Kocher braucht man Holz, und genau das kann für den Ungeübten tückisch werden. Wie wollen Sie denn bitte als Nichtprofi ein Feuer im Ofen entfachen, wenn es nass und windig ist? Das stellt ja schon den ein oder anderen Profi vor eine Herausforderung. Leider ist es so, dass die wenigsten Menschen imstande sind, bei gutem Wetter ein Feuer zu entfachen. Selbst unter Idealbedingungen schaffen sie es nicht, obwohl sie vielleicht zig Videos dazu angesehen oder viele Bücher gelesen haben. Zwischen Theorie und Praxis liegen aber Welten. Deswegen scheidet der Hobo aus.

Die bessere Wahl wäre ein einfacher Gaskocher, denn dieser ist äußerst einfach und sicher in der Bedienung. Es gibt auf dem Markt Mini-Kartuschen (97 Gramm), die für 3-tägige Bug-out-Situationen absolut ausreichend sind. Und ein kleiner Gaskocher nimmt wirklich keinen Platz weg und fällt vom Gewicht her kaum auf. Selbstverständlich ist es nicht falsch, andere Brennstoffkocher mitzuführen.

Anzündhilfen

Um Ihren Kocher anzuzünden (falls Sie einen mitnehmen) oder um bei Bedarf ein Feuer entfachen zu können, brauchen Sie eine Anzündhilfe. Einen Funkenstahl oder Magnesium-Feuerstarter können Sie sich meiner Meinung nach sparen. Warum soll man – aufwendig und vor allem unsicher – Anzündmaterial mit Funken bearbeiten, wenn man es mit einem Feuerzeug entzünden kann? Mit Sicherheit sind die meisten Leser keine Outdoor-Profis. Daher ist es sicherer und vor allem einfacher, ein Einwegfeuerzeug mitzunehmen. Und dafür muss man noch nicht mal viel Geld ausgeben. Streichhölzer würde ich als Anzündhilfe für das Bug-out-Bag ausschließen. Zwar sind Streichhölzer immer noch besser als mühsam ein Feuer »zu bohren«, aber Streichhölzer sind sehr anfällig für Feuchtigkeit und daher selbst wasserfest verpackt nicht zu empfehlen.

Topf / Kochgeschirr

Wenn Sie sich die Option Kochen sichern wollen, müssen Sie sich auch einen Topf zulegen. Ein Kocher ohne Kochtopf macht keinen Sinn! Am besten Sie be-

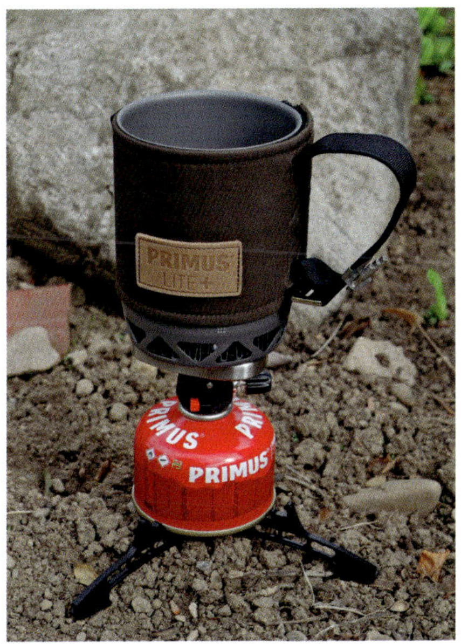

All-in-One: Kocher, Topf, Windschutz und Kartusche bei einem Systemkocher

schaffen sich einen Einzeltopf. Viele auf dem Markt erhältliche Topf-Sets sind mit zu vielen Einzelkomponenten ausgestattet. Ich halte es aber für sehr unwahrscheinlich, dass Sie sich ein Fünf-Gänge-Menü zubereiten möchten.

Bei einigen Produkten auf dem Markt ist der Kocher mit dem Topf verbunden bzw. durch einen Festhaltemechanismus genau darauf abgestimmt. Man spricht hier von Systemkochern. Hier hat man den Vorteil, dass Sie alles, was Sie zum Kochen benötigen, in einem haben und sofort loslegen können. Einen genialen Systemkocher bietet der nordische Hersteller Primus an.

Essbesteck

Wenn Sie kochen, brauchen Sie auch Besteck. Es sein denn, Sie möchten mit den Fingern essen oder mit selbst gebastelten Stäbchen. Ich denke, Ihrer Gesundheit zuliebe wäre es besser, in einer kontaminierten Umgebung ein Essbesteck zu verwenden. Denken Sie bitte immer daran, dass in Krisen- und Katastrophenfällen die Körperhygiene stark leidet. Hände sind grundsätzlich Bazillenschleudern, denn mit ihnen fassen wir alles Mögliche an, reinigen uns nach dem Toilettengang etc.

Ein Besteck senkt das Risiko von oralen Infektionen, da sie keinen direkten Mundkontakt mit den Händen haben. Essbestecke gibt es in den verschiedensten Varianten: Kunststoff oder Metall. Der Klassiker für den Outdoor-Einsatz ist das gute alte Bundeswehr-Essbesteck mit Dosenöffner & Co. Damit können Sie nichts verkehrt machen. Einziger Wermutstropfen ist sein wirklich hohes Gewicht. Dafür ist es nahezu unverwüstlich. Möchten Sie beim Gewicht sparen, können Sie sich ein leichteres Outdoor-Essbesteck zulegen. Aber Vorsicht: Bei verschiedenen Kunststoffbestecken habe ich schon interessante Überraschungen erlebt. Ein Metallbesteck dagegen schmilzt nicht, wenn es einmal an einen heißen Topf kommt. Aber wie immer müssen Sie letztlich selbst entscheiden, was für Sie Sinn macht.

Messer

Auch ein Messer gehört in Ihr Notgepäck. Für den Bug-out-Fall würde ein feststehendes Messer Sinn machen, wie es etwa von dem nordischen Hersteller Mora of Sweden angeboten wird. Selbstverständlich sind Sie auch mit einem Taschenmesser für das Bug-out-Bag gut beraten.

Tasse / Becher

Tassen oder Becher kann man sich entweder aus Metall oder aus Kunststoff zulegen. Mit einer Porzellantasse haben Sie wahrscheinlich wenig Freude. Es ist vermutlich nur eine Frage der Zeit, bis diese im Gepäck zu Bruch geht. Einwegbecher eignen sich nicht für die Flucht, da sie ebenfalls zu schnell kaputtgehen und generell nicht stabil genug sind.

Es gibt aber kein Richtig oder Falsch in der Frage Metall oder Kunststoff. Beide Varianten haben Vor- und Nachteile. Kunststoffbecher haben wegen ihrer isolierenden Eigenschaft bei heißen Getränken den Vorteil, dass man sich beim Trinken nicht die Unterlippe verbrennt oder bei Minusgraden mit den Lippen am Becher festklebt, wie das bei Metallbechern der Fall sein kann. Metalltrinkgefäße haben dagegen den Vorteil, dass Sie sie je nach Ausführung auch einmal auf einen Kocher oder in bzw. nahe an ein Feuer stellen können, um Ihr Getränk zu erhitzen. Ich persönlich habe einen Kunststoffbecher eingepackt, der sich seit Jahren in der Outdoor-Praxis bewährt.

Erste-Hilfe-Set

Neben den Gegenständen, die das primäre Überleben sichern, zählt das Mitführen von Erste-Hilfe-Material zu den wichtigsten Komponenten im Bug-out-

Bag. Ein Erste-Hilfe-Set sollte sinnvoll bestückt sein und gerade hierin liegt oft das größte Problem. Die meisten Erste-Hilfe-Sets sind meiner Meinung nach nicht optimal auf Outdoor-Belange abgestimmt, auch wenn das so mancher Hersteller behauptet. Bitte verstehen Sie, dass es einen Unterschied macht, ob man auf dem Jakobsweg pilgert oder sich in der Krise befindet. Man darf nicht vergessen, dass das Erste-Hilfe-Set im Bug-out-Fall außerordentliche Hilfsmittel zur Verfügung stellen muss. Denn in der Situation, in der Sie sich befinden, könnte es in den nächsten Tagen keinerlei medizinische Versorgung mit Medikamenten oder durch einen Arzt geben. Und die Verletzungen, die man bei sich oder anderen Personen behandeln müsste, könnten im schlimmsten Fall deutlich gravierender ausfallen als bei einer Sonntagswanderung im Schwarzwald.

Was mich immer sehr stört, ist die Tatsache, dass viele Erste-Hilfe-Sets nicht in einer wasserfesten Verpackung ausgeliefert werden. Der Inhalt in der Packtasche befindet sich zwar beim Neukauf in einem Beutel, welcher aber für den ersten Gebrauch geöffnet werden muss und somit seinen Zweck in Sachen »wasserfest« nicht mehr erfüllt. Wenn ich dieses Argument vorbringe, kommen immer die Schlaumeier-Gegenargumente. Man weist mich darauf hin, dass man die Erste-Hilfe-Tasche ja auch in einen wasserfesten Beutel, wie z. B. eine Tüte, einpacken kann. Das ist grundsätzlich richtig, aber daran sieht man, dass diese Menschen relativ wenig Erste-Hilfe-Erfahrung haben. Wenn man unter Stress alles erst noch kompliziert auspacken muss, ist das alles andere als zielführend. Hätte man ein wasserfestes Erste-Hilfe-Set, könnte man dieses auch mal auf schmutzigem oder matschigem Untergrund ablegen, sodass nicht alle darin befindlichen Verpackungen

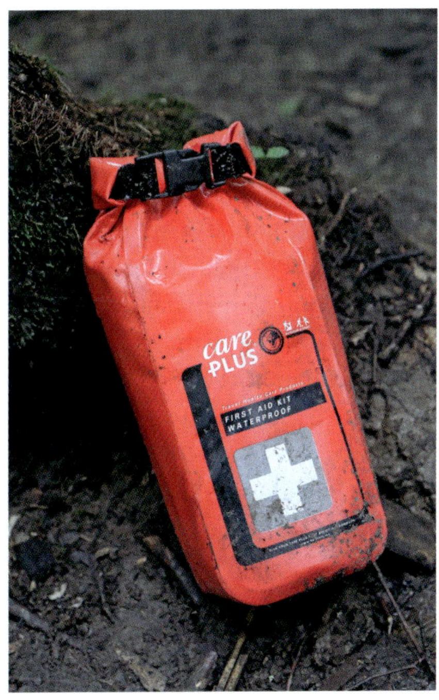

Ein Erste-Hilfe-Set muss wasserfest sein

aufweichen oder verschmutzen. Es gibt nichts Schöneres, als trockenes Verbandmaterial aus einer Tasche zu holen.

Ein Erste-Hilfe-Set sollte primär Hilfsmittel zur Wundbehandlung und Blutungsstillung beinhalten. Das ist ja zum Glück bei den meisten Sets der Fall. Aber man sollte auch in diesem Bereich etwas weiterdenken. Denn es könnte wie gesagt schlimmstenfalls sein, dass man mehrere Tage ohne Notarzt oder Rettungspersonal auskommen muss. Blutungen sind bei den krisenbezogenen Erste-Hilfe-Fällen bestimmt die größte Bedrohung und daher muss hier vorgesorgt sein.

Ohne jetzt die zivilen Mediziner oder Rettungskräfte angreifen zu wollen, möchte ich anmerken, dass es hier viel gutes Wissen aus dem militärischen Bereich gibt. Militärische Erfahrungswerte oder Erste-Hilfe-Techniken sind zwar im Großen und Ganzen ganz ähnlich wie die zivilen, aber es gibt hier ein paar Feinheiten, die sich dann doch gravierend unterscheiden. Warum ich auf die Kriegsmedizin zurückgreife? Ganz einfach, weil man in einem schlimmen Krisen- und Katastrophenfall nahezu die gleichen Bedingungen wie im Militäreinsatz hat: zerstörte Infrastruktur, außergewöhnliche Verletzungsbilder, chaotische Bedingungen usw. Hier kommt kein Rettungswagen mit Blaulicht innerhalb von 20 Minuten, der Sie in eine moderne Klinik fährt, in der Sie eine Behandlung unter Idealbedingungen erhalten.

Angesichts militärischer Erste-Hilfe-Techniken bekommt der ein oder andere zivile Rettungssanitäter garantiert Schnappatmung. In manchen Dingen aber ist das Militär den zivilen Kräften bei der Wundversorgung voraus, denn bei stark zerklüfteten Wunden z. B. werden zunächst Wundtamponaden und / oder Hämostyptika angewandt, um Blutungen zu stillen. Aber das führt zu sehr in die Tiefe. Letztlich müssen Sie selbst entscheiden, worauf Sie hier den Schwerpunkt setzen. Ich persönlich bin beim Militär ausgebildet.

Was ich nicht so richtig nachvollziehen kann, ist, dass sich manche Prepper mit einem vierzehnteiligen Chirurgenbesteck ausstatten. Erstens können die meisten Menschen nicht chirurgisch nähen und werden es auch nie lernen. Man darf nicht vergessen, dass das Nähen von Wunden einiger Übung und vor allem Erfahrung bedarf. Einfach mal so drauflos legen, weil man die Hilfsmittel dazu besitzt, könnte mehr schaden als nützen. Die Folge wären vermutlich zu fest genähte Sehnen oder Muskeln und vielleicht schlimme Entzündungen. Näht man nämlich zu eng, kann bei der Wundheilung das Wundsekret nicht abfließen und die Wunde entzündet sich. Zusätzlich möchte ich noch anmerken, dass man von dem chirurgischen Nahtmaterial lediglich drei Teile für das Nähen von Wunden benötigt: Pinzette, Nadelhalter und Schere. Mit dem Rest können Sie überhaupt nichts anfangen! Meine Empfehlung, um eine Wunde zu verschließen, wäre, auf Wundverschlussstreifen zurückzugreifen. Das sind dünne, gut auf der Haut haftende Streifen, die quer zur Wundrichtung auf die Haut geklebt werden und diese von beiden Seiten zusammenziehen. Sie lassen sich auch von Laien anbringen, ohne weitere Verletzungen zu verursachen, wie es beim Nähen der Fall sein kann. Nachteil der Wundverschlussstreifen ist, dass diese bei nasser Haut nicht kleben und sich nach ein paar Tagen ablösen können.

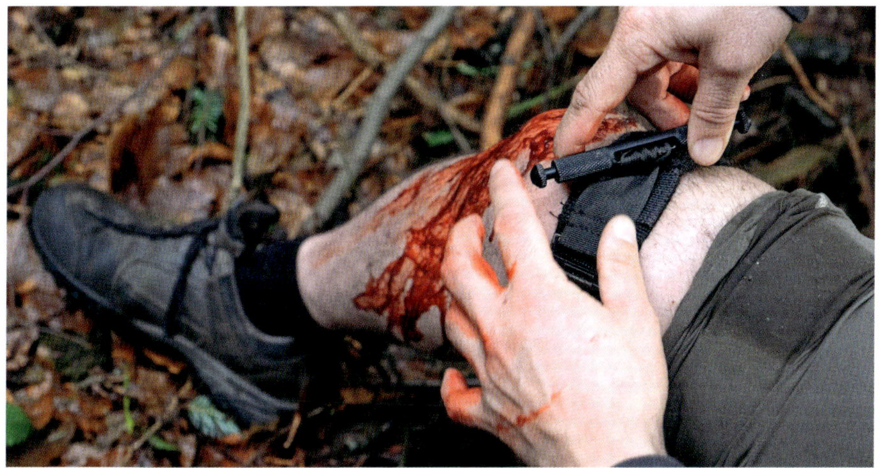

Mithilfe eines Tourniquets lassen sich starke, lebensbedrohliche Blutungen stoppen

Es gibt Personen, die packen ein Tourniquet in ihr Bug-out-Bag ein. Ein Tourniquet ist eine Abbindevorrichtung, die sich mittlerweile beim Militär, einigen spezialisierten Polizeikräften und privaten Sicherheitsdiensten durchgesetzt hat. Sie unterbricht den Blutfluss bei Venen und Adern und wird bei schweren Verletzungen an den Extremitäten (Beine, Arme) angebracht. Dazu legt man das Tourniquet um das betroffene Körperteil und zieht es durch eine Rotationsbewegung mit einem angebrachten Knebel zu, bis die Blutung aufhört. Dieser Prozess ist ziemlich schmerzvoll, aber effektiv. Aber auch das Anlegen eines Tourniquets müssen Sie beherrschen, denn hier kann man einiges verkehrt machen. Achten Sie beim Kauf eines Tourniquets darauf, dass Sie kein billiges China-Produkt kaufen, sondern eine Ausführung erwerben, bei der der Knebel aus Metall gefertigt ist. Kunststoff-Knebel können bei (wechselnden) Temperaturextremen wie Hitze oder starker Kälte brechen. Natürlich spielt auch der Hersteller eine Rolle. No-Name-Tourniquets würde ich nie verwenden.

Bei der Erste-Hilfe-Ausstattung muss auch das Thema Desinfektion bedacht werden, vor allem die Desinfektion der Hände. Die Verringerung der Krankheitserreger auf der Haut ist wichtig zum eigenen Schutz und, je nach Situation, auch zum Schutz anderer Menschen, denen man mit seinen Händen Hilfe leistet.

Auf jeden Fall muss das Erste-Hilfe-Set eine Rettungsdecke enthalten, auf deren Beschreibung und Verwendungsmöglichkeiten ich näher im Kapitel »Survival« im Abschnitt »Rettungsdecken« (Seite 260) eingehe.

Sehr wichtig finde ich das Thema Schmerzmittel. Hierzu muss ich ein bisschen weiter ausholen. Jeder Mensch hat ein individuelles Schmerzempfinden. Haben zwei Menschen die gleiche Verletzung, kann es sein, dass der eine nur wenig Schmerz empfindet, während der andere mit heftigen Schmerzen kämpft. Ich beschränke mich an dieser Stelle meiner Beschreibung nur auf rezeptfreie Medikamente. Zum besseren Verständnis stelle ich das Thema Schmerzmittel etwas vereinfacht dar. Für Sie ist es wichtig zu wissen, dass es vier verschiedene Wirkstoffe gibt, die Sie rezeptfrei erwerben und mit denen Sie leichte bis mäßig starke Schmerzen bekämpfen können: Ibuprofen, Diclofenac, Acetylsalicylsäure und Paracetamol. Viele Menschen nehmen bei Schmerzen einfach so Schmerztabletten, ohne zu wissen, welcher Wirkstoff überhaupt für welche Art von Schmerzen Sinn macht. In diesem Fall wird entweder überhaupt keine oder nur eine geringe Wirkung eintreten. Oder es können unerwünschte Begleiterscheinungen und Nebenwirkungen auftreten.

Ibuprofen, Diclofenac und Acetylsalicylsäure gehören zu den entzündungshemmenden Schmerzmitteln. Daher helfen sie auch bei entzündetem Gewebe und wirken gleichzeitig fiebersenkend. Sie weisen aber deutlich mehr Nebenwirkungen auf und können gerade im Magen-Darm-Trakt oft zu Problemen führen. Außerdem ist es wichtig zu wissen, dass diese Medikamente eine erhöhte Gefahr von Blutungen bergen. Paracetamol wirkt dagegen nur mini-

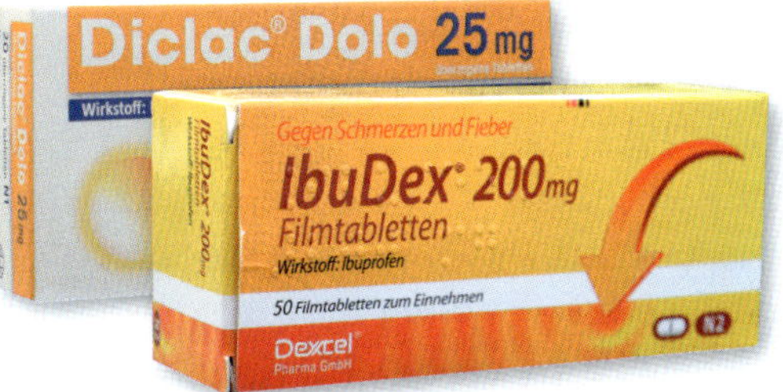

Entzündungshemmende Schmerzmittel wie Ibuprofen und Diclofenac gehören ins Erste-Hilfe-Set des BOB

mal entzündungshemmend, die Nebenwirkungen sind aber deutlich geringer als bei den anderen drei Wirkstoffen. Acetylsalicylsäure ist beispielsweise dafür geeignet, Kopfschmerzen und Migräne zu lindern. Bei Migräne wird aber nur das Schmerzempfinden verringert, bei Verkrampfungen wirkt dieser Wirkstoff nicht. Grippebeschwerden können damit ebenso behandelt werden wie Entzündungen. Acetylsalicylsäure wirkt zudem fiebersenkend. Kindern unter 12 Jahren darf unter keinen Umständen Acetylsalicylsäure verabreicht werden, da es hier zu Todesfällen kommen kann (Reye-Syndrom). Vielleicht haben Sie schon einmal von der stark blutgerinnungshemmenden Wirkung von ASS gehört. Hat jemand ASS eingenommen, kann es im Falle eine Verletzung unter Umständen schwierig werden, die Blutung zu stillen. Das ist auch der Grund, warum in Kliniken nur selten Acetylsalicylsäure verwendet wird.

Ibuprofen wird gerne nach Operationen verabreicht, da es im Vergleich zu Acetylsalicylsäure ein wesentlich geringeres Blutungsrisiko aufweist. Ibuprofen wirkt entzündungshemmend, weshalb es bei stumpfen Verletzungen, wie Prellungen, Stauchungen, Zerrungen usw. zur Schmerzlinderung empfehlenswert ist. Auch Regelschmerzen lassen sich gut damit behandeln. Wo Ibuprofen richtig punkten kann, sind Zahnschmerzen. Seit ein paar Jahren ist Ibuprofen ab einer Dosis von 600 Milligramm verschreibungspflichtig. Als kluger Mensch umgehen Sie das Problem, indem Sie sich zwei Packungen 400er kaufen. Ibuprofen ist 2017 in die Negativschlagzeilen geraten. Scheinbar kommt es in Einzelfällen bei regelmäßiger Einnahme zu schweren Herz-Kreislauf-Störungen. Das mag und kann ich nicht bewerten. Es sollte aber klar sein, dass man als normaler Mensch nicht wochenlang Ibuprofen einnehmen darf. Ist es dennoch in der Krise nicht möglich, auf das Präparat zu verzichten, sollte vorbeugend ein Protonenpumpenhemmer (z. B. Omeprazol) eingenommen werden, um den Magen zu schützen. Die maximale Tagesdosis Ibuprofen darf 2400 Milligramm nicht überschreiten.

Den Wirkstoff Paracetamol nimmt man bei normalen Schmerzen, wenn keine zusätzlichen Entzündungen vorhanden sind. Hiervon darf man pro Tag nicht mehr als 4000 Milligramm einnehmen. Paracetamol kann auch Kindern in einer entsprechenden Dosis verabreicht werden. Die Wirkung kann zusätzlich durch die Einnahme von Koffein gesteigert werden, weswegen zu überlegen wäre, auch Koffeintabletten mitzuführen.

Diclofenac ist sehr stark entzündungshemmend. Bei stumpfen Verletzungen und Schmerzen im Bewegungsapparat ist Diclofenac immer den anderen beiden Wirkstoffen vorzuziehen. Diclofenac ist bekannt dafür, auch dann zu wirken, wenn andere Schmerzmittel nicht mehr greifen.

Die Kombination der Wirkstoffe mancher rezeptfreier Medikamente kann die schmerzlindernde Wirkung steigern! Es ist möglich, Ibuprofen mit Paracetamol zu kombinieren.

Um Unterkühlungen behandeln zu können, würde ich im Erste-Hilfe-Kit auch ein spezielles Thermometer mitführen, das Temperaturbereiche unter 32 °C anzeigt. Mehr zu diesem Thema im Kapitel »Erste Hilfe« ab Seite 208.

Aktivkohle gehört auch ins Erste-Hilfe-Set. Man kann nämlich versehentlich eingenommene Giftstoffe im Magen-Darm-Trakt damit behandeln. Deshalb sollten Sie eine ganze Packung besorgen und einpacken. Aktivkohle erhalten Sie rezeptfrei in der Apotheke oder im Versandhandel. Diese Präparate sind frei von Nebenwirkungen. Sie werden meist ohne jegliche chemische Zusätze aus den Schalen von Kokosnüssen hergestellt.

Stirnleuchte (oder Taschenlampe)

Bitte lesen Sie die Informationen dazu im Abschnitt »Get-home-Bag« auf Seite 58.

Radio

Ein ganz wichtiger Ausrüstungsgegenstand dürfte ein mobiles Radio sein. Leider wurden vor ein paar Jahren die letzten Langwellensender in Deutschland,

Österreich und der Schweiz abgeschaltet. Aus dem fernen Ausland kann man mit etwas Glück noch etwa eine Handvoll deutschsprachige Sender empfangen. Der große Vorteil der Langwelle liegt in der Reichweite. Inzwischen setzen sich aber immer mehr Radios mit dem digitalen Übertragungsstandard DAB+ durch. Dieser kommt zwar bezüglich der Reichweite nicht an die Langwelle heran, hat aber andere Vorteile, die Ihnen als Prepper jedoch weniger nützen. DAB steht für *Digital Audio Broadcasting* und wird sich sicherlich in den nächsten Jahren bei den Radioplattformen durchsetzen. Reine UKW-Rundfunkgeräte werden künftig immer weniger werden, da viele Hersteller ihr Produktangebot konsequent auf DAB+ umstellen werden.

Aber warum braucht man ein Radio im Bug-out-Bag? Je nach Szenario wird der Staat über dieses Medium Informationen über das Ereignis, die Lage oder Warnmeldungen durchgeben. Es kann aber auch sein, dass er Propaganda über das Radio verbreitet. Ganz egal, Sie sollten im Bilde sein. Bezüglich des Geräts haben Sie zwei Möglichkeiten. Entscheiden Sie selbst, was für Sie Sinn macht. Die erste Möglichkeit wäre, dass Sie ein batteriebetriebenes Radio mit DAB+ oder einen Weltempfänger einpacken. Logischerweise auch die passenden Ersatzbatterien. Die zweite Möglichkeit wäre, ein sogenanntes Notfallradio zu verwenden. Dieses funktioniert ohne externe Stromquellen wie Batterien. Betrieben wird es durch minutenlanges Kurbeln. Die Kurbel ist fest an dem Gerät angebracht und meistens klappbar. Oft besitzen diese Kurbelradios noch eine eingebaute Solarzelle, wodurch bei Sonneneinstrahlung der im Radio verbaute Akku geladen wird. Leider oft mehr schlecht als recht. Denn viele dieser im Handel erhältlichen Radios sind billiger Chinaschrott und geben nach kurzer Zeit den Geist auf. Die anfälligste Stelle ist die Kupplung des Kurbelmechanismus. Hier bricht

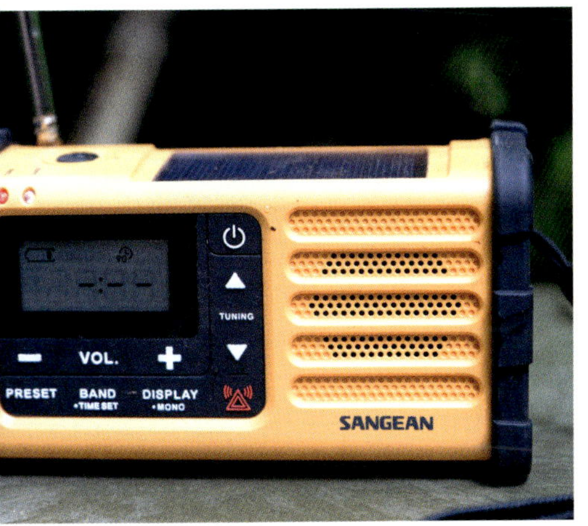

Mit einem mobilen Radio kann man sich im Notfall auf dem Laufenden halten

häufig ein Zahnrad ab und damit wird das Radio unbrauchbar. Auch die Sendereinstellung ist häufig von unterirdischer Qualität.

Und schließlich sollte man das Gehäuse überprüfen. Ich unterziehe mittlerweile die Geräte vor der erstmaligen Benutzung einer eingehenden Sicht- und Tastprüfung. Was sich billig anfühlt, schicke ich sofort wieder zurück. Empfehlenswert sind Geräte, deren Gehäuse gummiert ist. Sie sind im Schnitt etwas hochwertiger gefertigt. Viele Kurbelradios sind mittlerweile mit einer zusätzlichen Lampe ausgestattet, ein sicheres Backup. Problematisch kann der interne Akku werden. Ist er defekt, ist das ganze Radio wertlos. Leider geben die meisten Akkus nach einigen Jahren den Geist auf.

Kompass

Zwar besteht in Deutschland kaum die Möglichkeit, sich im Dschungel oder in einem riesigen Waldgebiet zu verirren, dennoch kann ein Kompass zur Orientierung sehr hilfreich sein. Vor dem Hintergrund, dass es in vielen Krisen- und Katastrophenszenarien zu einer Lufttrübung oder zur Nebelbildung durch aufgewirbelten Bodenstaub, einstürzende Gebäude oder Industriegase kommt, ist das durchaus plausibel. Hier kommt der Kompass ins Spiel. Wenn Sie auf kurze Distanzen oder in die Ferne nichts sehen können, dann lässt sich mit dem Kompass immer noch sicher die Himmelsrichtung bestimmen. Da Sie aber mit Sicherheit keine Fernorientierung durchführen müssen, genügt ein kleines, günstiges Exemplar. Ich würde kein Geld für einen teuren Spiegelkompass für das Bug-out-Bag ausgeben. Eines sei aber noch gesagt: Der beste Kompass nützt Ihnen nichts, wenn Sie ihre Umgebung nicht kennen. Sie sollten einfach schon grob Kenntnis davon haben, ob Sie z. B. am Nordrand einer Stadt wohnen

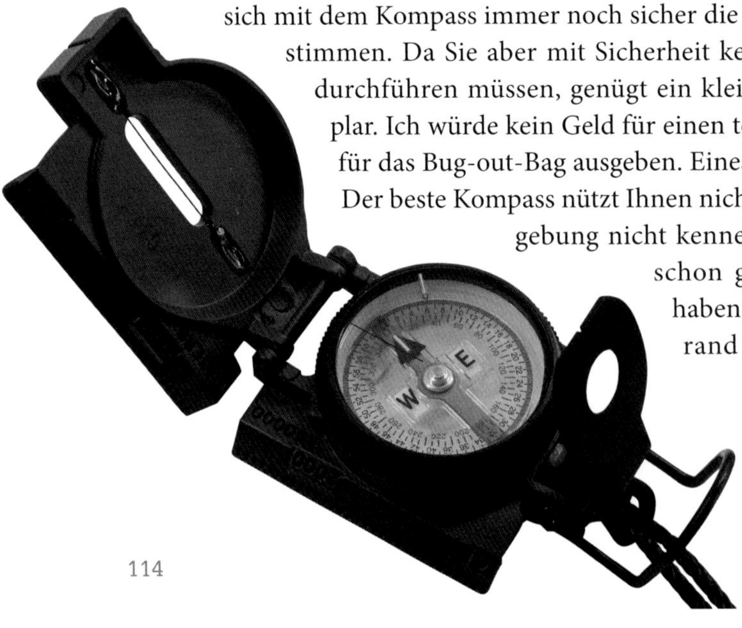

Kompass der US-Firma Cammenga

und was sich in den anderen Himmelsrichtungen befindet. Es ist schön zu wissen, wo Norden, Süden, Osten und Westen sind, aber wenn man nichts damit anfangen kann, ist das praktisch für die Katz. Gehen Sie also einmal mit Ihrem Kompass Ihre Umgebung ab, damit Sie für den Ernstfall gerüstet sind. Natürlich eignet sich ein Kompass nicht nur für Situationen mit eingeschränkter Sicht.

Landkarte

Regionale und überregionale Landkarten könnten Ihnen ebenfalls von Nutzen sein. Bitte bedenken Sie, dass je nach Krisen- oder Katastrophenszenario gesamte Orts- oder Stadtbilder zerstört sein könnten und dadurch ein völlig anderes Bild abgeben. Hier hilft Ihnen dann die Karte (und der Kompass) bei der Orientierung. Kartenlesen sollte man aber üben. Es ist nicht damit getan, eine Strecke mit der Karte abzulaufen. Wichtige Karteninformationen – Legende, Maßstab und Ähnliches – sollten Sie auch kennen und verstehen. Unter Umständen kann es notwendig sein, dass Sie mehrere Kartengebiete für Ihren Weg berücksichtigen müssen. Alle notwendigen Karten sollten im Gepäck vorhanden sein. Am besten ist, wenn man die Karten in wasserfeste Taschen, wie spezielle Kartentaschen, einpackt. So sind sie vor Feuchtigkeit geschützt. Üben Sie die Arbeit mit Karte und Kompass, beide Orientierungsmittel im Verbund sind ein starker Partner für die Orientierung.

GPS-Gerät

Ein GPS-Gerät hilft Ihnen, das gewünschte Ziel ohne großartige Navigationskenntnisse zu erreichen. Doch rund um die GPS-Technik gibt es viele Irrtümer, Missverständnisse und vor allem fehlende Informationen. Deshalb gehe ich im Folgenden etwas intensiver darauf ein. Die Abkürzung GPS steht für *Global Positioning System*. Darunter versteht man auf Satelliten basierende Systeme, mit denen die eigene Position exakt bestimmt werden kann. Jeder, der ein Smartphone besitzt oder mit dem GPS-Gerät seines Fahrzeuges unterwegs ist, nutzt das US-amerikanische NAVSTAR. Die wenigsten Menschen wissen, dass es auch aus anderen Ländern hervorragende Systeme gibt, wie z. B. das GLONASS der Russen oder das chinesische BEIDOU. Und wenn alle noch fehlenden Satelliten ins All geschossen sind (Stand: Juni 2017), dann hoffentlich bald das europäische GALILEO. Unabhängig davon haben alle GPS-Empfänger ein paar Eigenschaften, die man kennen sollte. Je nach Ereignis könnte es sonst passieren, dass Sie mit Ihrem Gerät nie am Zielort Ihrer Flucht ankommen, egal wie gut Sie damit umgehen können. In manchen Fällen ist beispielsweise der Satellitenstand nicht ideal, was zu Verzerrungen in der Positionsbestimmung führt. Das kann auch der Fall sein, wenn Sie sich in einer tiefen, engen Schlucht befinden. Auch Bauwerke, wie ungünstig eng stehende Hochhäuser, können dazu führen, dass das GPS-Gerät nicht alle Satelliten erreicht und die Anzeige nicht präzise arbeitet. Manche Bauwerke schirmen das GPS-Signal komplett ab. Das ist beispielsweise in Tunneln, Unterführungen oder in geschlossenen Räumen der Fall.

Schlimmer für die Anzeigegenauigkeit sind aber von Menschen verursachte Probleme, wie etwa eine Manipulation der Signale. Da gerade das US-amerikanische NAVSTAR (was wir ja überwiegend alle nutzen) in der Hand des Militärs liegt, kann man nicht ausschließen, dass im Konfliktfall die Signale mithilfe von Spamming, Spoofing und Selective Availability gezielt verfälscht werden. Die Geräte wären dann unbrauchbar. Außerdem sind GPS-Geräte äußerst energiehungrig, weswegen man für einen Handempfänger immer für Ersatzbatterien oder eine Aufladelösung sorgen muss. Bei voller Auslastung kann man froh sein, wenn man das GPS-Gerät wenigstens einen Tag lang mit den gleichen Batterien betreiben kann.

Bitte bedenken Sie, dass bei GPS-Geräten das Display durch Kälte vollkommen zerstört werden kann, außer man nimmt es im Winter nachts mit in den Schlafsack oder wärmt es bei eisiger Kälte tagsüber immer mal wieder am Körper auf. Ginge das Display kaputt, ist das Gerät unbrauchbar und Sie könnten es wegwerfen!

Ich stelle leider immer wieder fest, dass viele GPS-Besitzer keine echte Praxiserfahrung mit ihren Geräten haben. Sie besitzen zwar eins, üben aber nicht damit. Das kann in einer Stresssituation im Ernstfall natürlich zu Problemen führen. Üben Sie den Umgang mit Ihrem GPS-Gerät wann immer möglich. Die beste Praxis, um Ihr Gerät wirklich kennenzulernen, ist Geocaching. Ein Spiel, bei dem im städtischen Raum oder in der Natur anhand von GPS-Koordinaten

»Schätze« gesucht werden. Hier kann man mit viel Spaß eine Menge Erfahrung mit dem eigenen Gerät sammeln.

Atemschutzmaske

Vorkehrungen für den Atemschutz sollten in einem Bug-out-Bag ebenfalls getroffen werden. Selbst harmlosere Szenarien könnten aufgrund einer Verkettung unglücklicher Umstände den Einsatz von Schutzmasken erforderlich machen. Hier muss man nicht viel Geld ausgeben, aber man muss das Richtige kaufen. Was im Bug-out-Bag als Mindestlösung empfehlenswert ist, sind partikelfiltrierende Halbmasken der Schutzklasse FFP3. Das ist eine Klassifizierung nach einer europäischen Norm, mit der Halbmasken nach den jeweiligen Rückhalteeigenschaften schädlicher Luftpartikel eingestuft werden. Der Standard FFP3 schützt unter anderem vor dem Einatmen von Mikroorganismen (Viren, Bakterien, Pilzen und deren Sporen) und radioaktiven Partikeln, wobei man das richtig verstehen muss: Die eigentliche Strahlung wird nicht durch die Maske zurückgehalten. Lediglich radioaktiv verseuchte Partikel gelangen so

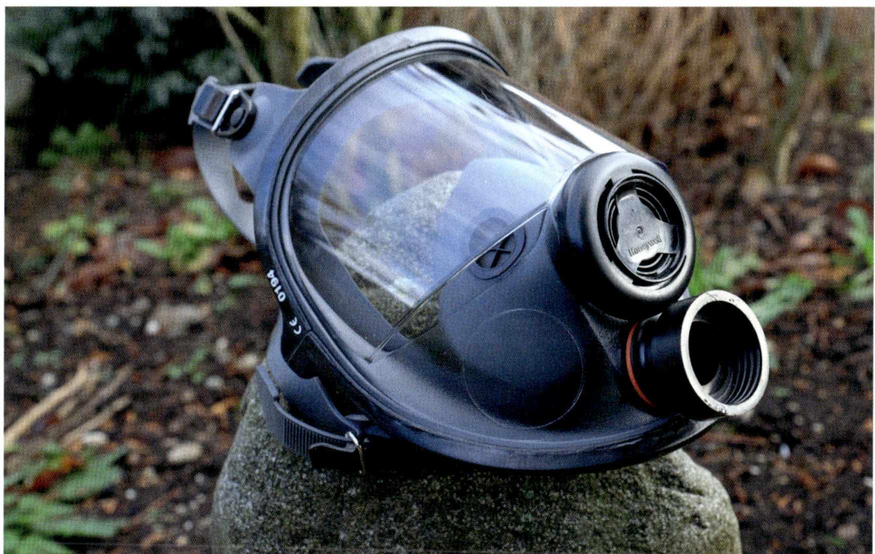

Noch besser geschützt ist man mit einer Atemschutzvollmaske

beim Einatmen durch die Maske nicht in den Körper. Diese Masken garantieren einen Mindestschutz bis zum 30-Fachen des MAK-Wertes (Maximale Arbeitsplatz-Konzentration). FFP3-Schutzmasken dürften für jedermann erschwinglich sein und bieten in vielen Fällen einen sicheren Schutz für die Atemwege. Sie wiegen fast nichts und lassen sich relativ gut verstauen. Idealerweise führt man mehrere Exemplare mit, da die Dauer des Aufenthaltes im Freien nie vorausgesagt werden kann. Am besten eignen sich Halbmaskenmodelle mit Ausatemventil.

Was mir bei den Empfehlungen vieler »Profis« eigentlich immer fehlt, ist der Hinweis auf die zusätzliche Verwendung einer Schutzbrille für die Halbmaske. Denn auch über die Augen können radioaktive, biologische oder chemische Schadstoffe in den Körper gelangen. Je nach Szenario wären durch die Schutzbrille die Augen auch vor Splittern oder spritzenden Flüssigkeiten (wie etwa durch Anhusten) geschützt.

Die bessere und sicherere Lösung wäre in den meisten Fällen, sich eine »richtige« Atemschutzmaske (Vollmaske) anzuschaffen, die das gesamte Gesicht abdeckt und auch die Augen durch Kunststoffgläser schützt. Diese kennt man umgangssprachlich noch als »ABC-Schutzmaske« oder »Gasmaske«. Heute sagt man »CBRN-Maske«, die Abkürzung für chemisch, biologisch, radiologisch und nuklear. So eine Maske verhindert das Eindringen von strahlenden Teilchen, chemischen und biologischen Schadstoffen über Mund, Atemwege und Augen in den Körper.

Sie können im Fachhandel eine neue Vollmaske erwerben oder ein gebrauchtes Exemplar aus Militärbeständen auf einer Versteigerungsplattform im Internet. Die klassischen Gasmasken kann man dort relativ günstig ersteigern. Die Händler deklarieren diese aus rechtlichen Gründen als »Dekoware«, obwohl die Masken häufig noch vollkommen intakt sind. Auch bei den »Deko-Filtern«, meistens echte Filter mit abgelaufe-

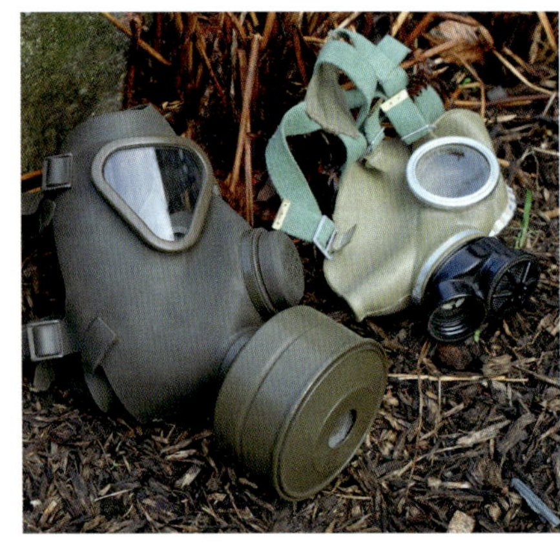

Alte Militärmasken sind nicht zu empfehlen

nem Haltbarkeitsdatum, können Sie noch brauchbare Exemplare finden. Früher habe ich solche Masken empfohlen, heute rate ich nach Expertengesprächen vom Kauf solcher gebrauchter Militärmasken ab! Der Grund dafür ist, dass die Masken keine hundertprozentige Sicherheit auf Dichtigkeit geben. Sie wissen nie, in wie vielen Händen die Maske vorher war und wie die Vorbesitzer mit ihr umgegangen sind. Letztendlich könnten Sie die Dichtigkeit der Maske nur bei der Feuerwehr oder einem ABC-Schutztrupp der Bundeswehr prüfen lassen. Der Einsatz einer solchen Maske in der Krise ist ein bisschen wie russisches Roulette. Geben Sie lieber Geld für eine neue Maske aus.

Zur Maske gehört dann noch der entsprechende Filter. Auch diese Materie hat ihre Tücken: Nicht jeder Filter ist für alles geeignet. Erhältlich sind Partikel-, Gas- oder Kombinationsfilter. Die Filter von manchen deutschen Herstellern sind mit Farbmarkierungen versehen, die Aufschluss über den Schutz geben. Gelb steht hier beispielsweise für Chlorwasserstoff und Grau für Blausäuredämpfe. Die ganze Aufschlüsselung ist aber für den Laien derart komplex, dass man meiner Meinung nach besser auf eine andere Filterart zugreift, nämlich sogenannte Zivilschutz- oder ABC-Filter. Diese schützen Sie nicht nur vor dem Einatmen chemischer Kampfstoffe (wie Cyanwasserstoff, Phosgen, Chlorcyan, Chlorpikrin und weiteren bösen Mischungen), sondern auch vor biologischen und radioaktiven Partikeln. Was man ebenfalls wissen sollte: Sie schützen vor Industriechemikalien. Man darf nicht vergessen, dass Chemikalien im Fall einer Katastrophe oder eines gezielten Anschlags zu einer hochgefährlichen Waffe werden können. Das ist zu Zeiten des aktuell vorhandenen Terrorpotenzials durchaus zu berücksichtigen! Ich habe mich schon oft gefragt, warum Angriffe immer nur von außen ausgeführt werden sollen, wenn das genauso gut auch von den Beschäftigten einer Industrieanlage durchgeführt werden könnte. Ein paar böse Gestalten beim Chemiekonzern BASF in der richtigen Position könnten sicherlich

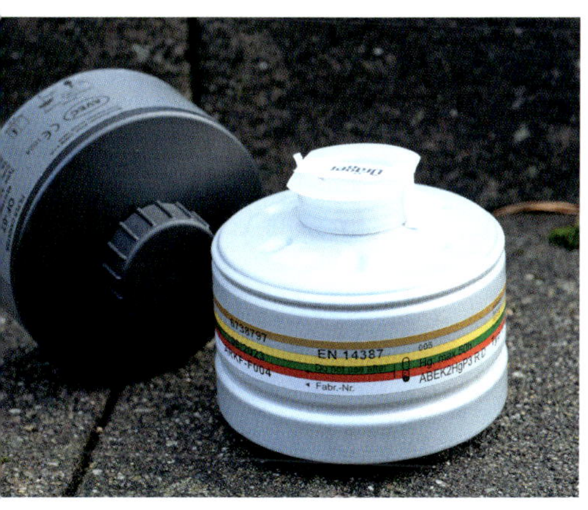

Vergessen Sie nicht Filter zum Wechseln

für die Region ein verheerendes Szenario einleiten, ohne jetzt den Teufel an die Wand malen zu wollen.

Die Vollmaske mitsamt geeignetem Filter sollten Sie sich *jetzt* zulegen. Die Erfahrungen aus den vergangenen Jahren haben immer wieder gezeigt, dass solche Produkte bei Katastrophen oder anderen Ereignissen blitzschnell ausverkauft sind – und zwar binnen Stunden! Erfahren Sie mehr über atomare, biologische und chemische Gefahren und den Umgang damit im Kapitel »ABC-Schutz« ab Seite 221.

Pflegeset für die Atemschutzmaske

Was fast nie erwähnt wird ist, dass man sich zusätzlich zu der Maske unbedingt ein Pflegeset zusammenstellen sollte. Hat man seine Atemschutzmaske im Einsatz, verschmutzt das Glas von außen oder es beschlägt von innen. Da ist ein solches Set ganz praktisch. Es kann aus Klarsichttüchern, Klarsichtmittel oder einem (Mikrofaser-)Tuch und einem Pflegemittel bestehen. So kann die Maske nach Gebrauch gleich gereinigt werden und ist sofort wieder einsatzbereit.

Schutzanzug

Ein geeigneter Schutzanzug gehört ebenfalls ins Bug-out-Bag. Dieser schützt nicht nur Ihre Bekleidung vor Verschmutzung (ein mögliches Szenario wäre, dass jemand in Ihrer Nähe durch eine Verletzung stark blutet oder sich erbrechen muss) sondern er schützt Sie auch vor körperlichem Schaden durch Infektion oder Kontamination. Diese Anzüge sind nicht teuer, wiegen fast nichts und sind auch in der richtigen Schutzklasse gegen radioaktive Partikel usw. einsetzbar. Ich verstehe nicht, warum dies in den unzähligen im Internet kursierenden Packlisten nicht oder nur in den seltensten Fällen aufgeführt ist.

Aber es ist nicht einfach damit getan, sich einen weißen Einwegschutzanzug zuzulegen. Auch hier gibt es verschiedene Klassifizierungen mit unterschiedlichen Schutzeigenschaften. Wenn möglich sollten Sie auf einen Einweg-Schutzanzug zurückgreifen, der sicheren Schutz gegen Partikel, Chemikalien, radioaktive Kontamination, Infektionen, aber auch Schutz gegen Flüssigkeiten bietet. Der Anzug sollte zudem antistatisch sein, damit Sie nicht wie ein Magnet durch

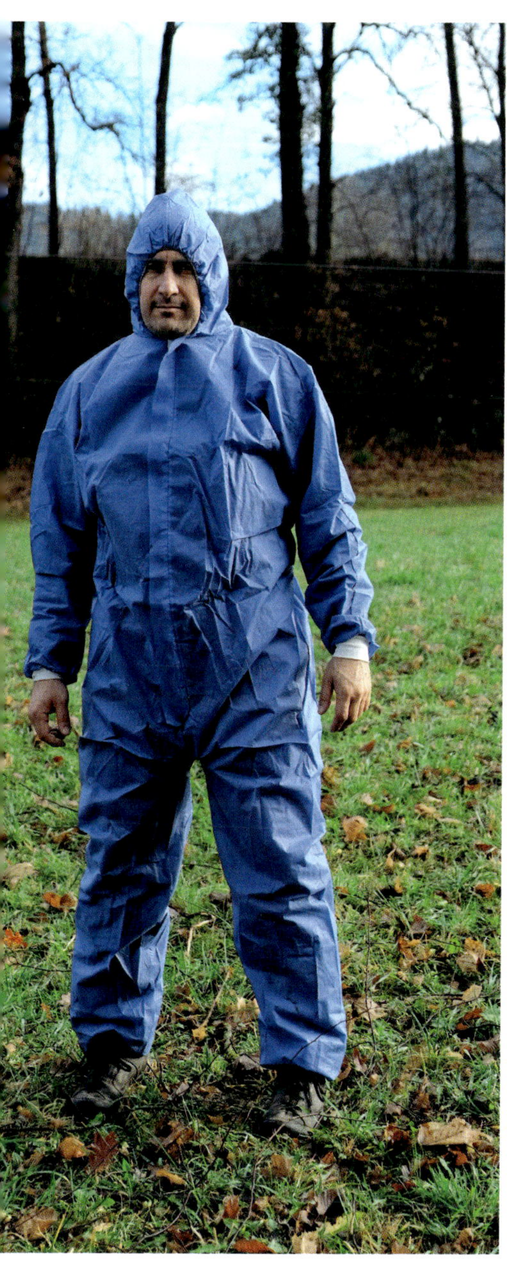

elektrostatische Aufladung schädliche Partikel anziehen, die dann an Ihrem Anzug haften bleiben. Die Fachbezeichnung lautet »Kategorie III, Typ 5+6«, falls Sie einen solchen Anzug im Fachhandel erwerben möchten.

Kaliumiodidtabletten

Bitte lesen Sie dazu im Abschnitt »Everyday Carry« (Seite 46) und im Kapitel »ABC-Schutz« (Seite 238) nach. Dieses Thema wird dort intensiv besprochen.

Ohrstöpsel

Schnarchende Mitstreiter oder Umgebungsgeräusche sind lästig, wenn man schlafen oder sich ausruhen möchte. Hier können Ohrstöpsel Abhilfe schaffen. Sie lassen sich aber auch anderweitig einsetzen. Eine mögliche Kontamination bei ABC-Gefahren durch das Eindringen von Giftstoffen über den Gehörgang kann man mit Ohrstöpseln weitgehend verhindern. Mit den richtigen Ohrstöpseln können Sie Ihr Gehör aber auch vor Explosionen, Schüssen schützen

Erst mit einem Schutzanzug ist Ihre Schutzausrüstung komplett und so einem Knalltrauma, was zu längerfristigen Gehörschäden führen kann, vorbeugen.

Körperpflegemittel

Schon allein Ihrer Psyche zuliebe sollten Sie zumindest ein kleines Stück Seife oder ein Fläschchen Duschgel mitführen, damit Sie sich einmal die Hände, das Gesicht oder bei Bedarf auch andere Körperteile waschen können. Das kann verdammt guttun. Vor allem, wenn Sie vielleicht – je nach Ereignis – so schmutzig sind wie noch nie zuvor in Ihrem Leben. Natürlich sind Körperpflegemittel hauptsächlich aus Hygienegründen wichtig, um Erkrankungen vorzubeugen. Aber die Körperpflege spielt insbesondere auch dann eine große Rolle, wenn biologische Gefahren drohen.

Ein kleines Handtuch erhöht hier den Komfort, und wer nicht auf Zahnpflege verzichten möchte, der packt auch hierfür etwas ein. Ihre Zähne würden Ihnen aber auf jeden Fall verzeihen, wenn Sie sie mal 3 Tage lang nicht putzen. In meinem Bug-out-Bag befindet sich ebenfalls eine Packung Feuchttücher. Mit diesen können Sie sich notdürftig waschen und außerdem Ihren großen Toilettengang hygienischer versorgen.

Falls Sie mit Szenarien rechnen, bei denen das Tragen einer Atemschutzvollmaske notwendig wäre, sollten Sie einen Rasierer mitführen, denn auf unrasierter Haut schließt eine Maske nicht sicher ab.

Frauen sollten natürlich auf Ihre Periode Rücksicht nehmen und vorsorgen. Hier gibt es neben Slipeinlagen oder Tampons mittlerweile tolle Lösungen, die sich im Outdoor-Einsatz als durchaus brauchbar und praktisch erwiesen haben. Menstruationstassen, wie man sie nennt, sind mehrfach verwendbar und einfach in der Anwendung. Mehr darüber im Kapitel »Bug-out für Frauen«.

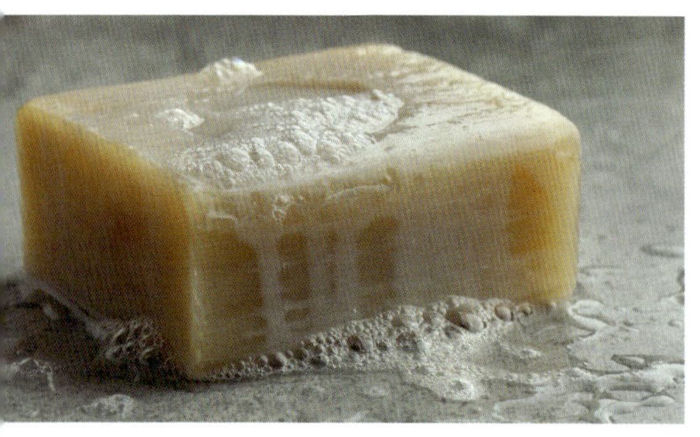

Die gute alte Seife ist ein wichtiges Reinigungsutensil

Schnur

Glauben Sie mir, eine Schnur können Sie immer gebrauchen. Ob Sie nun damit Ihr Tarp abspannen, einen zerrissenen Schnürsenkel ersetzen oder sie als Wäscheleine zum Trocknen Ihrer Bekleidung verwenden – es gibt immer etwas, wo Sie eine Schnur einsetzen können. Besonders vielseitig ist das Kernmantelseil Paracord. Seine Innensehnen können Sie auch noch als feinere Fäden verwenden. Außerdem ist diese Schnur relativ belastbar. Ich würde etwa 10 Meter davon mitnehmen. Das dürfte für die meisten Zwecke reichen. Wie Sie selbst Schnüre herstellen können erfahren Sie im Kapitel »Survival« ab Seite 277 und ab Seite 291.

Notizblock

Wie bereits gesagt: Falls Sie sich irgendetwas notieren oder irgendwo eine Nachricht hinterlassen müssten, wäre ein Notizblock empfehlenswert. Vielleicht möchten Sie auch Ihre Erlebnisse niederschreiben, um die Situation besser zu verarbeiten. Oder Sie erhalten eine Wegbeschreibung oder Informationen, die Sie nicht vergessen dürfen. Einen Block mitzunehmen, macht immer Sinn. Bei der Anschaffung sollten Sie darauf achten, dass Sie einen wasserfesten Block kaufen. Er nimmt keinen Schaden, wenn Sie sich bei Regen Notizen machen oder das Gepäck einmal nass werden sollte. Im Fachhandel gibt es eine erstaunlich große Auswahl an solchen Blöcken.

Außerdem gibt es mittlerweile wieder sogenannte Schreibplatten, wie man sie früher verwendet hat. Hierbei handelt es sich um kleine Tafeln, auf die mit einem Wachsstift geschrieben wird. Der große Vorteil dieser Schreibplatten besteht darin, dass man sie immer wieder verwenden kann, sobald Sie die Schrift wegwischen oder wegradieren. Sie sind temperaturunabhängig und wasserfest. Leider sind sie nicht allzu groß.

Stift

Eine ideale Ergänzung zum wasserfesten Notizblock ist ein wasserfester Stift. Damit können Sie auch bei feuchter Witterung zuverlässig Dinge niederschreiben. Selbstverständlich können Sie sich auch einen normalen Stift einpacken.

Armbanduhr

Ich kenne viele Menschen, die keine Uhr tragen. Bis vor ein paar Jahren habe ich auch zu dieser Gattung gezählt. Mittlerweile genieße ich den Luxus einer Armbanduhr, denn so muss ich nicht erst umständlich mein Mobiltelefon rauskramen. Warum macht eine Uhr in der Krise Sinn? Ganz einfach: für die Organisation. Ohne Zeitangabe als Referenz kann man den Tag nicht planen, sich nicht verabreden oder Zeitfenster einhalten. Vielleicht haben Sie ja mit einem Freund, der in 50 Kilometern Entfernung lebt, vereinbart, dass Sie nach Eintritt des Ereignisses bis spätestens um 18:00 Uhr des Folgetages bei ihm wären, ansonsten solle er sich alleine »durchschlagen«. Ohne Uhr würden Sie diese Verabredung vielleicht verpassen. Hier genügt eine gewöhnliche Armbanduhr, idealerweise mit Beleuchtung. Outdoor-Freaks raten jetzt vermutlich zu einer Zeigeruhr, mit der man auch die Himmelsrichtung bestimmen kann, oder einer Multifunktionsuhr, auf die ich im nächsten Kapitel eingehen werde. Was für Sie Sinn macht, können aber wieder nur Sie selbst entscheiden.

Nähset

Ob Sie das Nähzeug jemals brauchen, kann ich Ihnen nicht sagen, aber es schadet sicher nicht, es dabei zu haben. Vielleicht zerreißen Sie sich unterwegs ein Kleidungsstück oder die Nähnadel wird zum Entfernen eines Splitters in der Hand genutzt. Ein kleines Nähzeug ist so winzig, dass es im Fluchtrucksack fast nicht auffällt.

Namensschild

Vielleicht fahren Sie irgendwo mit anderen Menschen auf einem Lkw mit oder Sie landen irgendwann in einer überfüllten Massenunterkunft. Die meisten Ihrer Mitmenschen haben dann vermutlich kein oder nur kleines Gepäck dabei. Sie dagegen besitzen einen hochwertigen Fluchtrucksack mit lebenswichtigem Equipment. Das weckt Begierden. Deswegen sollte klar sein, wem das Gepäck gehört, denn hier kann es schnell zu gewollten oder ungewollten Verwechslungen kommen. Ein abnehmbares Namensschild auf dem Gepäck kann helfen Missverständnisse zu vermeiden.

Brille

Brillenträger werden beim Erstellen von Packlisten oft vergessen. Deswegen hier mein dringender Rat: Nehmen Sie sich unbedingt eine Ersatzbrille mit. Es wäre fatal, wenn die Brille, die Sie gerade tragen, beschädigt wird oder verloren geht und Sie aufgrund Ihrer Sehschwäche orientierungslos oder in Ihren Möglichkeiten eingeschränkt wären. Ein schlagfestes Etui ist Voraussetzung für den sicheren Transport.

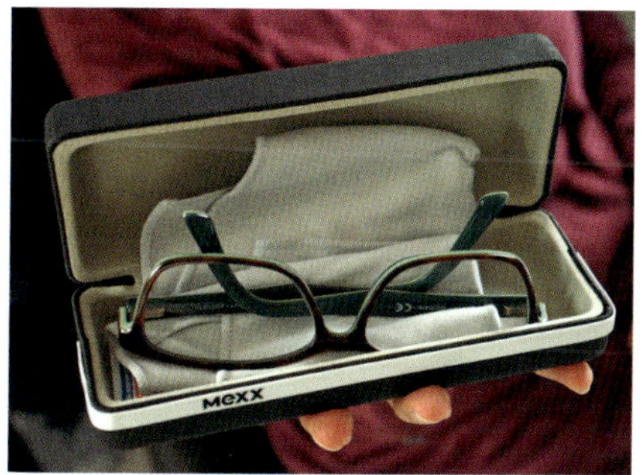

Ihre Ersatzbrille sollten Sie unbedingt in einem stabilen Etui aufbewahren

Falls Sie Kontaktlinsenträger sind, steigen Sie besser auf eine Brille um. Ansonsten nehmen Sie Ihre entsprechenden Linsen mit Reinigungszubehör mit.

Bargeld oder Zahlungsmittel

Wie bereits im Abschnitt »Get-home-Bag« unter dem Punkt »Bargeld« (Seite 63) erläutert, dürfte dem Prepper mitgeführtes Bargeld mit hoher Wahrscheinlichkeit zu einem gesteigerten Handlungsspielraum verhelfen. Wenn das Bündel Scheine winkt, werden auch die grimmigsten Gemüter hilfsbereit. Mit Bargeld können Sie sich vielleicht in einem Krisen- und Katastrophenszenario eine Fährfahrt über einen Fluss erkaufen (Sie haben richtig gelesen, es gibt noch Fähren in Deutschland – und zwar einige!), oder jemand fährt Sie mit seiner Enduro-Cross-Maschine quer durch den Wald in sicheres Gebiet, um nur mal ein paar Beispiele zu nennen. Ich denke schon, dass so etwas realistisch sein kann. Vor allem dann, wenn man sieht, wozu Menschen fähig sind, wenn es um Geld geht – auch ganz ohne Krise.

Bitte zeigen Sie niemals in Anwesenheit Fremder mehr Geld, als für Ihren Zweck benötigt wird. Erwecken Sie immer den Eindruck, dass es sich bei der Summe wirklich um Ihre letzten »Kröten« handelt. Wenn Ihr Gegenüber die Dollarzeichen in den Augen stehen hat, könnte seine Gier nach mehr Geld riesengroß werden. Bargeld sollten Sie unbedingt wasserfest im Gepäck verstauen.

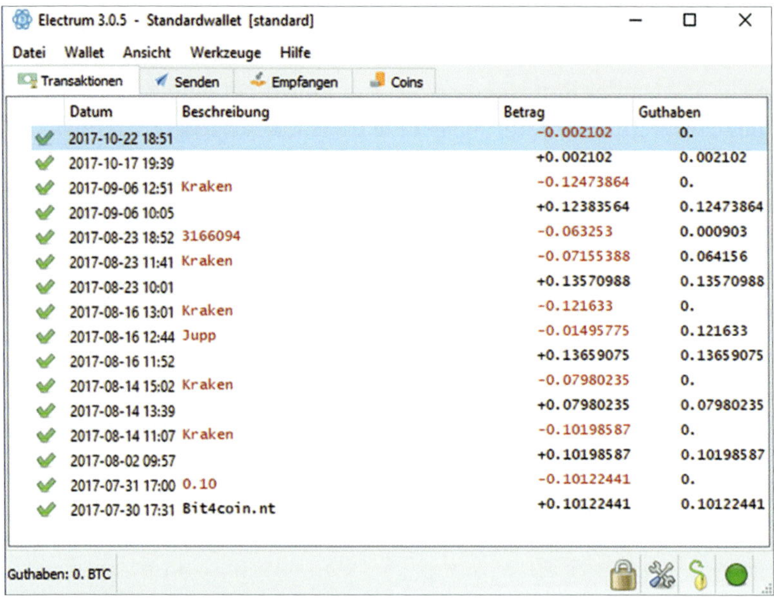

Elektronische Wallet für Kryptowährung

Ob auch Silber und Gold als Zahlungsmittel im Bug-out-Bag sinnvoll wären, kann ich nicht beurteilen. Die Frage, die sich mir stellt, ist: Warum soll man bitte in so kurzer Zeit nach einem Ereignis oder einer Naturkatastrophe Edelmetalle tauschen? Erstens sind die Menschen doch überhaupt nicht auf das Ereignis eingestellt und überblicken die Lage noch nicht. Und zweitens leiden sie mit Sicherheit noch nicht so sehr Hunger, als dass man sie mit einem Stück Gold locken könnte. Und wenn man das Ganze einmal nüchtern betrachtet: Niemand in meinem Freundes- und Bekanntenkreis hat überhaupt noch ein Gefühl für den Wert dieser Edelmetalle. Das ist meiner Meinung nach der Haken an der Frage bezüglich Gold oder Silber. Aber vielleicht denke ich in dieser Hinsicht auch nicht weit genug und gegebenenfalls fällt Ihnen ja ein plausibler Grund ein. Dann nehmen Sie es natürlich mit!

Schwer nachzuvollziehen sind für mich auch andere Tauschmittel, die Packlistenersteller empfehlen: Ich kann mir nicht vorstellen, dass Alkohol, Damenbinden, Feuerzeuge, Zigaretten, Schokolade & Co. auf einmal wertvoll wären.

Bei etwa 3-tägigen Fluchtereignissen spielt das sicherlich überhaupt keine Rolle. Ganz anders wäre das im INCH-Fall, dem Krisenszenario, das ich im nächsten Abschnitt beschreibe.

Was ich empfehlen würde, wäre eventuell vorhandene Kryptowährung – wie Bitcoin, Ether, Ripple & Co. – auf einem Stick oder dem Smartphone über eine elektronische Wallet zu sichern. Somit könnten Sie (z. B. im benachbarten Ausland und überall auf der Welt, wo Sie einen Computer mit Internetanschluss zur Verfügung haben) Ihre Währung verwalten und vielleicht sogar damit zahlen. Viel wichtiger ist aber noch: Sie hätten Ihre Währung und Ihr digitales Vermögen gesichert! Eine Sicherung der Wallet in stark verschlüsselter Form in einer Cloud wäre hier noch zusätzlich zu empfehlen.

Und zu guter Letzt: In der Vergangenheit hat sich immer wieder gezeigt, dass Fähigkeiten oft die beste Währung sind. Wenn Sie über spezielles Wissen oder Fähigkeiten verfügen, können Sie vielleicht auch in kurzfristigen Szenarien Ihre Dienste als Zahlungsmittel anbieten. Seien es handwerkliche Fähigkeiten, wie das provisorische Stopfen eines Loches in einem Hausdach oder medizinische Skills – in Krisen- und Katastrophenfällen sind diese immer gefragt.

Dokumente

Für Bug-out-Situationen ist es empfehlenswert, wichtige Dokumente mitzuführen. Das ist ratsam, da es bei der Rückkehr je nach Ereignis sein kann, dass Haus oder Wohnung zerstört oder nicht mehr betretbar sind. Denkbar ist auch, dass in Ihrer Abwesenheit die Wohnstätten geplündert wurden oder bei Ihrer Rückkunft jemand behauptet, Ihr Eigentum wäre seins. In solchen Fällen müssen Sie eventuell

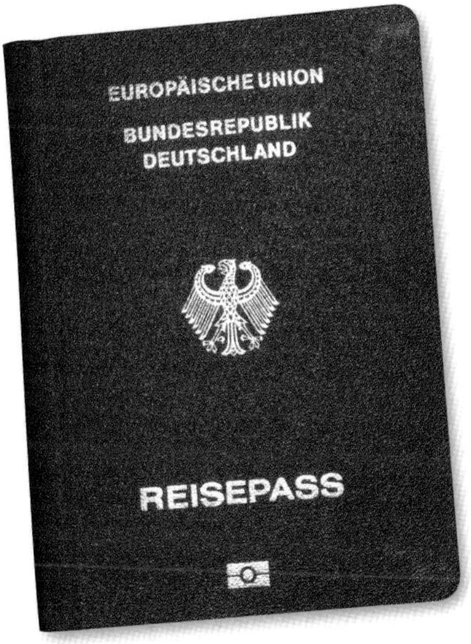

Reisepass und Personalausweis gehören natürlich auch ins BOB

Ihren Besitz nachweisen bzw. bezeugen, wer Sie sind, welche Qualifikationen Sie besitzen usw. Denken Sie bitte daran, dass die zuständigen Stellen, um Ihre Nachweise zu erneuern, im Falle einer Katastrophe oder ähnlichen Szenarien ebenfalls zerstört sein könnten oder Sie Ihre gesamten Dokumente wiederbeschaffen müssten. Ein schier endloser Vorgang, der auch beträchtliche Kosten mit sich bringen würde.

Falls Sie keine Originale mitnehmen möchten, weil Sie Bedenken haben, tun es auch beglaubigte Kopien der Dokumente. Amtliche Beglaubigungen können Sie bei Behörden wie Stadt- oder Gemeindeverwaltungen gegen Entgelt ausfertigen lassen. Das ist natürlich etwas aufwendig, aber eine wie ich finde ernst zu nehmende Maßnahme.

Ich würde jetzt aber keinen überquellenden Ordner im Bug-out-Bag mitführen. Es macht Sinn, genau zu überlegen, was wichtig ist. Ihr Diplom für den schwarzen Gürtel im Karate ist sicherlich unwichtiger als die Hausratpolice Ihrer Versicherung. Da die Umstände während Ihres Aufenthaltes draußen unter Umständen nicht sehr papierfreundlich sind (Regen, Schnee, Nebel, Nässe, Schmutz usw.), sollten Sie sich die Arbeit machen und die Dokumente wasserfest einschweißen. Verstauen Sie sie in einer Mappe oder einem Ordner, damit sie nicht zerknickt oder anderweitig beschädigt werden. Ein Ordner im Fluchtrucksack klingt zwar merkwürdig, aber was tut man nicht alles …

Denkbar wäre auch, die Dokumente vollständig einzuscannen und auf einem im Ausland sitzenden Cloud-Speicherdienst abzuspeichern. Natürlich nur als stark verschlüsselte Dateien, da man Google, Dropbox & Co. nicht trauen kann! Logisch, dass es keinen Sinn macht, die Daten einem deutschen Cloud-Anbieter anzuvertrauen, da ein großes Schadensereignis vielleicht auch die Serverstandorte in unserem Land zerstört.

Sie müssen selbst entscheiden, welche Dokumente für Sie wichtig sind. Ein paar Dinge, wie z. B. der Personalausweis, sind aber unerlässlich und müssen unbedingt mit. Eine Übersicht zur Orientierung, was Sie einpacken könnten, finden Sie hier:

- Personalausweis / Reisepass
- Stammbuch / Familienurkunden (Heirats-, Geburts-, Sterbeurkunde)
- Führerschein
- Renten- oder Pensionsbescheide
- Einkommensteuerbescheide
- Zeugnisse
- (laufende) Verträge
- Patientenverfügung
- Vollmachten
- Testament
- Auszüge aus dem Grundbuch
- Impfpass
- Adressverzeichnis von Freunden, Familie und sonstiger wichtiger Kontakte
- Sparbücher
- Gegenstandsverzeichnis von Sammlungen usw.

Optional

Neben den oben aufgeführten Ausrüstungsgegenständen kommen eventuell noch andere Dinge für Ihren Fluchtrucksack infrage. Eine kleine Übersicht möglicher Teile finden Sie hier:

Funk

Es könnte durchaus von Vorteil sein, bei der Planung Ihres Bug-out-Bags ein Funkgerät zu berücksichtigen. Hier muss man aber ganz klar betonen, dass man sich in die Materie Funk intensiv einarbeiten muss. Funk ist eigentlich simpel, funktioniert aber nicht, wenn man nicht über ein paar grundlegende Dinge Bescheid weiß. Und im schlimmsten Fall zerstören Sie ohne Fachwissen vielleicht sogar Ihr Funkgerät. Man muss wissen, dass es ein paar Arten von Jedermannfunk gibt, aber letztendlich nur mit einer Art wirklich Reichweite erreicht werden kann: dem CB-Funk. Und Reichweite ist das, was zählt – nicht nur in der Krise! Das tollste Funkgerät ist denkbar unbrauchbar, wenn Sie damit niemanden kontaktieren können. Ich glaube, dass viele alte CB-Funker ihre Geräte noch im Keller oder auf dem Dachboden liegen haben, die dann in einer Krise reaktiviert werden könnten. Bitte lesen Sie wichtiges Wissen zum Thema im Kapitel zum Thema Funk ab Seite 191.

Solar-Ladegerät

Ob Solar-Ladegeräte in kurzen Szenarien Sinn machen, weiß ich nicht. Wenn Sie aber ein Funkgerät oder andere energiehungrige Technik mitführen, fahren Sie mit einem Solar-Ladegerät bestimmt nicht schlecht. Hier gibt es mittlerweile tolle und günstige Lösungen, die auch Outdoor-tauglich und portabel sind.

Mobiltelefon

Es ist durchaus denkbar, dass das Mobilfunknetz bei einem Krisenereignis noch vollständig oder zumindest teilweise aktiv ist. Allerdings würde ich mich nie darauf verlassen. Und vor allem wäre es sicherlich nur eine Frage der Zeit, bis es dann wegen der vielen, über Mobilfunk Hilfe suchenden Menschen zusammenbrechen würde. Ein Smartphone könnte Sie behelfsmäßig z. B. bei der Orientierung durch GPS oder den eingebauten Kompass unterstützen. Ich möchte aber unbedingt darauf hinweisen, dass ein Smartphone nie vollwertiger Ersatz für die eben genannten Geräte sein kann.

Wer sichergehen möchte und das notwendige Kleingeld besitzt, kann auf ein Satellitentelefon zurückgreifen. Damit ist es möglich, über Satellit in die ganze Welt zu telefonieren, selbst wenn alle Mobilfunk-Sendemasten in Deutschland zerstört wären. Sie sind damit vollkommen unabhängig vom Funknetz. Inzwischen gibt es auch schon relativ günstige Varianten und sogar Prepaid-Bezahlmodelle, die selbst für Menschen mit schmalerem Geldbeutel bezahlbar sind.

Fernglas

Ein Fernglas oder ein Monokular dabei zu haben, ist bestimmt nie verkehrt. Es fällt mir aber schwer, mir Szenarien vorzustellen, in denen ein Fernglas zwingend notwendig ist. Bestimmt gibt es Situationen, in denen es hilfreich wäre. Aber entscheiden Sie selbst.

Nachtsichtgerät

Auch hier stellt sich die gleiche Frage: Benötigt man es überhaupt oder packt man stattdessen doch lieber noch etwas mehr Nahrung oder anderes mit ein?

In taktischen Situationen ist ein Nachtsichtgerät sicherlich ein sehr wichtiges Hilfsmittel, manchmal sogar Ihre Lebensversicherung. Aber wie viele der Leser wären im Ernstfall darauf angewiesen?

Wärmebildgerät

Nötig oder nicht? Auch hier stellt sich die Frage. Was ich aber noch anführen möchte, ist die Tatsache, dass Sie für den Preis eines Wärmebildgeräts einen komplett gepackten INCH-Fluchtrucksack bekommen oder sich mit Ihrer gesamten Nachbarschaft mit einem Mittelklasse-Bug-out-Bag ausstatten könnten.

Geigerzähler / Dosisleistungsmessgerät

Der Begriff »Geigerzähler« wird nicht immer fachlich korrekt verwendet. Darauf möchte ich aber nicht näher eingehen und bleibe bei der Bezeichnung Geigerzähler. Hiermit kann ein Dosisleistungsmessgerät oder ein Geiger-Müller-Indikator gemeint sein.

Was der Prepper benötigt, ist ein Dosisleistungsmessgerät, das natürliche und künstliche Strahlung erkennt und misst. Um Messwerte für die Strahlenbelastung zu erhalten, werden die Ionisierungs-Eigenschaften radioaktiver Strahlung genutzt. So könnten Sie, unabhängig von staatlicher Information, selbst feststellen, ob es um Sie herum radioaktiv ist oder nicht. Bitte arbeiten Sie sich vor dem Einsatz eines solchen Gerätes gründlich in die Materie ein

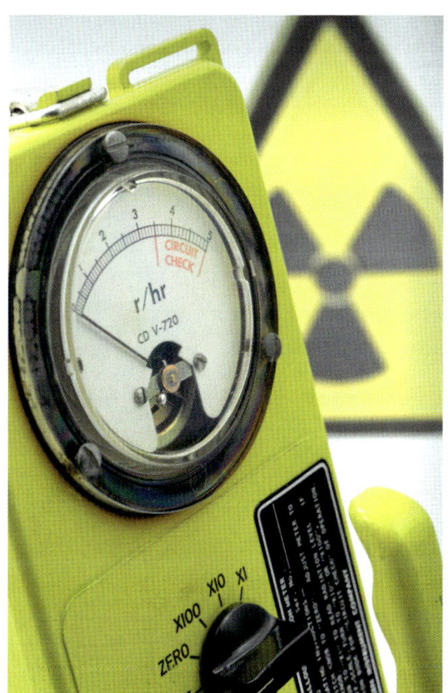

Um die Strahlenbelastung zu bestimmen, braucht man ein Dosisleistungsmessgerät

und lernen Sie, dieses richtig zu bedienen und zu lesen. Wichtiges Wissen zu Strahlung und dem Umgang mit atomaren Gefahren finden Sie im Kapitel »ABC-Schutz«.

Gewebeband

Textilband eignet sich hervorragend für Reparaturen, aber es gibt noch viele weitere Anwendungsmöglichkeiten. Mehr dazu und praktische Tipps finden Sie im Kapitel »Survival« ab Seite 281. Dort habe ich mit ein paar Bildbeispielen veranschaulicht, was damit alles möglich wäre.

Dosenöffner

Entweder man hat ihn oder man hat ihn nicht. Schaden kann es nicht, einen Dosenöffner zu besitzen. Wenn Sie ein Taschenmesser oder ein Multifunktionswerkzeug mitführen, können Sie auf ihn verzichten, denn dort ist ja in den meisten Fällen eine Dosenöffnerfunktion vorhanden. Das sollten Sie aber überprüfen.

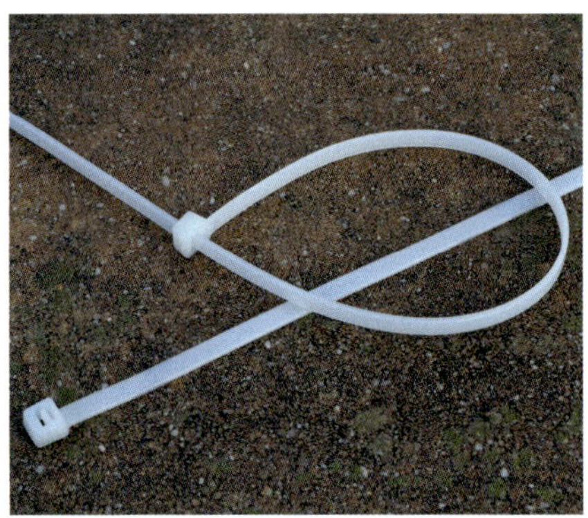

Kabelbinder eignen sich, um etwas blitzschnell zu befestigen

Kabelbinder

Mit diesen nützlichen Hilfsmitteln können Sie ganz leicht Gegenstände aneinander oder an etwas befestigen. Die kleinen Tools werden gerne auf dem Bau zum Fixieren von Kabeln usw. verwendet. Es gibt Kabelbinder für eine Mehrfachnutzung, aber die sind oft nicht brauchbar, da sie beim Zuziehen nicht genug Spannung aufbauen und nicht sicher halten. Legen Sie sich Einwegkabelbinder zu. Die halten bombenfest. Kabelbinder gibt es in verschiedenen Dicken, Längen und Farben, meist schwarz oder weiß.

Spaten

Ein Spaten ist zweifelsohne ein sehr nützliches Werkzeug. Da ein Spaten aber sehr schwer ist, sollten Sie sich überlegen, ob Sie einen mitnehmen. Denkbare Einsatzmöglichkeiten wären das Einschlagen von Scheiben, der Einsatz als Selbstverteidigungswaffe oder das Ausgraben aus Trümmern.

Säge

Der Gedanke, eine Säge mitzunehmen, ist sicherlich nicht falsch. Aber auch hier stellt sich die Frage, ob Sie überhaupt eine Säge brauchen. Die meisten Dinge können Sie nämlich mit einem Messer durchführen, vorausgesetzt, Sie beherrschen die entsprechenden (Batoning-)Techniken. Wenn Sie sich für eine Säge entscheiden, sollten Sie auf eine kleine handliche Klappsäge zurückgreifen. Das ist in den meisten Fällen ausreichend. Übrigens leisten die Sägen von Schweizer Taschenmessern auch hervorragende Dienste.

Müllsack

Für einen großen belastbaren Müllsack findet sich sicherlich immer eine Verwendung. Ob Sie diesen als Sitzunterlage oder zum Abdecken von Ausrüstung verwenden, so ein Sack wiegt nicht viel und ist multifunktional.

Teelicht

Ein Teelicht kann Wunder wirken, gerade als kleine Lichtquelle im Winter. Mehr dazu im Kapitel »Survival« auf Seite 270/271. Mit dem Wachs eines Teelichts können Sie eventuell auch Reißverschlüsse von Kleidungsstücken, Zelten oder anderer Ausrüstung wieder gangbar machen. Wenn der Reißverschluss sich plötzlich nicht mehr schließen oder öffnen lässt, ist es oft ausreichend, die Zähne mit Wachs einzureiben. Dafür fährt man einfach mit dem Wachsstück und etwas Druck den Reißverschluss mehrmals auf und ab.

(Karten-)Spiel

Plötzlich aus dem »normalen« Leben herausgerissen zu werden, kann schwierig sein. Überbrücken Sie die Zeit und Phasen der Langeweile, wenn Sie nicht alleine unterwegs sein sollten, mit Spielkarten. Wenn Kinder mit dabei sind, freuen sich diese ab einem bestimmen Alter sicherlich auch darüber. So können Sie sich und andere vielleicht auch von Dingen ablenken, mit denen Sie sich nicht befassen möchten.

SOS-Halsbeutel

Normalerweise kann man Kinder nicht verlieren. Denkt man. Aber viele Eltern waren schon einmal in einer Situation, wo sie ihre Kinder auf einem auf einem Volksfest oder im Supermarkt kurzzeitig »verloren« haben. Diejenigen, die das schon erlebt haben, wissen, wie schnell der Puls steigt. Man macht sich gleich die schlimmsten Sorgen. Zum Glück tauchen ja fast alle Kinder wieder auf und man kann schon nach ein paar Minuten aufatmen. Was aber, wenn Sie sich in einem Krisen- und Katastrophenszenario befinden, Sie durch eine Menschenmenge müssen oder beispielsweise bei Nacht schnellen Schrittes durchs Dunkle, und Ihre Kinder kommen aus irgendwelchen Gründen abhanden? In den in diesem Buch beschriebenen Situationen sind die Rahmenbedingungen chaotisch. Alles ist möglich. Es wäre also gut, wenn man Ihre Kinder identifizieren könnte. Vor allem dann, wenn sie noch nicht sinnvoll sprechen können. Sie bekommen Ihr Kind vielleicht nicht gleich wieder, aber durch eine Kennzeichnung erhöhen Sie die Chancen deutlich. Mit einer Art »Notfallpass«, den das Kind bei sich trägt, kann man vorsorgen. Man sollte die folgenden Informationen darin vermerken:

- Vorname
- Nachname
- Adresse
- Geburtsdatum
- Blutgruppe und Rhesus-Faktor
- chronische Erkrankungen
- Impfungen (vor allem Tetanus)
- lebensnotwendige Medikamente
- Konfession

Um den Pass vor Beschädigung zu schützen, könnten Sie Ihrem Kind eine SOS-Kapsel oder einen Halsbeutel umhängen. Eine Kapsel hätte den Vorteil, dass Sie in ihr vielleicht noch eine Tablette eines Medikamentes oder Ähnliches verstauen können.

So weit, so gut. Sie haben nun erfolgreich ein sinnvoll bestücktes Bug-out-Bag zusammengestellt. Damit ist es aber noch lange nicht getan. Es ist wichtig, mit dem Bug-out-Bag den Ernstfall zu proben. Halten Sie mich bitte nicht für verrückt. Wenn Sie etwas darüber nachdenken, dürfte Ihnen der folgende Vorschlag gar nicht so abwegig erscheinen: Um festzustellen, ob Ihr Bug-out-Bag wirklich etwas taugt, würde ich die Menschen, mit denen ich zusammenlebe, instruieren, Ihnen z. B. an einem Wochenende oder wenn Sie Urlaub haben, in einem Moment, in dem Sie überhaupt nicht damit rechnen, ein vorher vereinbartes Codewort zu geben. Dieses Codewort ist Ihr Fluchtsignal, also das Startkommando für eine simulierte Übung mit dem Bug-out-Bag. Sie stürmen also direkt los, egal was Sie gerade machen, greifen sich Ihren Fluchtrucksack und laufen aus dem Haus. Dann versuchen Sie, mit dem Gepäck mindestens einen Tag und eine Nacht draußen zu »überleben«. Je nach verfügbarer Zeit und Ihrem Kenntnisstand in Sachen Outdoor- oder Überlebenswissen, könnten Sie den Event sogar noch ausdehnen und den kompletten Zeitraum von 72 Stunden (also 3 Tage) ausreizen. So hätten Sie, wenn auch nur teilrealistisch, einen Bug-out simuliert und würden jede Menge Erfahrung sammeln. Ich wünsche Ihnen, falls Sie diese Simulation wirklich durchführen sollten, das mieseste Wetter überhaupt, und, dass Sie sich den »Hintern abfrieren«. Nicht weil ich gehässig wäre und Ihnen das Schlimmste wünsche. Nein, ganz im Gegenteil! Für Sie wäre es das beste und realistischste Training, denn wüste Umstände machen Ihnen das Leben schwer. Das hilft Ihnen dabei, Ihre Ausrüstung noch mehr zu optimieren und zu sehen, worauf der Fokus liegen sollte. Außerdem könnten Sie ein bisschen stolz auf sich sein, denn Sie gehören dann sicherlich zu den wenigen Preppern, die den Ernstfall tatsächlich simuliert haben.

Es gibt keine besseren Erfahrungswerte als die, die man selbst macht. Bei den eigenen Touren stellt man schnell fest, was man benötigt und was nicht.

Zum Abschluss dieses Kapitels möchte ich noch darauf hinweisen, dass Sie trotz optimal gepacktem Fluchtgepäck auf keinen Fall die häusliche Krisenvorsorge vernachlässigen sollten.

Organisation des Bug-out-Bags (BOB)

Es macht keinen Spaß, in einem vollgepackten Rucksack rumzukramen, um wichtige Ausrüstungsgegenstände zu finden. Wenn Sie Ihre komplette Ausrüstung ohne System in Ihren Rucksack stopfen, werden Sie den Zustand spätestens dann in der Krise verfluchen, wenn Sie einen dringend benötigten Ausrüstungsgegenstand einfach nicht finden können. Aber nicht nur die Sucherei ist lästig, in der Unordnung geht auch so manches schnell verloren. Es kommt immer wieder vor, dass sich kleine Ausrüstungsgegenstände in einem Bekleidungsstück »verstecken« und selbst dann nicht auffindbar sind, wenn man das Gepäck vollständig entleert. Das ist dann das größte Risiko für den Verlust dieser Dinge. Aber es gibt noch andere Gründe, warum Sie Ihr Bug-out-Bag richtig organisieren sollten.

Zusammenstellung nach Themen

Stellen Sie sich einmal vor, Sie haben das Erste-Hilfe-Material überall im Rucksack verteilt. Wie wollen Sie in einer Ersten-Hilfe-Situation schnell und vor allem griffsicher alle Utensilien zusammenfinden, die Sie zum Behandeln einer Verletzung benötigen? Hier ist es besser, wenn Sie die Ausrüstungsgegenstände themenmäßig zusammenfassen, wie es beispielsweise bei einem Erste-Hilfe-Kit der Fall ist. Alle für die Erste Hilfe notwendigen Hilfsmittel sind in einer Tasche untergebracht. Alles, was Sie zum Behandeln einer Verletzung brauchen, finden Sie übersichtlich an einem Ort. Diese themenmäßige Zusammenfassung kann auch bei Bekleidung, die man komplett in einem wasserfesten Packsack verstaut, oder bei anderen Ausrüstungsgegenständen sinnvoll sein.

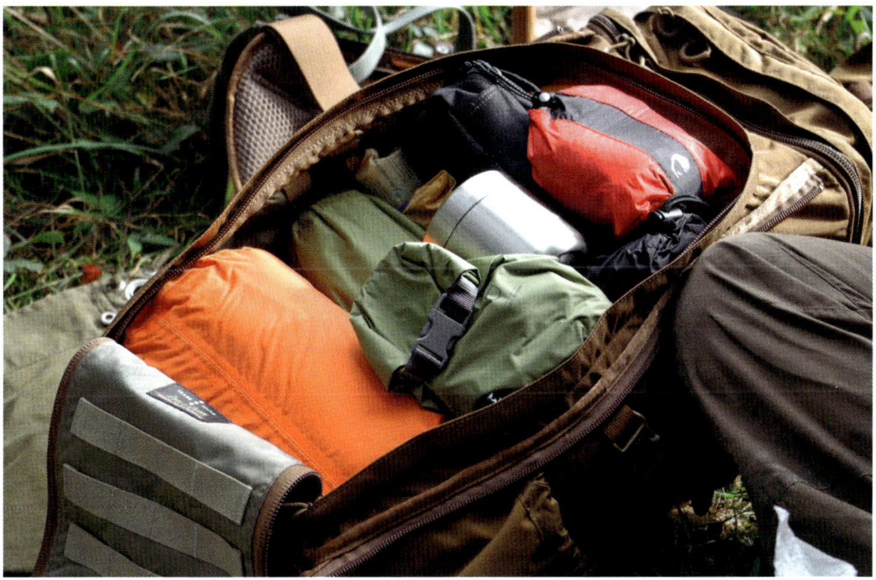

Wasserdichte Packsäcke schützen den Inhalt des Rucksacks

Das Bug-out-Bag (BOB) wasserfest machen

Nicht alles, was Sie mitführen, verträgt es, feucht oder nass zu werden. Und manches, was im Ernstfall nass wird, kann für Sie lebensbedrohlich werden, wie ein nasser Schlafsack oder nass gewordene Bekleidung in den Wintermonaten. Sie können Niederschläge nicht einfach beim Wettergott abbestellen. Das Wetter nimmt in einer Krise keine Rücksicht auf Sie! Es liegt also an Ihnen, Ihre Ausrüstung vor der Witterung zu schützen. Ich würde Ihnen vorschlagen, Ihren Rucksack, falls er noch nicht mit einer Regenhülle ausgestattet ist, nachzurüsten. Zusätzlich würde ich den Inhalt des Rucksacks noch wasserdicht in Packsäcken, Tüten oder Beuteln verstauen. Bitte denken Sie auch daran, dass es noch nicht einmal regnen muss, damit sich Ihre Sachen im Rucksack mit Feuchtigkeit vollsaugen. Oft genügt es schon, wenn man den Rucksack eine Zeit lang auf feuchtem Untergrund, wie etwa morgens im Gras oder auf dem Waldboden, abstellt.

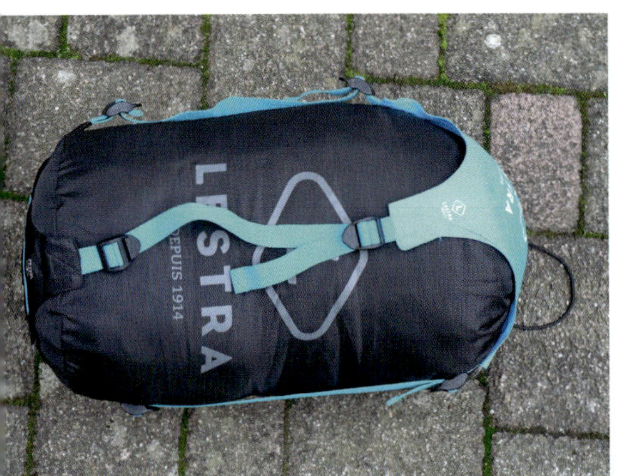

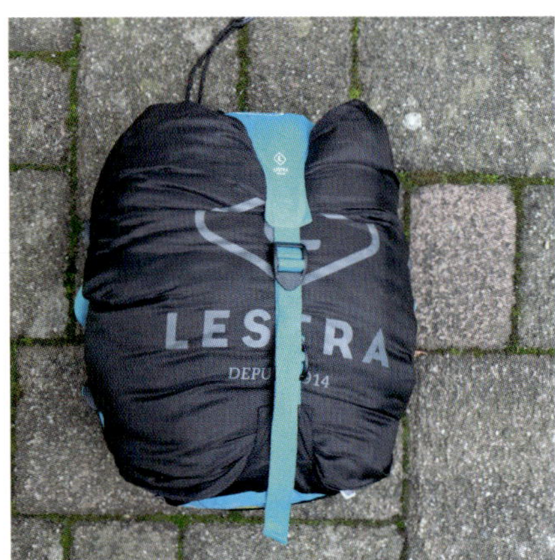

Unkomprimiert und komprimiert. Einfach überflüssige Luft entweichen lassen

Volumenoptimierung

Manche Ausrüstungsgegenstände lassen sich optimiert verpacken. Da sicherlich jeder von Ihnen ein generelles Platzproblem hat – es ist immer schwierig, alles Notwendige im Rucksack unterzubringen –, müssen Sie alles, was sich zusammenpressen lässt, möglichst klein machen. Wenn man es richtig macht, kann man seine Ausrüstungsgegenstände so mit einem deutlich verringerten Packvolumen unterbringen. Ein gutes Beispiel hierfür sind Gaskartuschen. Wenn Sie Ihr Bug-out-Bag mit einem Systemkocher ausgestattet haben, können Sie in der Regel kleine Gaskartuschen platzsparend im Topf Ihres Kochers aufbewahren. Um Beschädigungen der Topfbeschichtung zu vermeiden und nicht bei jedem Schritt durch das metallische Geräusch der gegen die Topfwand schlagenden Kartusche aufzufallen, sollten Sie ein Tuch zwischen Kartusche und

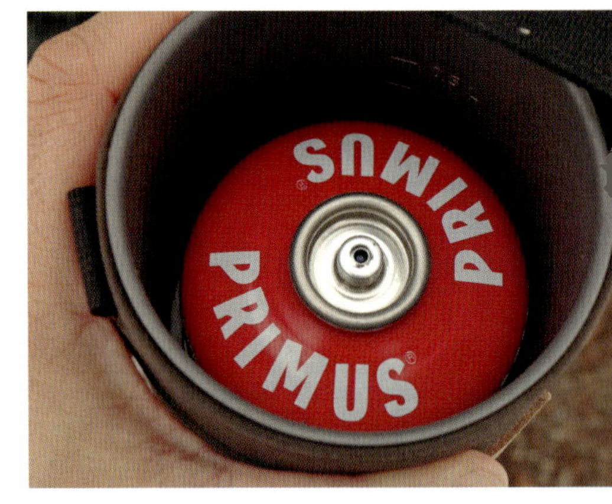

Platzsparend verpackt: Gaskartusche im Topf

Topf legen. Auch Bekleidung kann volumenoptimiert werden, indem man sie in einem Packsack verpackt, sich auf den Packsack kniet, die überflüssige Luft entweichen lässt und den Sack dann fest verschließt. Bei Schlafsäcken kann man das übrigens genauso machen.

Dringlichkeitsverstauung

Beim Packen des Gepäcks sollten Gegenstände oder Bekleidungsstücke, die Sie häufiger am Tag benötigen, griffbereit verstaut werden. Dinge, die man nicht so oft braucht, folglich woanders. Der Schlafsack findet in den meisten Fällen unten im Rucksack seinen optimalen Platz. Denn ihn braucht man in der Regel nur einmal am Tag, nämlich abends zum Schlafen. Anders ist das natürlich an kalten Tagen, an denen Sie vielleicht mithilfe des Schlafsacks nicht ausreichend isolierende Bekleidung aufwerten müssen. Erste-Hilfe-Kit sowie Atemschutzmaske usw. sollten immer schnell griffbereit verpackt oder außen am Gepäck angebracht werden. Gehen Sie also in Gedanken einmal einen typischen Fluchttag mit einem Marsch durch und stellen Sie sich vor, was Sie währenddessen wann brauchen. So bekommen Sie ziemlich schnell eine Ahnung davon, was wo am besten verpackt wäre. Und wieder: Die besten Erfahrungen sammeln Sie bei realistischen Testläufen mit einem vollständig einsatzbereit gepackten Gepäck.

Pflegeintervalle des Bug-out-Bags (BOB)

Ganz klar, es gibt Ausrüstungsgegenstände, die etwas gepflegt werden sollten. Dazu zählt der Schlafsack. Das gilt insbesondere dann, wenn der Schlafsack mit Daunen gefüllt ist. Wenn sie ständig komprimiert ist, verliert die Daune im Schlafsack an Bauschkraft. So können sich die feinen Verästelungen der Federn nicht mehr vollständig öffnen, was zu Einbußen in der Isolierleistung führt. Daher sollte man sich meiner Meinung nach lieber einen Schlafsack mit Kunstfaserfüllung zulegen, der problemlos ohne Schädigung der Faser über einen längeren Zeitraum im Rucksack gelagert werden kann. Aber auch diesen würde ich raten, alle paar Monate für ein paar Tage auszuhängen.

Pflege- und Prüfintervalle

Vierteljährlich

- Schlafsack: auspacken, kräftig ausschütteln, 6 Tage aushängen lassen, immer wieder zwischendrin ausschütteln
- eigens hergestellte Nahrung: prüfen und ggf. auswechseln

Halbjährlich

- Trinkwasservorräte: auswechseln und mit Konservierungsmitteln haltbar machen
- eigens hergestellte Nahrung: prüfen und ggf. auswechseln
- Akkus: immer vollständig nachladen
- Feuerzeug(e): Gasfüllstand prüfen

Jährlich

- Erste-Hilfe-Kit: Haltbarkeitsdatum von Pflastern und steril verpackten Verbänden überprüfen, Desinfektionslösung überprüfen und ggf. auswechseln
- Medikamente: überprüfen und ggf. auswechseln
- Batterien: überprüfen und ggf. auswechseln
- Kaliumiodidtabletten: überprüfen und auswechseln

Manche Dinge müssen auch aufgrund des Ablaufdatums bzw. in regelmäßigen Abständen ausgetauscht werden. Sie sollten auf Ihrem Smartphone, Ihrer Bürosoftware oder klassisch im Kalender handschriftlich eine Erinnerung setzen, wenn es an der Zeit ist, das konservierte Wasser in Ihrem Bug-out-Bag auszutauschen. Zwar hält die Konservierung bestimmt noch eine gehörige Zeit länger als vermutet, aber bei Wasser sollte man immer auf Nummer sicher gehen.

Nahrung, die man selbst hergestellt hat, würde ich auch in vierteljährlichen Zeiträumen überprüfen und bei Bedarf auswechseln.

Da wie bei einem Kfz-Verbandkasten im Laufe der Zeit auch im Medikit die Klebefähigkeit von Pflastern (Wundverbandstreifen) nachlässt und manche steril verschweißten Verbände usw. das Verfalldatum erreichen, sollte auch hier eine jährliche Kontrolle erfolgen. Desinfektionslösungen laufen übrigens auch irgendwann ab, egal um welchen Wirkstoff es sich dabei handelt.

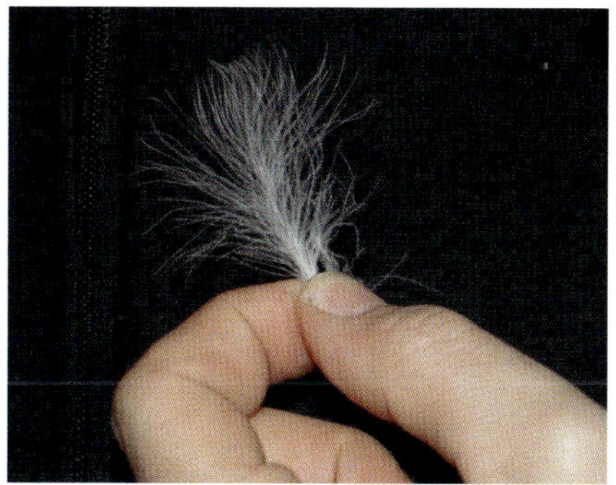

Daunen dürfen nicht dauerhaft komprimiert werden, sonst geht die Bauschkraft verloren

INCH-Fluchtrucksack *(I'm never coming home)*

Die letzte Klasse der Notfall- bzw. Fluchtgepäcke sind die INCH-Rucksäcke. INCH steht dabei als Abkürzung für den englischen Satz *I'm Never Coming Home.* Dieses Gepäck ist dafür ausgelegt, dass Sie damit vollkommen autark längere Zeit in der Natur verbringen können. Darin befindet sich alles, was Sie zum Überleben brauchen.

Viele Menschen gehen davon aus, dass man mit so einem Rucksack nie wieder nach Hause zurückkehren wird. Damit bin ich nicht ganz einverstanden, denn es gibt bestimmt Szenarien, bei denen nach ein paar Wochen unter Umständen doch wieder eine Rückkehr nach Hause eingeleitet werden könnte.

Sich intensiv mit einem Bug-out-Bag zu befassen, ist ja schon ziemlich anspruchsvoll. Das Thema INCH-Fluchtrucksack ist aber noch viel komplexer, denn man muss noch wesentlich mehr beachten. Ein gut gepackter INCH-Fluchtrucksack ist bis zum Äußersten gewichts-, volumen- und gebrauchsoptimiert. Das bedeutet, dass man bei der Zusammenstellung versucht, das Gepäck trotz seines Umfangs möglichst leicht zu halten, damit man es bes-

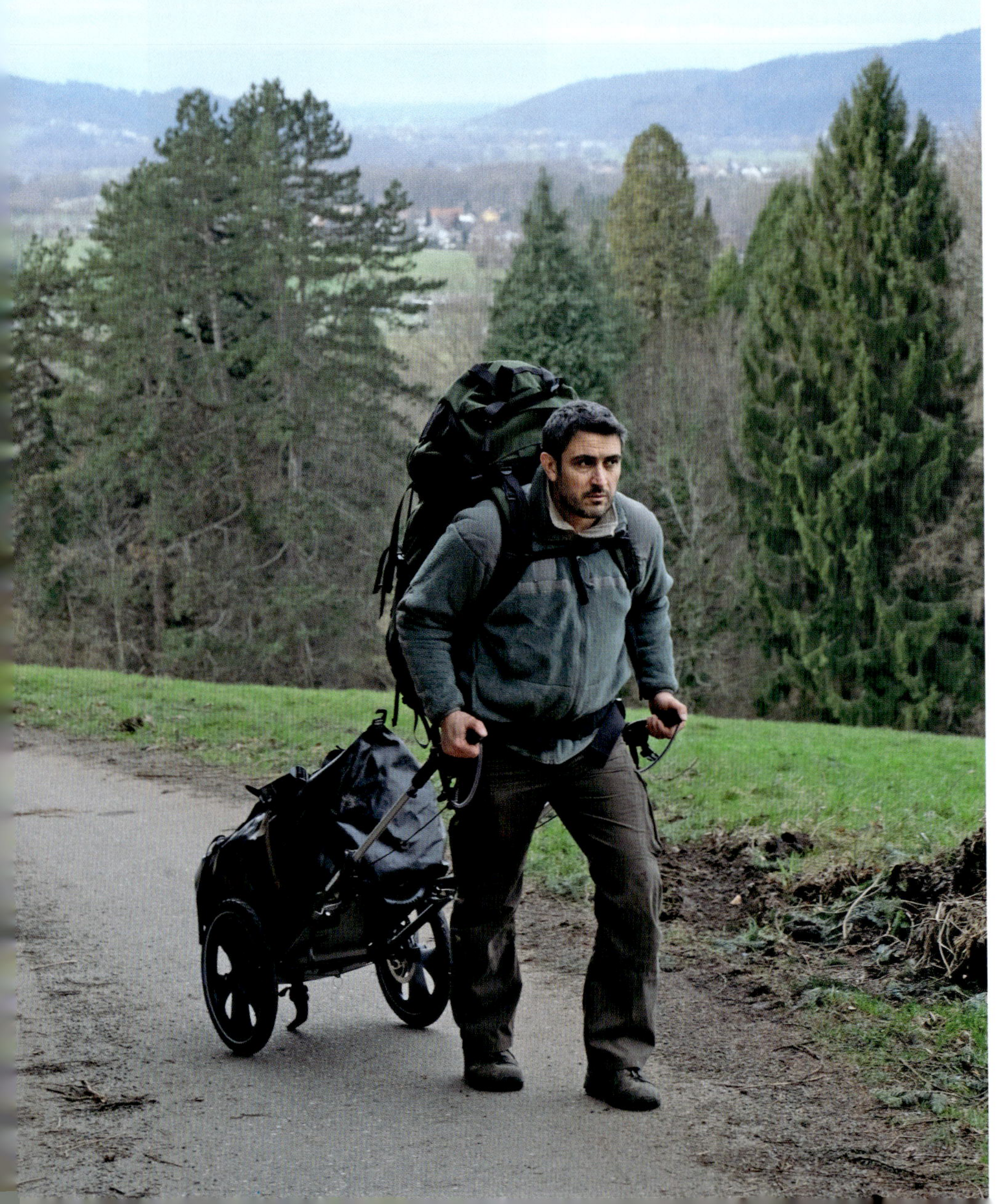

Hochmobil, aber deutlich entspannter, ist man mit einem Rucksack und einem Nachziehwagen unterwegs

ser tragen kann und möglichst weit damit kommt. Sie denken jetzt vielleicht, dass man das ja sowieso bei jedem Gepäck tut. Da gebe ich Ihnen Recht, jedoch müssen Sie beim INCH wirklich immer wieder testen, rechnen, wiegen und Ausrüstung austauschen. Da ich schon etliche, individuell auf den Träger, seine Fähigkeiten und sein Leistungsvermögen abgestimmte INCH-Fluchtrucksäcke entwickelt habe, weiß ich, wovon ich spreche. Außerdem benötigen Sie bei manchen Themen eine ganz andere Bandbreite an Gegenständen oder Bekleidungsteilen als in einem Bug-out-Bag.

Mit diesem Gepäck sichern Sie Ihr Überleben. Ein INCH-Fluchtrucksack muss ganzjahrestauglich sein. Das bedeutet, er muss Sie sowohl sicher durch den Winter als auch durch alle anderen Jahreszeiten bringen. Und das ist bei dem großen Spektrum unserer Temperaturen und Witterung hier in Mitteleuropa ziemlich schwierig. Hier kommt jeder Hobbypacklistenentwickler an seine Grenzen.

Die Überlebensdauer für den Besitzer eines INCH-Fluchtrucksacks hängt im Großen und Ganzen von zwei Faktoren ab: Nahrung und Wasser. Diese zwei Dinge sind es, die Ihren Aufenthalt in der Natur limitieren. Wenn Ihnen die Nahrung ausgeht, ist irgendwann Ende. Logisch! Geht Ihnen das Wasser aus und Sie können nirgendwo neues finden oder generieren, passiert Ihnen das Gleiche. Alles andere, was sich in Ihrem Gepäck befindet, wie z. B. Bekleidung, Kocher, Schlafsack, Zelt usw. kann Ihr Überleben in der Natur theoretisch unbegrenzt sichern. Um die beiden Verbrauchsgüter Nahrung und Wasser zu kompensieren, macht man Folgendes: In einem richtigen INCH-Konzept hat man irgendwo in einem Fluchtversteck oder einem Zwischenlager Nahrung und Wasser eingelagert, auf das man im Bedarfsfall zugreifen kann. Voraussetzung ist natürlich, dass man an dem Ort, wo die Vorräte liegen, auch wieder vorbeikommt. Das ist die Lösung, wenn man keinen menschlichen Kontakt möchte bzw. herstellen darf (wie bei einer gefährlichen Pandemie). Natürlich kann man, wenn man es klug anstellt, bis zu einem Monat mit der mitgeführten Nahrung im INCH-Fluchtrucksack auskommen, solange man sich deutlich unter der Grenze des täglichen Kalorienbedarfs bewegt. Auf Deutsch: »Friss die Hälfte« steht, wenn auch etwas grob gesagt, für die doppelte Überlebensdauer.

Das Packvolumen zu optimieren, grenzt nicht selten an Zauberei. Hier sollte man wirklich kreativ sein. Es gibt im INCH-Fluchtrucksack zwei Komponenten, die einen Großteil des Packvolumens einnehmen: Kälteschutz und Nahrung. Zur Kälteschutzausstattung zählen die komplette Bekleidung, der Schlafsack, die Isomatte und das Zelt. Streng genommen zählt auch der Kocher mit seinen Brennstoffen zur Herstellung warmer Speisen und Getränke zur Kälteschutzausstattung. Alle diese Kleidungsstücke und Gegenstände sorgen dafür, dass Ihr Fluchtrucksack stark gefüllt wird. Zum Zweiten ist es die Nahrung, die ebenso viel Platz beansprucht. Jetzt neigen vor allem wir Herren der Schöpfung dazu, mehr einzupacken, wenn wir über einen großen Rucksack verfügen. Ich gehöre auch zu dieser Fraktion, weshalb ich mich bei manchen Sachen immer wieder bremsen muss. Bedenken Sie, dass jedes Bekleidungs- und Ausrüstungsteil Platz im Gepäck einnimmt und vielleicht für andere, wichtigere Dinge den Platz blockiert.

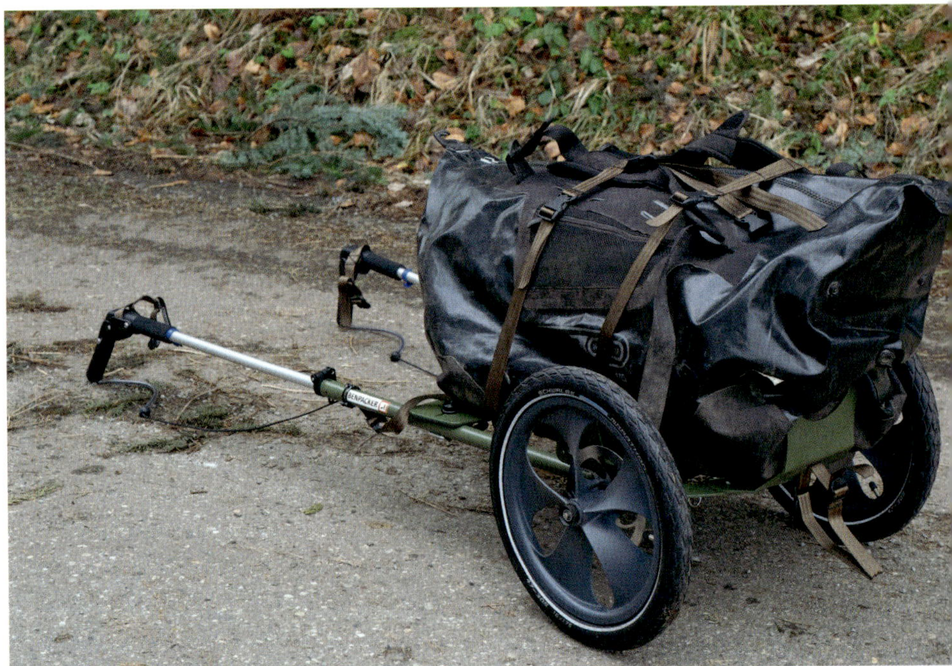

Ein Nachziehwagen der Spitzenklasse ist der Benpacker

Für einen INCH-Fluchtrucksack empfiehlt es sich, Modelle mit mehr als 75 Litern Volumen einzusetzen. Wobei das die unterste Grenze sein sollte und man hier in der abgespeckten Version, was die Menge der Ausrüstungsgegenstände betrifft, unterwegs wäre. Besser wären Ausführungen mit 90 oder 110 Litern, welche aber meistens vom Gewicht her nur noch von Männern gewuchtet werden können. Den meisten Rucksäcken dieser Art sind natürlich auch volumentechnische Grenzen gesetzt, denn 110 Liter hat man schnell voll und mehr als einpacken kann man nicht. Und das Gepäck sollte ja auch noch tragbar sein.

Ich möchte Ihnen noch eine Anregung mit auf dem Weg geben: Der kluge Kopf gestaltet seinen INCH-Fluchtrucksack zweiteilig. Nämlich mit dem Fluchtrucksack, den er auf dem Rücken trägt, und zusätzlich mit einem Nachziehwagen, den er, entweder an den Griffen oder an der Hüftflosse des Rucksacks befestigt, nachzieht. Sie haben durch diese Kombination die Möglichkeit, Ihr Gepäckgewicht besser zu verteilen und Ihren Körper deutlich zu entlasten. Sie werden mir sicherlich beipflichten, dass Rollen besser als Tragen ist. Beim Verpacken der Bekleidung und der Ausrüstung gehen Sie dabei wie folgt vor: In den Rucksack kommen dabei die leichten Sachen, wie z. B. Schlafsack, Bekleidung, Kleinkram usw. Auf dem Nachziehwagen dagegen wird alles transportiert, was schwer ist. Das können die Wasserreserven, Nahrung und alle schweren Ausrüstungsgegenstände sein. Der Wagen trägt so die Hauptlast. Und da Sie das Ganze rollen, kostet es Sie keinen großen Kraftaufwand. In der Kombination Rucksack/Nachziehwagen sind Sie immer noch hochmobil und dennoch vollkommen autark. Auch körperlich eingeschränkte Personen können so Ihren Aktionsradius deutlich erweitern und die Überlebensdauer enorm erhöhen. Ganz klar, wenn man z. B. mit einem Rucksack auf dem Rücken, der 20 Kilogramm wiegt, und einem Nachziehwagen mit einer 40 Kilogramm schweren Tasche unterwegs ist, ist das entspannter, als würde man 60 Kilogramm auf den Rücken wuchten. Als Nachziehwagen kommen alle möglichen und vor allem Outdoor-tauglichen Wagen infrage. Streng genommen kann Omas Trolley zum Einkaufen genauso dafür verwendet werden. Diese Gefährte geben aber erfahrungsgemäß schnell den Geist auf, da sie für das Rollen auf glatten Untergründen und für Kurzstrecken konzipiert wurden. Wenn Sie über handwerkliches Geschick verfügen, können Sie sich auch selbst einen Nachziehwagen basteln. Im Grunde benötigt man für eine einfache Ausführung nur zwei lange Holzlatten, ein Rad und ein paar Bretter, die das Ganze dann zusammenhalten und als Ladefläche dienen. Wer ein hochwertiges Produkt sucht, das er auch als Fahrradanhänger verwenden kann, sollte sich nach dem Benpacker umschauen. Mein Freund Ben Größle fertigt in Handarbeit hochwertige Nachziehwagen, die schon mehrere Weltrekorde eingefahren haben. Sie kommen weltweit bei Expeditionen, Ultramarathons oder eben bei Preppern zum Einsatz. Auf den Benpacker kann man z. B. eine wasserdichte 110-Liter-Tasche oder eine wetterfeste Kiste laden und dann entweder mit einem um die Hüfte geschnallten Gurt oder an den Griffen der Deichseln losziehen. Bekommen Sie bitte keine Schnappatmung, wenn Sie den Preis des Benpackers sehen. Viele Menschen schreckt er ab, was man aber unbedingt relativieren sollte. Das Gefährt ist jeden Cent wert. Das sage ich nicht, weil ich einmal aktiv bei Benpacker mitgewirkt habe, sondern weil ich weiß, wie viel geniale Konstruktionsarbeit, Erfindergeist, Kosten und Liebe darin stecken. Der Wagen ist hochwertig verarbeitet und wird zu einem großen Teil von Hand gefertigt.

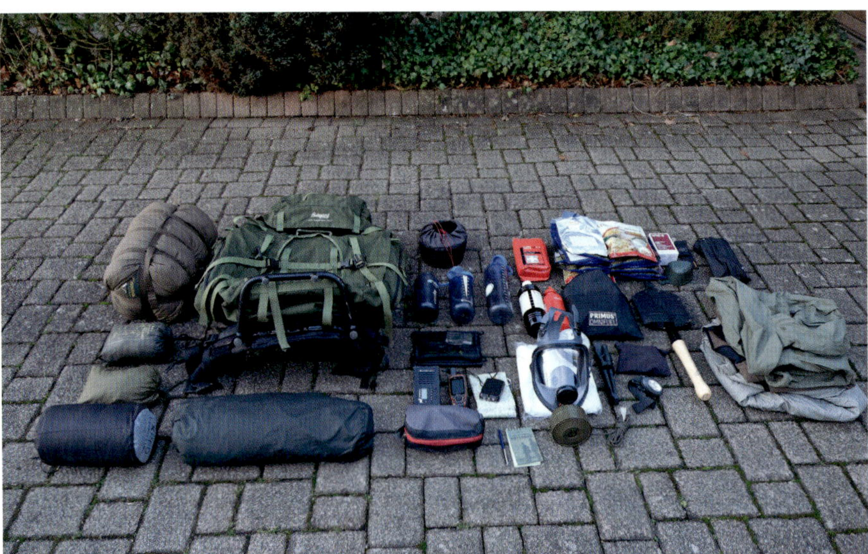

Inhalt eines INCH-Fluchtrucksacks

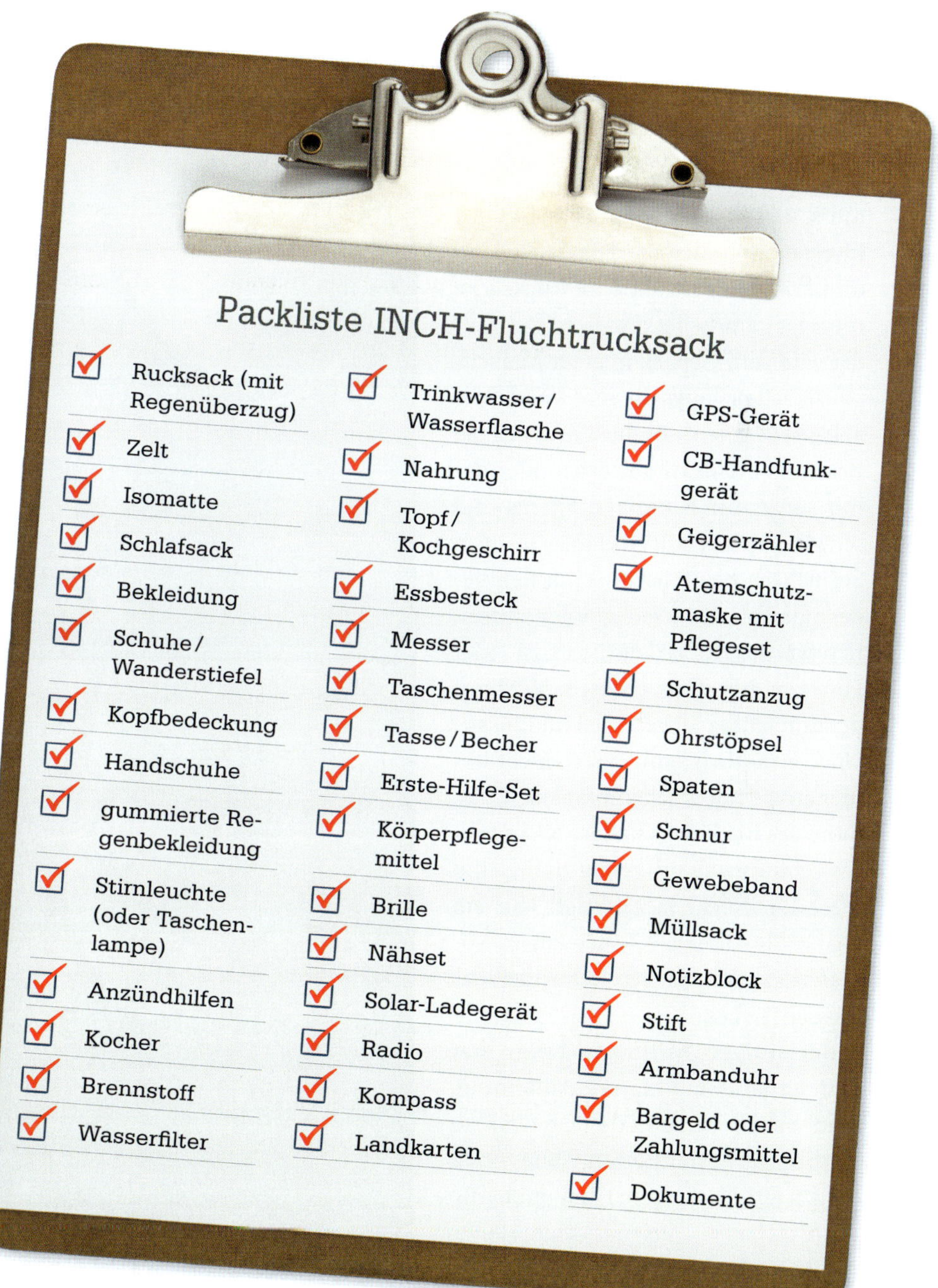
Packliste INCH-Fluchtrucksack
Rucksack (mit Regenüberzug)
Zelt
Isomatte
Schlafsack
Bekleidung
Schuhe / Wanderstiefel
Kopfbedeckung
Handschuhe
gummierte Regenbekleidung
Stirnleuchte (oder Taschenlampe)
Anzündhilfen
Kocher
Brennstoff
Wasserfilter
Trinkwasser / Wasserflasche
Nahrung
Topf / Kochgeschirr
Essbesteck
Messer
Taschenmesser
Tasse / Becher
Erste-Hilfe-Set
Körperpflegemittel
Brille
Nähset
Solar-Ladegerät
Radio
Kompass
Landkarten
GPS-Gerät
CB-Handfunkgerät
Geigerzähler
Atemschutzmaske mit Pflegeset
Schutzanzug
Ohrstöpsel
Spaten
Schnur
Gewebeband
Müllsack
Notizblock
Stift
Armbanduhr
Bargeld oder Zahlungsmittel
Dokumente

Rucksack (mit Regenüberzug)

Da der INCH-Fluchtrucksack, gegenüber den anderen Lösungen, vermutlich höheren Belastungen standhalten muss, sollten Sie hier etwas mehr Geld investieren. In den meisten Fällen sind militärische oder taktische Rucksäcke robuster verarbeitet. Logisch! Der Soldat wird sein Gepäck in einer Marschpause selten langsam und vorsichtig ablegen können, sondern muss es bei Beschuss eventuell abwerfen oder damit sogar durch unpassierbares und schwieriges Gelände, das mit dornigen Sträuchern bewachsen ist, an dem jedes normale Rucksackgewebe aufreißen würde. Außerdem ist er zu jeder Jahreszeit bei stark wechselnden Temperaturen über längere Zeit im Einsatz. Und vermutlich kann er sich nicht immer an die maximal empfohlene Zuladung des Rucksacks halten. Nicht weiter schlimm, denn genau dafür sind diese Rucksäcke ja gefertigt! Nur ein paar zivile Modelle können einem Militärrucksack in Sachen Robustheit das Wasser reichen.

Bei einigen Militärmodellen hat man zudem eine klarere Aufteilung. Und durch verschiedene bewährte Verbundmöglichkeiten (wie etwa dem MOLLE-System) hat man die

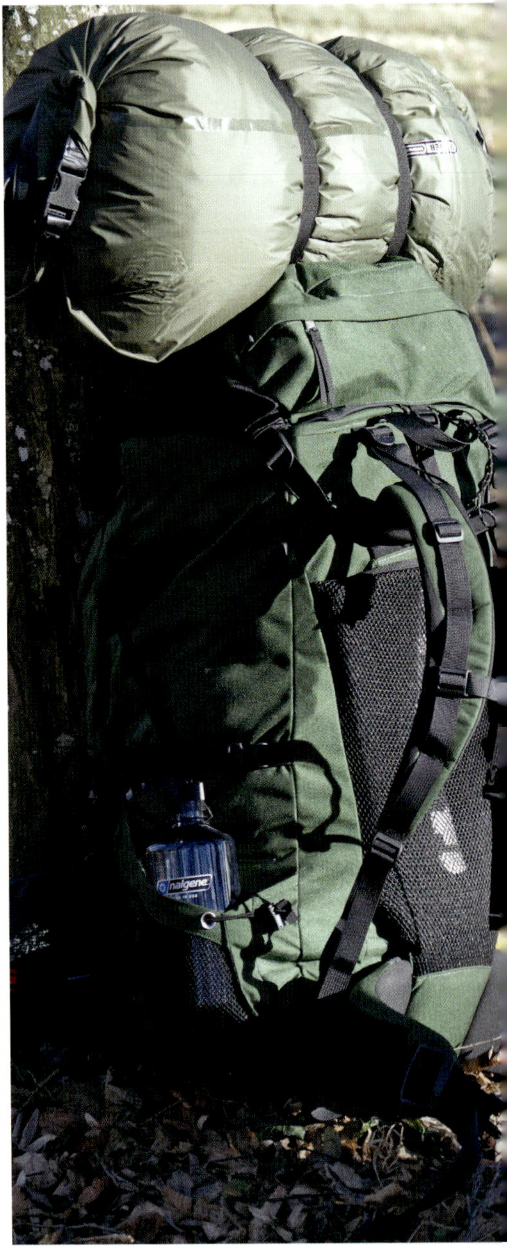

Fertig gepackt – der INCH-Fluchtrucksack

Möglichkeit, weitere Ausrüstungsgegenstände am Gepäck zu befestigen. Dieses Feature fehlt bei zivilen Modellen häufig. Meiner Erfahrung nach muss man aber beim Kauf eines Militärrucksacks aufpassen, dass er richtig sitzt. Denn erstaunlicherweise schaffen es einige Hersteller dieser Rucksäcke nicht, vernünftige Tragesysteme zu entwickeln. Dabei kann oft nicht der optimale Winkel zwischen Rucksack, Lageverstellriemen und Schultergurten eingestellt werden und der Rucksack sitzt falsch. Rückenschmerzen sind die Folge. Unglücklicherweise handelt es sich hier um einen sehr bekannten Hersteller. Auch wenn die Rucksäcke dieses Herstellers von den Händlern, aber vor allem von Soldaten und Taktikfreaks immer wieder als qualitativ hochwertig beworben und gelobt werden, frage ich mich, ob diese Personen noch nie einen Rucksack eines zivilen Herstellers anprobiert haben? Ich bin davon überzeugt, Sie würden Ihre gute Meinung über den Rucksack und seine Einstellmöglichkeiten revidieren.

Gute Rucksäcke sind teuer, aber eine Anschaffung fürs Leben. Wenn Sie ein gutes Modell kaufen, können Sie sie sogar noch weitervererben. Ich möchte jetzt keineswegs nur Modelle über 300 Euro empfehlen, aber meist muss man so tief oder tiefer in den Geldbeutel greifen, wenn man Qualität möchte. Jeder minderwertigere Rucksack kann im Ernstfall für böse Überraschungen sorgen. Stellen Sie sich einmal vor, dass Sie im Bug-out-Fall mit Ihrem Fluchtrucksack hastig vor der drohenden Gefahr durch das Gelände fliehen – und die Trageriemen reißen aus. Das wäre der Super-GAU, denn Sie müssten das Gepäck dann auf den Armen tragen. Sie hätten die Hände nicht mehr frei, Sie wären nur noch einen Bruchteil so mobil und müssten deutlich mehr Pausen machen, da Ihre Armmuskeln nicht stark genug wären, um so ein Gewicht über derart weite Strecken zu tragen.

Die wenigsten Rucksäcke sind übrigens wasserdicht. Das hat bei manch einem Teilnehmer meiner Kurse schon für böse Überraschungen gesorgt. Bedauerlicherweise trifft das auch auf hochwertige Modelle zu. Wenn überhaupt, dann sind diese im Innenraum etwas beschichtet. Diese Beschichtung altert jedoch, zerfällt nach und nach und erzeugt im Laufe der Jahre eine völlig überflüssige Sauerei. Es gibt keine Möglichkeit, das Rucksackgewebe nachträglich abzudichten. Denn mit einem Imprägnierspray ist es da nicht getan. Zwar würden Sie damit das Gewebe an sich schon eine Zeit lang vor dem Eindringen von Wasser schützen können. Aber die Nähte der Verschlüsse, Gurte und Gewebe-

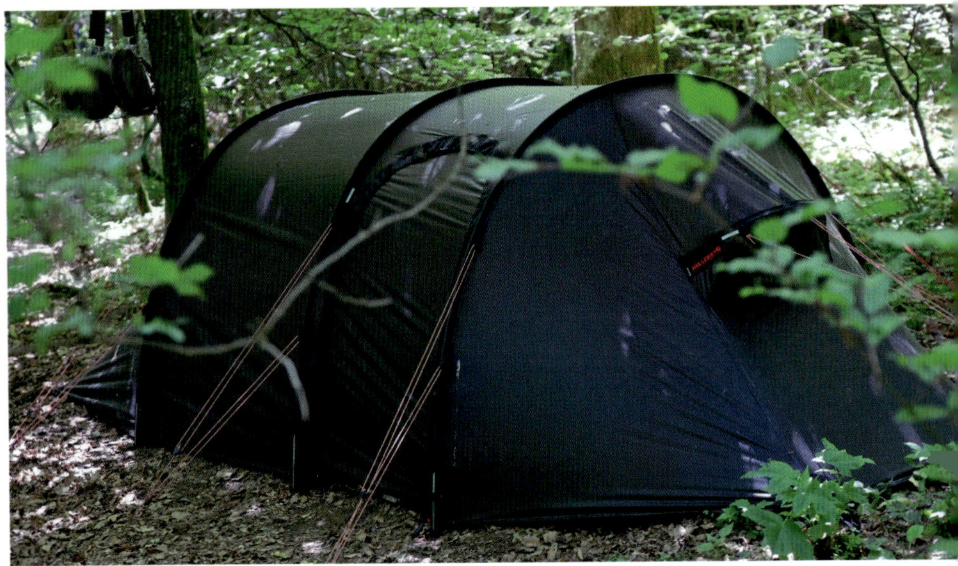

Ideal für den INCH-Fluchtrucksack ist ein Tunnelzelt

aufsätze wären immer die Schwachstelle, an denen Feuchtigkeit in das Rucksackinnere gelangen kann. Einige Rucksäcke sind mit einer unten am Rucksack befestigten oder oben fest im Deckelfach integrierten Regenschutzhülle ausgestattet, die Sie bei Bedarf einfach über den Rucksack ziehen können. Diese schützt den Rucksack dann vor eindringender Nässe und Schmutz, außer an der Rückseite. Bei starkem Regen dringt die Nässe aber irgendwann auch durch die Rückseite, an der sich die Tragegurte und die Hüftflosse befinden, in den Innenraum ein. Für die meisten Rucksäcke muss man Regenschutzüberzüge separat kaufen, was aber nicht schlecht ist. So können Sie Größe und Farbe wählen.

Zelt

Ohne Zelt ist es vermutlich für die meisten Menschen unmöglich, draußen zu überleben. Ich bin darauf bereits im Abschnitt »Bug-out-Bag« eingegangen. Beim Thema INCH kommen Sie um ein hochwertiges und vor allem ganzjahrestaugliches Zelt nicht herum. Das hat seinen guten Grund: Alle anderen Zelte sind nicht dauerhaft für die außerordentlichen Belastungen, die vor allem im Herbst und Winter entstehen, ausgelegt. Das fängt schon mit dem Zeltgewebe an, das bei den ganzjahrestauglichen Zelten besonders reißfest ist. Die Gestänge, so könnte man meinen, sind bei jedem Zelttyp die gleichen. Falsch! Auch diese sind bei ganzjahrestauglichen Zelten hochwertiger. Sie können mehr Schneelast und starke Winde aushalten, d.h. sie brechen nicht so schnell. Und ob Sie es glauben oder nicht, selbst bei den Abspannleinen wird ein anderes Material verwendet.

Manche Zelte verfügen außerdem über sogenannte Snowflaps, die ein Eindringen von Schnee durch Verwehungen verhindern. Das macht vor allem in tendenziell schneereicheren Gegenden Sinn. Meiner Meinung nach sind Tunnelzelte am besten für den INCH-Fluchtrucksack geeignet. Zum einen, weil sie das beste Raum-Platz-Verhältnis haben und zum anderen, weil Sie auch während längerer Schlechtwetterperioden in den Apsiden im Vorzelt Sortier- und Pflegearbeiten durchführen oder Ihre Nahrung zubereiten können, ohne Ihr Schlafzeug im Innenzelt zu verschmutzen.

Isomatte

Wie schon das Zelt sollte auch die Isomatte für den INCH-Fluchtrucksack wintertauglich sein. Sie sollte über einen R-Wert (Isolationswert) von mindestens 5 verfügen, sonst frieren Sie im Winter beim Schlafen selbst dann, wenn Sie einen Winterschlafsack besitzen. Das liegt an der Bodenkälte, die in diesem Fall nicht ausreichend von der Isomatte abgehalten wird. Der dickste Schlafsack nützt dann nichts, weil das Körpergewicht des Schläfers die Schlafsackfüllung am Boden niederdrückt. Und dann: Isolierung ade! Es gibt aber noch andere Möglichkeiten. Weitere Informationen dazu finden Sie im Abschnitt »Bug-out-Bag« ab Seite 88.

Schlafsack

Ich empfehle für das Bestücken des INCH-Gepäcks mittlerweile ausschließlich Schlafsäcke mit Kunstfaserfüllung. Zwar wäre die Daune beim Vergleich im gleichen Temperaturbereich im Packmaß deutlich kleiner und um etwa ein Drittel leichter als die Variante mit Hohlfaser, dennoch gibt es gerade in den feuchten Wintermonaten für den Prepper ein schwerwiegendes Problem:

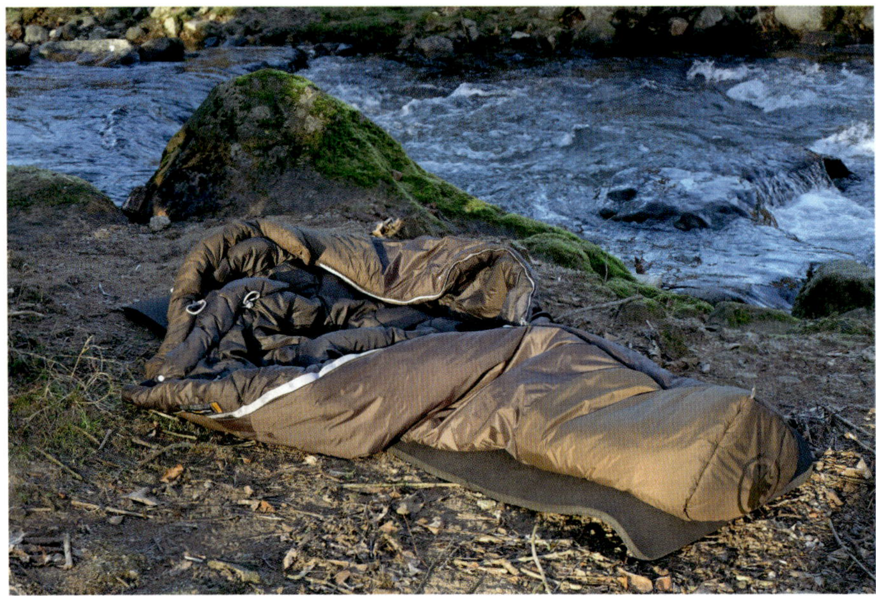

In unserer Klimazone ein Muss: ein ganzjahrestauglicher Schlafsack

Er bekommt mit großer Wahrscheinlichkeit den Schlafsack nicht mehr trocken, was dazu führen würde, dass sich die Daunen im Schlafsack verkleben und verklumpen, sodass es zu gefährlichen Kältebrücken kommt. Der Schlafsack könnte also seiner wichtigsten Aufgabe, der Wärmeisolation, nicht mehr richtig nachkommen. Das kann zu lebensgefährlichen Unterkühlungen führen, sollte das Thermometer einmal in tiefere Bereiche fallen. Oft erhalte ich von Menschen, die Trekkingtouren machen, Hinweise, ich solle doch Daune empfehlen. Bei einer Winter-Trekkingtour mit absehbarem Ende wäre der Einsatz von Daunenschlafsäcken bis zu einem gewissen Grad noch vertretbar. Im Krisen- oder Katastrophenfall im Wald ist es jedoch undenkbar! Das Klima in Deutschland ist feuchtkalt und im Wald, besonders in den Wintermonaten, sehr unangenehm. Die vorhandene Dauerfeuchtigkeit auf dem Boden und in der Luft wäre für Sie mit einem Daunenschlafsack der Super-GAU!

Bekleidung

Eine Bekleidung, die Sie das ganze Jahr über sicher vor der Witterung schützen soll, kann nur aus einem Bekleidungssystem bestehen. Ein solches stellen Sie sich entweder selbst zusammen – was ich Ihnen aber aus verschiedenen Gründen nicht empfehlen würde –, oder Sie beschaffen sich ein durchdachtes und praxiserprobtes Bekleidungssystem des Militärs. Eine sehr brauchbare Variante ist hier z. B. das ECWCS *(Extended Climate Warfighter Clothing System)* der US-Army. Nachteilig daran ist, dass die Beschaffung einiger Bekleidungsschichten mitunter sehr schwierig ist. Sie erhalten immer nur einzelne Bekleidungsteile von Händlern und manche Sachen müssen direkt aus den USA importiert werden. Außerdem sind einige Bekleidungsschichten wenig vorteilhaft mit Tarnmustern versehen.

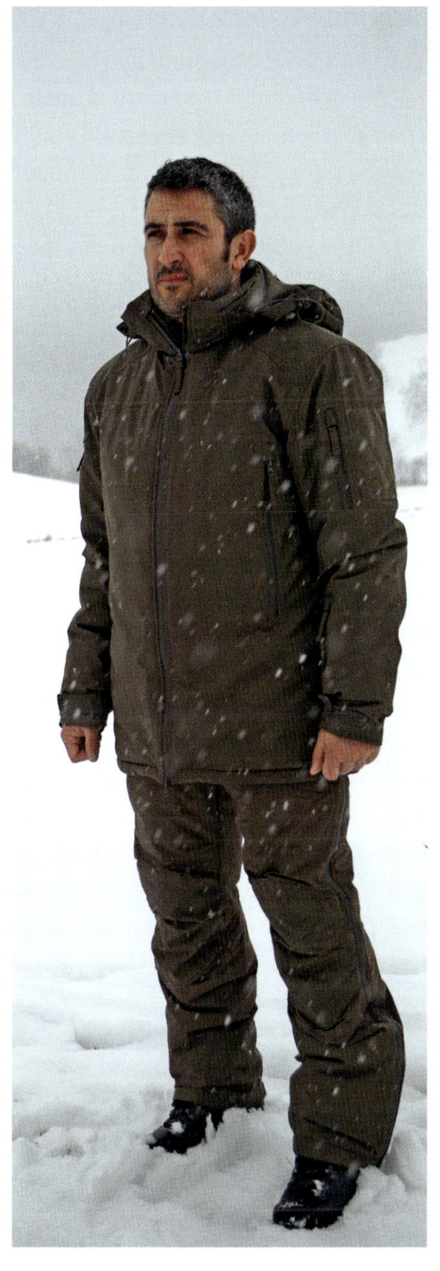

Empfehlenswert für den INCH-Fall ist ein Bekleidungssystem aus mehreren aufeinander abgestimmten Schichten

Schuhe / Wanderstiefel

Für den INCH-Fall brauchen Sie zuverlässiges Schuhwerk, das Sie sicher von A nach B bringt und Ihren Fuß schützt. Da Sie weitaus schwerere Gepäcklasten zu tragen haben als mit einem Bug-out-Bag, kann hier auf hohe stabile Wanderschuhe zum Schutz vor Verletzungen nicht verzichtet werden. Sie müssen für das ganze Jahr gerüstet sein und das erfordert einfach einen besseren Schuh. Auch hier sollte man etwas tiefer ins Portemonnaie greifen. Billigschuhe rächen sich auf irgendeine Art immer.

Kopfbedeckung

Für kalte Tage ist eine hochisolierende Kopfbedeckung unerlässlich. Sie werden staunen, aber hier müssen Sie tatsächlich kaum etwas investieren. In der Regel genügt eine günstige Fleecemütze, die Sie bereits für weniger als 10 Euro erhalten. Eine Baseball-Cap für die Sommermonate gehört auch dazu.

Handschuhe

Wenn es im INCH-Fall bei winterlichen Bedingungen um den Schutz vor Kälte geht, kommen Sie an der im Folgenden beschriebenen Methode nicht vorbei. Um Erfrierungen an den Fingern zu vermeiden, die bei einem längerfristigen Aufenthalt in der Natur in der kalten Jahreszeit sehr wahrscheinlich wären, müs-

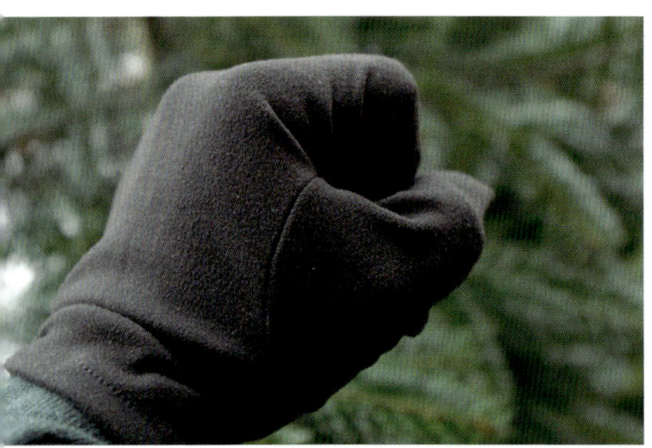

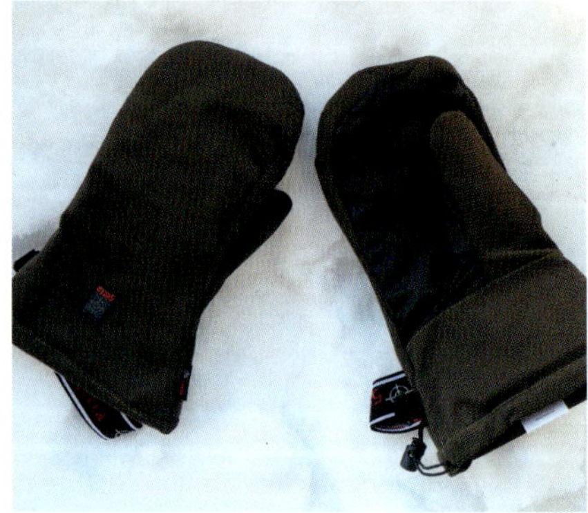

Layer-System: dünne Fleecehandschuhe kombiniert mit hochisolierenden Fäustlingen

sen Sie bei der Verwendung von Handschuhen auf ein Layer-System zurückgreifen. Das bedeutet, Sie tragen zwei Lagen Handschuhe übereinander. Die erste Lage, die man direkt über die Haut zieht, sind dünne Fleecehandschuhe. Schaffen Sie sich hierfür Fingerhandschuhe an. Die müssen noch nicht einmal viel kosten. Es geht nur um das Layer-Prinzip, denn mehrere Schichten isolieren besser. Die Handschuhe, die Sie dann über die Fleecehandschuhe ziehen, sollten hochisolierende Fäustlinge sein, idealerweise Handschuhe für das Hochgebirge, die auch »Mitten« genannt werden. Das dürfte nicht nur für Frauen und Kinder, die schnell kalte Finger bekommen, ein wichtiger Punkt sein.

Gummierte Regenbekleidung

Siehe dazu die entsprechende Passage auf Seite 94 im Abschnitt »Bug-out-Bag«.

Stirnleuchte (oder Taschenlampe)

Siehe dazu die entsprechende Passage auf Seite 58 im Abschnitt »Get-home-Bag«.

Anzündhilfen

Siehe dazu die entsprechende Passage auf Seite 104 im Abschnitt »Bug-out-Bag«.

Kocher

Sie benötigen einen Kocher, der auch unter widrigen Umständen zuverlässig funktioniert, also bei Wind und Wetter und jeder Temperatur. Aus diesem Grund kommen Sie nicht um einen Expeditionskocher herum. Ich meine damit einen sogenannten Mehrstoffkocher, wie er z. B. von einem schwedischen Unternehmen hergestellt wird. Diese Kocher haben sich im Extremeinsatz bewährt. Aber warum nicht einen Gaskocher für den INCH-Fluchtrucksack? Ganz einfach: Sind die Kartuschen leer, geht nichts mehr! Verfügen Sie über einen Mehrstoffkocher, können Sie möglicherweise noch aus einem Auto oder

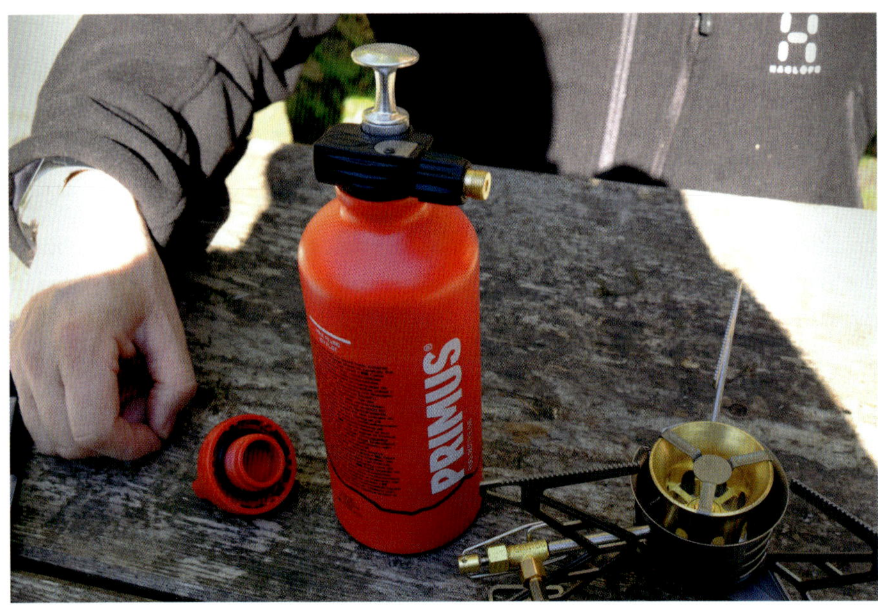

Mit einem Mehrstoffkocher können Sie Benzin, Diesel, Kerosin oder Gas verbrennen

aus dem Heizöltank einer Hausruine Brennstoff abziehen. Denn ein Mehrstoffkocher kann Benzin, Diesel, Kerosin, Gas usw. verbrennen. Bei Gaskartuschen wird es schwierig, Nachschub zu beschaffen. Vor allem haben Sie hier zusätzlich das Problem, dass es mindestens drei verschiedene Anschlussmechanismen gibt. Das bedeutet: Selbst wenn Sie eine Kartusche aufgetrieben haben, heißt das nicht automatisch, dass diese auch tatsächlich auf Ihren Kocher passt. Ein System besteht nämlich aus einem Schraubmechanismus, das andere aus einem Steck-Schraubmechanismus, beim nächsten wird dann nur gesteckt usw. Keine ideale Lösung! Außerdem ist Gas bei niedrigen Temperaturen sehr leistungsschwach und versagt, nimmt man nicht spezielles Wintergas, bei Minusgraden unter Umständen völlig.

Bei manchen Mehrstoffkochern muss die Düse gewechselt werden, falls man die Art des Brennstoffs wechseln will. Hierzu muss eine Düsenschraube ausgetauscht werden, was etwas Gefummel bedeutet. Das sollte aber für niemanden ein echtes Problem darstellen. Es gibt mittlerweile zwar Modelle auf dem Markt, bei denen Sie keinen Düsenwechsel mehr vornehmen müssen. Hier ist an der

Düse eine Magnetnadel eingebaut, die durch eine Hebelbewegung immer wieder die Düse reinigt und so einem Verstopfen vorbeugt. Aber mit diesen Kochern habe ich persönlich keine guten Erfahrungen gemacht. Ich vertraue lieber der klassischen Schraubendüsenvariante, die man manuell mit einem speziellen Reinigungswerkzeug säubern muss.

Nachteilig bei Mehrstoffkochern ist, dass der Kocher im Betrieb beim Verbrennen von flüssigen Brennstoffen lauter ist als alle anderen Modelle. Das kann meiner Meinung nach aber gegenüber den Vorteilen in Kauf genommen werden. Im voll aufgedrehten Zustand rauscht ein Mehrstoffkocher laut, weshalb sich der Einsatz eines Schalldämpfers (Silencer) empfiehlt. Leider sind diese Silencer nicht für jedes Kochermodell erhältlich.

Brennstoffe

Führen Sie in Ihrem INCH-Fluchtrucksack immer ausreichend Brennstoffe mit. Diese sollten im Winter mindestens 2 Wochen halten. Die Betonung liegt auf »Winter«. Denn wenn Sie das bei kalten Temperaturen schaffen, können Sie im Sommer mindestens ein Drittel Nutzungszeit dazu addieren, weil es wärmer ist und so Brennstoff eingespart wird. Ein grober Anhaltspunkt für den Fall, dass Sie Benzin als Brennstoff nutzen: Wenn Sie richtig kochen (wie man »richtig« kocht, erfahren Sie im Kapitel »Wie Sie das Letzte aus Ihrer Ausrüstung herausholen« ab Seite 301), kommen Sie mit weniger als 600 Milliliter Benzin aus.

Trinkwasser / Wasserflasche

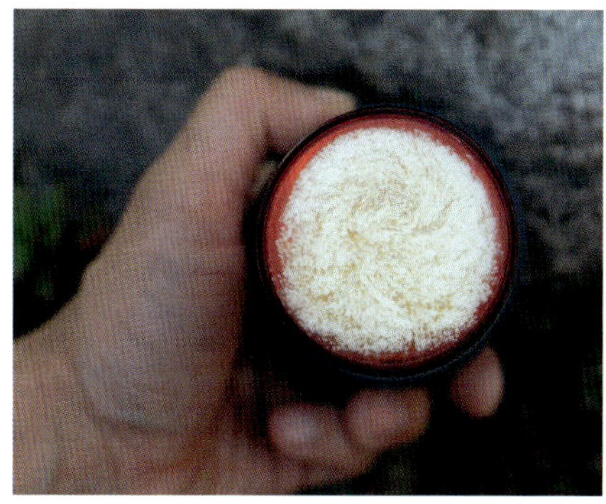
Ultraleichter Wasserfilter mit effektiver Hohlfasertechnologie

Hier die optimale Lösung für jeden Fall darzustellen, ist leider nicht möglich. Ich kann Ihnen nur erläutern, wie ich es machen würde: In meinem INCH-Fluchtrucksack ist immer ein fester Wasservorrat von 3 Litern Trinkwasser vorhanden. Außerdem führe ich zusätzlich noch einen 5-Liter-Beutel mit, den ich, wenn immer möglich, gefüllt halte. Im INCH-Fall ist es wahrscheinlicher, dass man mehrere Tage am Stück durchmarschieren muss und es nicht immer machbar ist, die Wasservorräte aufzufüllen. Der Grund hierfür könnte kontaminiertes Gebiet sein (siehe Kapitel »ABC-Schutz« ab Seite 221) oder, dass es aus taktischen Gründen zu gefährlich wäre, eine Wasserstelle aufzusuchen. Aber es muss noch nicht einmal so schlimm kommen. Schon in einer Hitzeperiode im Sommer könnte das Wasser schnell knapp werden. Hier wären Sie dann mit der beschriebenen Menge Wasser eine Zeit lang gut aufgestellt. Die zu verwendenden Flaschen beschreibe ich im gleichnamigen Unterpunkt im Abschnitt »Bug-out-Bag« ab Seite 96.

Wasserfilter

Damit Sie immer aus den verschiedensten Vorkommen Wasser aufbereiten können und Ihre Versorgung mit dem flüssigen Gold gewährleistet ist, muss im INCH-Fluchtrucksack ein Wasserfilter vorhanden sein. Ob Sie nun auf eine Wasserfilterpumpe zurückgreifen oder auf einen Schwerkraftfilter, das müssen Sie letztlich selbst entscheiden. Filterpumpen haben den Vorteil, dass man auch aus schwer zugänglichen Stellen Wasser saugen kann, wie z. B. aus einer Felsspalte oder einem Baumloch. Ich arbeite seit ein paar Jahren nur noch mit der sogenannten Hohlfasertechnologie, da diese gegenüber Keramikfilterkerzen einige Vorteile bietet. Und in den meisten Fällen filtert sie auch Viren sicher aus dem Wasser heraus.

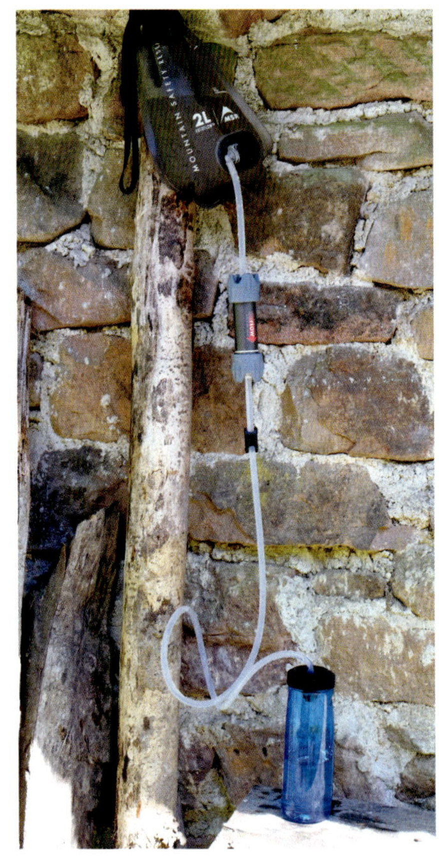

Jederzeit und überall einsatzbereit: ein Schwerkraftfilter

Wasserfilter halten in der Regel nur krankmachende Mikroorganismen aus dem Wasser zurück. Daher sollten Sie darüber nachdenken, wie Sie zumindest noch einen Teil der chemischen Rückstände sowie Schwermetalle aus dem Wasser entfernen können. Meiner Meinung nach darf dieser Punkt im Krisen- und Katastrophenfall nicht vernachlässigt werden. Daher brauchen Sie zusätzlich zum Filter noch die Möglichkeit eine Aktivkohlefilterung zuzuschalten. Bei einigen Wasserfiltern auf dem Markt ist eine solche Vorrichtung bereits im Filter vorhanden. Hier muss man nur noch die Kartusche mit Aktivkohlegranulat befüllen und kann loslegen. Bitte beachten Sie, dass nicht jede Chemikalie von der Kohle (ausreichend) absorbiert wird. Die Kohle reicht außerdem nur für etwa 150 Liter aus und muss danach ausgetauscht werden.

Nahrung

Hier kommen wir zu einem hochkomplexen Thema, das mir in der Vergangenheit schon sehr viel Kopfzerbrechen bereitet hat. Wie zu Beginn des Kapitels beschrieben, nimmt die Nahrung in einem INCH-Fluchtrucksack neben den Kälteschutzkomponenten den größten Raum ein. Beim Kauf sollten Sie unbedingt darauf achten, dass die Nahrung ein ausgewogenes Verhältnis von Volumen und Gewicht hat. Wenn Sie das nicht tun, werden Sie sich schwertun, ausreichend Nahrung zu verstauen. Sie verschwenden wichtigen Platz und bringen vielleicht andere wichtige Dinge

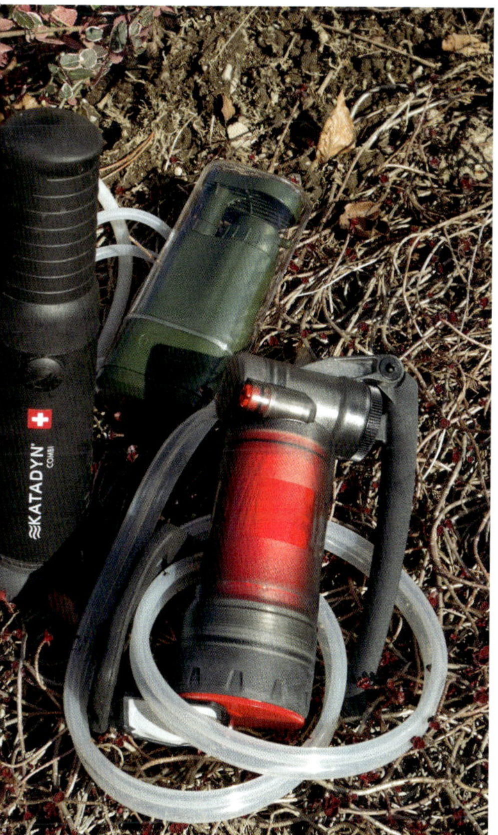

Kleine Wundermaschinen:
Wasserfilterpumpen für unterwegs

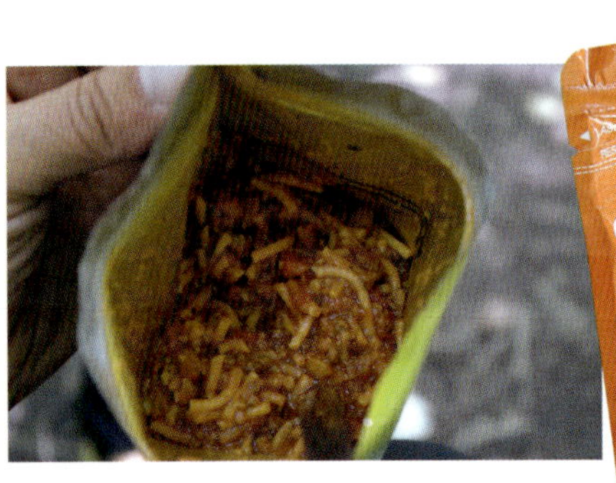

Heißes Wasser aufgießen und fertig!

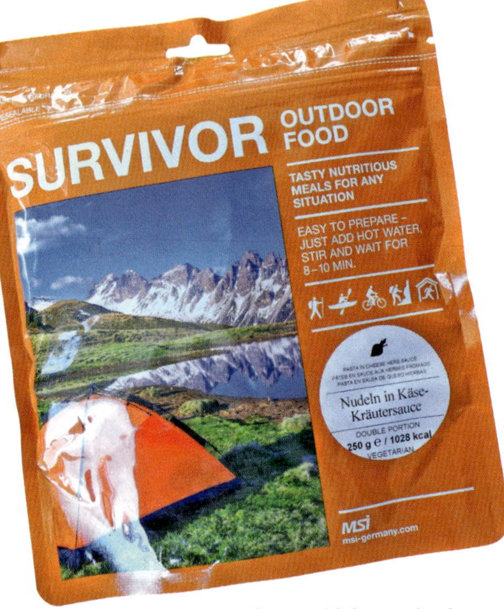

Langzeitlebensmittel: Gefriergetrocknete Fertignahrung

nicht mehr unter. Ideal im Hinblick auf Abmessungen und Gewicht ist gefriergetrocknete Nahrung in Beuteln, die man einfach nur mit heißem Wasser zubereiten muss. Besser geht's fast nicht! Denn diese Nahrung verfügt zudem über einen hohen Nährwert und ist in verschiedenen Geschmacksrichtungen erhältlich. Als Ergänzung würde ich hier noch Pemmikan und Komprimatverpflegung hinzufügen. Wenn Sie sich etwas intensiver mit Nahrung beschäftigen und auf die Erfahrungen von Expeditionsreisenden zurückgreifen, bekommen Sie schnell ein Gefühl dafür, was sich eignet und was nicht. Hier relativieren sich schnell gut gemeinte Tipps sogenannter »Outdoor-Profis«. Nicht für den INCH-Fluchtrucksack zu empfehlen sind beispielsweise Konserven oder frisches Obst und Gemüse.

Topf / Kochgeschirr

Für das INCH-Gepäck nimmt man aus Gewichtsgründen am besten ein Titankochgeschirr oder eines aus harteloxiertem Aluminium. Achten Sie darauf, dass der Topf wenn möglich einen eingebauten Wärmetauscher hat. Der Wärmetauscher ist ein Ring aus vielen dünnen Lamellen, der sich unter dem Topfboden befindet. Er bewirkt, dass die Wärme des Kochers besser am Boden gehalten und an diesen abgegeben wird. Außerdem wird die Wärme effizienter seitlich am Topf vorbeigeführt, wodurch sich die Kochzeit auch noch einmal verkürzt.

Der Wärmetauscher benötigt keinerlei Pflege oder Wartung. Toll! Mit dem Wärmetauscher können Sie bis zu 20 Prozent Brennstoff sparen, was für den klugen Prepper heißt: Weniger Brennstoff im Gepäck! Und das wiederum bedeutet eine deutliche Volumen- und Gewichtsersparnis bzw. eine längere Nutzungsdauer des Kochers.

Essbesteck

Siehe dazu die entsprechende Passage auf Seite 105 im Abschnitt »Bug-out-Bag«.

Messer

Zwar wären Sie, wie ich schon im Abschnitt »Bug-out-Bag« beschrieben habe, mit einem Mora-Messer auf dem richtigen Weg. Für das INCH-Gepäck würde ich aber auf ein höherwertiges Messer zurückgreifen. Empfehlenswert wäre hier eine Ausführung mit gummiertem Griff, damit Sie das Messer sicher greifen können. Das ist vor allem in Selbstverteidigungssituationen ratsam. Ein durchgängiger Erl (Teil einer Klinge, der sich im Heft befindet) macht das Messer oft stabiler. Achten Sie darauf, dass Sie eine vernünftige Scheide für das Messer erhalten oder lassen Sie sich von einem Profi eine Kydex-Scheide (thermoplastischer Kunststoff) nach Ihren individuellen Wünschen und Befestigungsmöglichkeiten am Gürtel oder Gepäck anfertigen.

Taschenmesser

Wegen der Backup-Funktion und der vielen zusätzlichen Tools empfehle ich, im INCH-Fluchtrucksack ein Taschenmesser mitzunehmen.

Tasse / Becher

Siehe dazu die entsprechende Passage auf Seite 106 im Abschnitt »Bug-out-Bag«.

Erste-Hilfe-Set

Die wichtigsten Teile für das Erste-Hilfe-Set habe ich bereits im Abschnitt »Bug-out-Bag« ab Seite 106 erläutert. Für den INCH-Fall sollten unbedingt noch ein paar Ergänzungen dazu gemacht werden, da man mitunter Wochen auf sich alleine gestellt sein könnte. Hierzu zählen z. B. verschiedene Antibiotika zur Behandlung von Infektionen, provisorisches Zahnfüllungsmaterial zum Ausgleichen des Verlusts einer Füllung, Einmalspritzen mit den passenden Kanülen zum Spülen oder Entfernen von Eiter aus Wunden.

Körperpflegemittel

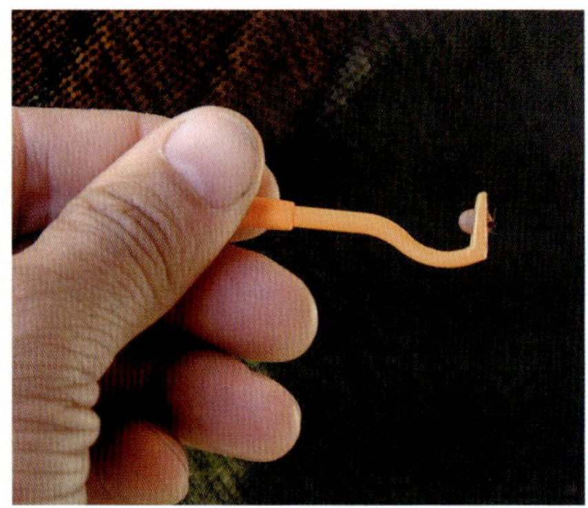

Für die tägliche Zeckenkontrolle unerlässlich: ein Zeckenhaken

Die von mir genannten Körperpflegemittel für das Bug-out-Bag sollten Sie noch mit ein paar Dingen aufstocken. Auf jeden Fall gehören Nagelschere, Kälteschutzcreme für den Winter (schützt die Gesichtshaut vor Erfrierungen) sowie alles Nötige zur Zahnpflege (Zahnpasta und Zahnbürste) hinein. Außerdem würde ich noch einen Zeckenhaken und eine Pinzette einpacken, da Sie bei längeren Outdoor-Aufenthalten immer mit dem Befall von Zecken rechnen oder mal einen Holzsplitter aus den Händen entfernen müssen.

Nähset

Siehe dazu die entsprechende Passage auf Seite 124 im Abschnitt »Bug-out-Bag«.

Brille

Siehe dazu die entsprechende Passage auf Seite 125 im Abschnitt »Bug-out-Bag«.

Solar-Ladegerät

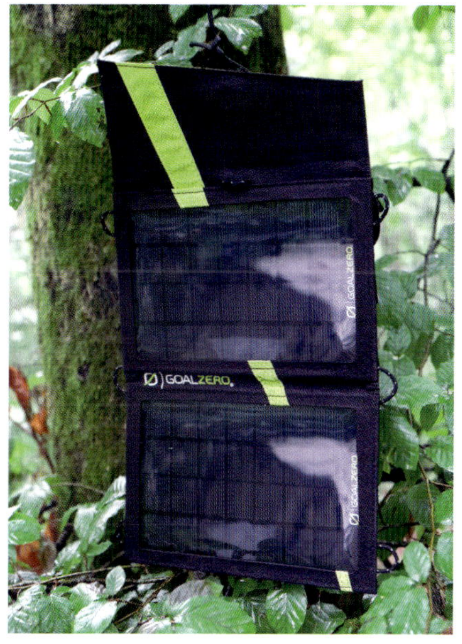

Ein Solar-Ladegerät ist eine der genialsten Erfindungen für unterwegs

Ein Solar-Ladegerät ist für den INCH-Fluchtrucksack unbedingt zu empfehlen. Nur so können Sie sicherstellen, dass Ihre elektronischen Geräte wie Taschenlampe oder GPS-Gerät dauerhaft dauerhaft mit Energie versorgt werden. Deshalb braucht man unbedingt eine Möglichkeit, die Akkus aufzuladen. Der Markt ist hier sehr unübersichtlich. Es gibt inzwischen dermaßen viele Anbieter mit guter Solar-Technologie, dass man fast nicht mehr durchblickt. Vielleicht hilft Ihnen aber diese Information weiter: Es gibt bei Solar-Ladegeräten zwei Technologien. Bei der ersten laden die Geräte bei viel Licht schnell und bei wenig Licht fast überhaupt nicht. Die zweite Technik ist die, die für den Prepper interessant ist: Sie lädt bei wenig Licht langsam, aber sie lädt. Es dürfte klar sein, dass gerade in den Wintermonaten nicht jeden Tag die Sonne scheint. Und mit der ersten Variante könnten Sie so kaum Strom erzeugen.

Folgende Artikel, die ebenfalls in Ihren INCH-Fluchtrucksack gehören, habe ich bereits im Abschnitt »Bug-out-Bag« ab Seite 112 beschrieben:

- Radio
- Kompass
- Landkarten
- GPS-Gerät
- Ohrstöpsel
- CB-Handfunkgerät
- Geigerzähler
- Atemschutzmaske mit Pflegeset
- Schutzanzug

Spaten

Bei den anderen Lösungen habe ich, in Anbetracht der kurzen Zeitspanne der Flucht, davon abgeraten, einen Spaten mitzuführen. Ein Spaten hat sich aber bei etlichen Testdurchgängen und tagelangen Aufenthalten in der Natur immer wieder bewährt. Daher würde ich auf dieses wichtige Werkzeug im INCH-Fall auf keinen Fall verzichten. Es gibt sogar Modelle mit geschärften Kanten, die sich auch als einfacher Axtersatz zum Fällen oder Zerkleinern von dünnen Bäumen oder zur effektiven Selbstverteidigung eignen.

Folgende Artikel, die ebenfalls in Ihren INCH-Fluchtrucksack gehören, habe ich bereits im Abschnitt »Bug-out-Bag« ab Seite 123 beschrieben:

- Schnur
- Gewebeband
- Müllsack
- Notizblock
- Stift
- Kaliumiodidtabletten

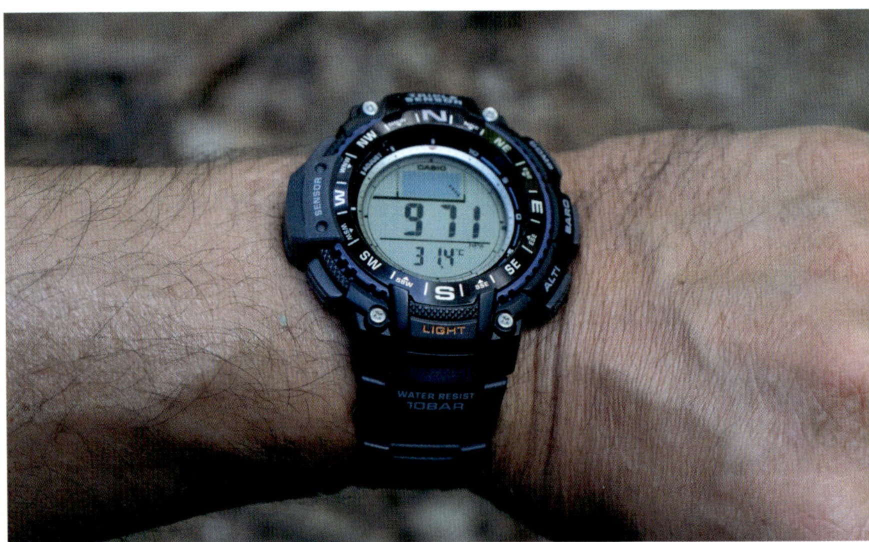

Immer auf dem neuesten Stand: Eine Multifunktionsuhr zeigt Ihnen sogar Wettertrends an

Armbanduhr

Für das INCH-Gepäck würde ich eine Multifunktionsuhr vorschlagen, idealerweise mit Kompass- sowie Barometerfunktion und einem Thermometer. Mit der barometrischen Funktion können Sie grob Wettertendenzen abschätzen, was bei einem längerfristigen Aufenthalt in der Natur sicherlich nicht von Nachteil wäre. Bei stark fallendem Luftdruck ist in vielen Fällen mit einer Wetterverschlechterung zu rechnen, bei stark steigendem Luftdruck mit einer Wetterverbesserung. Voraussetzung für diese Art der Messung wäre, dass Sie an einem Standort bleiben. Bewegen Sie sich, verändert sich der Luftdruck und der abgelesene Wert bzw. die Tendenz wäre nicht mehr genau! Von supertaktischen Militäruhren halte ich persönlich nicht viel. Oft können diese auch nicht viel mehr, als die Zeit anzuzeigen. Und selbst bei solchen Uhren verkratzen die Gläser, wenn man nicht aufpasst. Die wenigen Features, die man hier zusätzlich zur Verfügung hat, nützen dem gewöhnlichen Prepper rein gar nichts.

Bargeld oder Zahlungsmittel

Siehe dazu die entsprechende Passage ab Seite 125 im Abschnitt »Bug-out-Bag«.

Dokumente

Im INCH-Fall würde ich, was die Dokumente anbelangt, anders als im Bug-out-Fall verfahren. Sollte es Ihnen möglich sein, all die Dokumente, die ich im Abschnitt »Bug-out-Bag« ab Seite 127 beschrieben habe, mitzuführen, tun Sie das. Falls nicht, würde ich nur Personalausweis, Reisepass, Impfausweis, Geburtsurkunde und den Führerschein empfehlen. Diese Dokumente wiegen zusammen weniger als 100 Gramm.

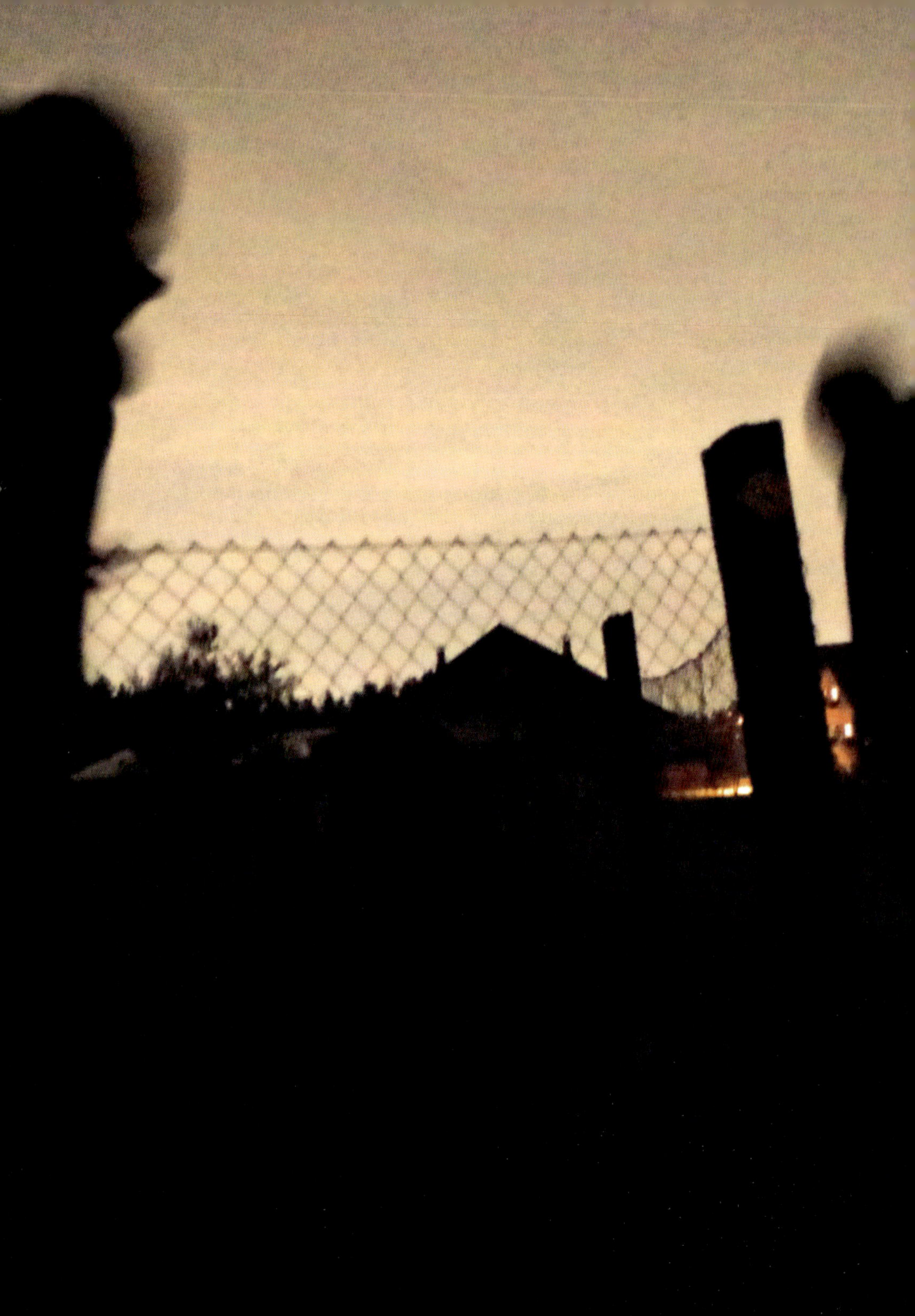

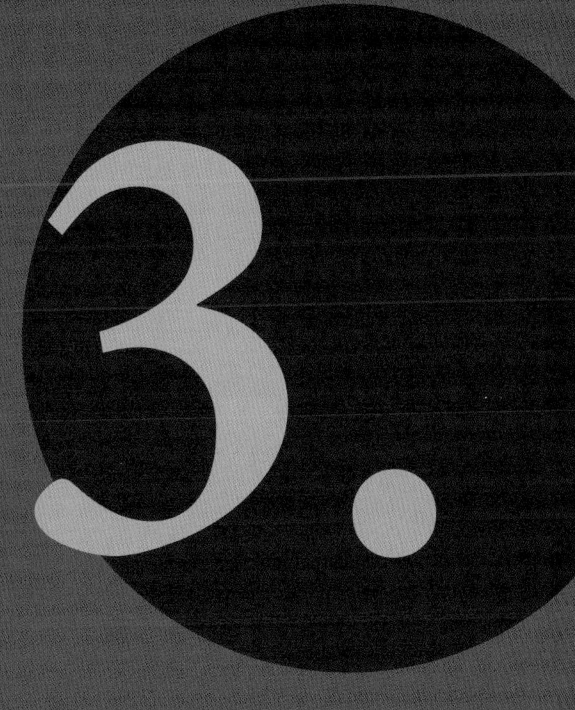

Flucht

Der richtige Zeitpunkt für eine Flucht | Bewegung bei einer Flucht | Licht- und Geräuschdisziplin | Kommunikation | Vorbereitende Maßnahmen für eine Flucht

Durch eine Flucht retten Sie sich, Freunde, Familie, Bekannte oder vielleicht auch Fremde vor einer drohenden Gefahr. Entweder findet die Flucht wegen eines sich ankündigenden schwerwiegenden Ereignisses, einem unmittelbar oder gerade stattfindenden Geschehnis oder den Folgen von etwas statt, was bereits passiert ist.

Bei Sofortfluchtszenarien, also dann, wenn unmittelbare Gefahr droht, schnappen Sie sich Ihren Fluchtrucksack und suchen das Weite. Wenn Sie die Möglichkeit haben, mit einem Kfz, Motorrad oder Fahrrad zu fliehen, tun Sie das, denn Sie kommen mit diesen Fahrzeugen, wenn alles gut läuft, in kurzer Zeit relativ weit. Bedenken Sie aber bitte immer, dass Sie sicherlich nicht der Einzige sind, der diese Idee hat, und dass die Straßen eventuell überfüllt oder sogar durch Staus oder andere Ereignisse komplett stillgelegt sind. Geht es nicht mehr weiter, könnten Sie nach alternativen Routen suchen, aber wahrscheinlich

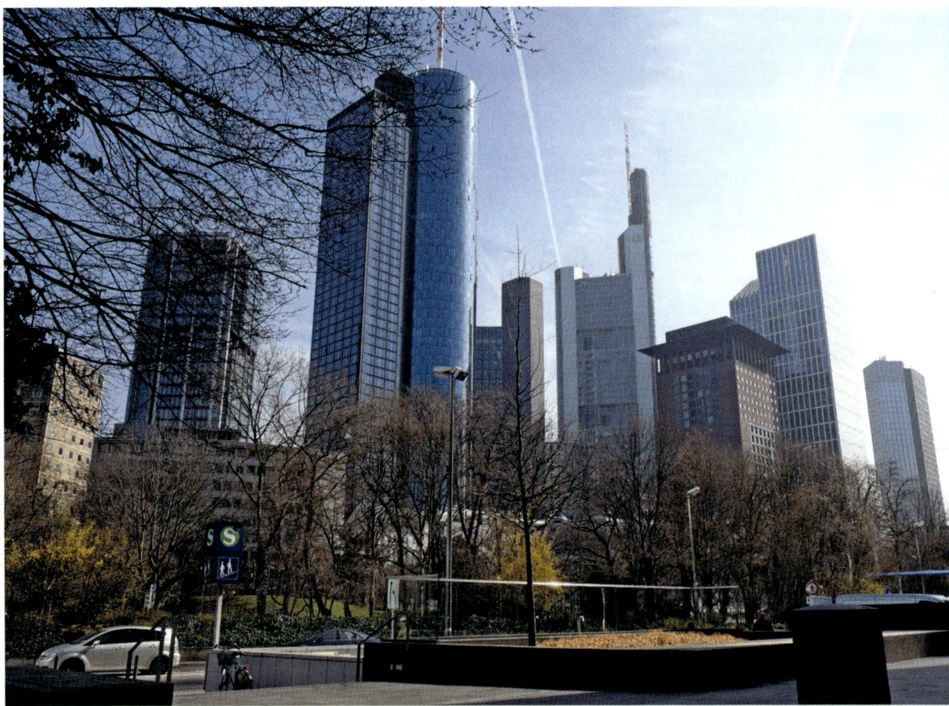

Im Krisen- und Katastrophenfall – raus aus der Stadt!

sähe es dort genauso aus. Um weiterzukommen müssten Sie mit Ihrem Fluchtgepäck den Fußmarsch antreten.

Ich möchte Ihnen in diesem Abschnitt eine Orientierungshilfe geben, wie man sich bei längerfristigen Krisen- und Katastrophenszenarien zu einem späteren Zeitpunkt in Sicherheit bringen kann. Gemeint sind Maßnahmen für eine Flucht, wenn man noch ein paar Stunden oder Tage in seinem Haus bzw. seiner Wohnung sicher wäre, es dort aber immer gefährlicher werden würde. Ich beschreibe im Folgenden gerade die Szenarien, bei denen der Faktor Mensch großes Gefahrenpotenzial darstellt. Dies richtet sich überwiegend an Menschen, die in Städten und Ballungsräumen leben. Denn aufgrund der Bevölkerungsdichte und Kulturvielfalt sind dort Konflikte und Unruhen deutlich wahrscheinlicher als bei »Oma Frieda« in einem kleinen Dorf auf dem Land. Bitte beachten Sie, dass es hier keinen allgemeingültigen Verhaltenskodex gibt. Jede Situation kann anders verlaufen. Dennoch habe ich hier ein paar Punkte für Sie zusammengestellt, bei denen ich eigene Überlegungen sowie die Erfahrungen von Betroffenen, die bereits solche Szenarien durchgemacht haben, berücksichtigt habe.

Es gibt hoffentlich nur wenige Anlässe, in denen Sie taktisch flüchten müssten. Nicht alles, was in diesem Kapitel steht, muss daher zwingend bei einer Flucht umgesetzt werden. Vor meinem militärischen und taktischen Background will ich Ihnen jedoch einfach ein paar Anregungen mit auf den Weg geben und habe daher die Taktikkomponente in den Vordergrund gestellt. Anderes kann man sich oft herleiten oder macht es intuitiv richtig. Taktisches Wissen jedoch kann man leider nur selten erahnen. Man muss speziell dafür ausgebildet sein.

Der richtige Zeitpunkt für eine Flucht

Betrachtet man die Fluchtoptionen unter dem Gesichtspunkt Gefährdungspotenzial durch Mitmenschen, wird man an einer Flucht bei Nacht nicht vorbeikommen. In einer dunklen Nacht kann man sich unbemerkt bewegen und unerkannt bleiben. Am besten ist die Zeit zwischen 2:00 Uhr und 5:00 Uhr. Hier begegnet man – in und außerhalb der Krise – den wenigsten Menschen auf der Straße. Da der normale Rhythmus der meisten Menschen an den Tag- und Nachtrhythmus angepasst ist, sind Sie in der Nacht bedeutend sicherer unterwegs. Dies allein ist schon ein großer Vorteil für Sie. Deshalb sollten Sie versuchen, in diesem Zeitfenster zu flüchten. Wenn Sie in einer größeren Stadt leben und länger brauchen, dehnen Sie das Zeitfenster nach vorne hin aus und starten vielleicht schon um 0:00 Uhr. Bitte denken Sie daran, dass es im Sommer bereits um 5:00 Uhr sehr hell sein kann.

Beachten Sie: Nicht jede Nacht ist stockdunkel! Es gibt Nächte, da scheint der Mond so hell, dass man durchaus Silhouetten erkennen kann. Absolute Dunkelheit ist gar nicht so häufig, wie man denkt. Das trifft natürlich auch auf die Natur, den Wald zu. Einerseits kann Ihnen das bei der nächtlichen Orientierung helfen. Andererseits besteht in solchen Nächten aber auch ein höheres Risiko, entdeckt zu werden. Passen Sie also Ihr Verhalten unbedingt an den Grad der Dunkelheit an.

Bewegung bei einer Flucht

Kaum zu glauben, aber man kann viel dabei verkehrt machen, wie oder wie schnell man sich bewegt. Auch bei Dunkelheit! Es kann überlebenswichtig sein, sich taktisch zu bewegen, damit Sie nicht auffallen. Beim Bewegen in der Nacht sollten Sie deshalb zusehen, dass Sie, wann immer möglich, Schatten ausnutzen. In einem Schatten verschwindet die menschliche Silhouette nahezu vollständig. Deswegen verbirgt oder bewegt man sich im Schatten von Mauern, Gebäuden, Fahrzeugen, Bäumen oder Sträuchern. Sollte noch ein Teil der Straßenbeleuchtung intakt sein oder andere Lichtquellen die Umgebung erhellen, meiden Sie diese Stellen und versuchen Sie, diese zu umgehen.

Manche örtlichen Begebenheiten lassen sich gut überblicken bzw. einsehen. Problematisch sind z. B. Straßen, die geradlinig verlaufen. Einige Straßen werden im Konfliktfall von Militär, Polizei, Miliz, Rebellen usw. über-

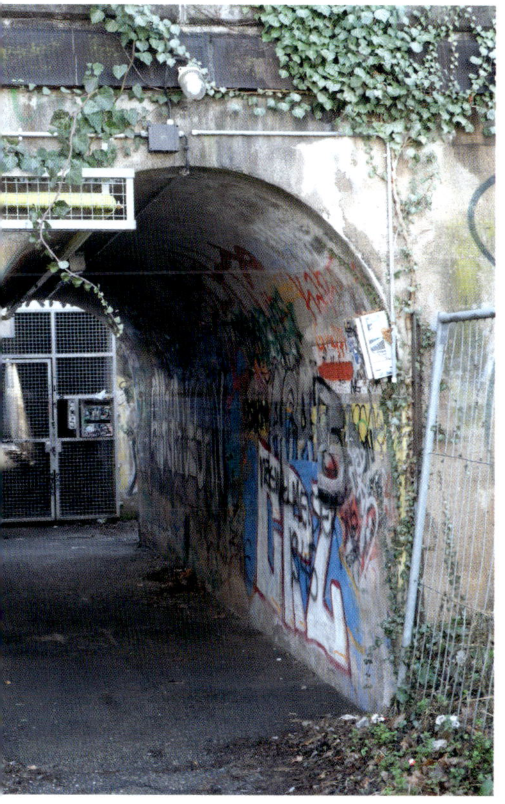

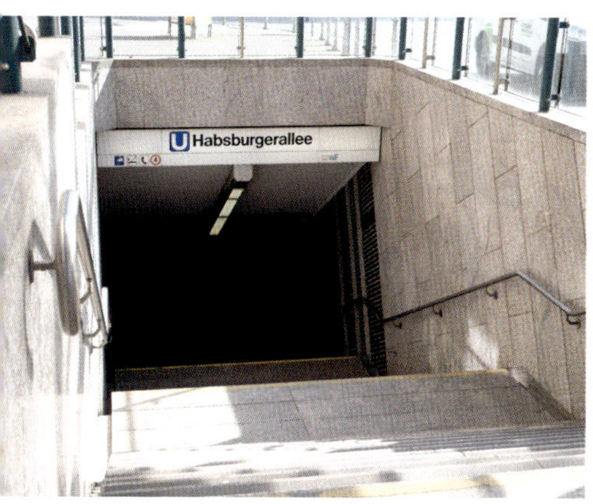

wacht. Meistens fokussiert sich die Überwachung auf wichtige Verkehrsadern, Zugangsstraßen zu relevanten Gebäuden, Kreuzungen usw. Wenn Sie dennoch eine solche Straße überqueren müssen, versuchen Sie so weit wie möglich weg von dem Überwachungspunkt zu kommen, um dann zügig, auf direktem Weg die Straße zu überqueren. Die Überquerung sollte, wie man es im Militärjargon nennt, im »geschlossenen Sprung« erfolgen. Das bedeutet, dass man sich unsichtbar der Straße nähert, mit allen Personen (falls man in einer Gruppe unterwegs ist) in einer zügigen Aktion gleichzeitig die Straße überquert und dann schleunigst wieder aus dem Sichtfeld verschwindet. Generell erzeugen schnelle Bewegungen mehr Aufmerksamkeit als Bewegungen in Zeitlupe. Aber »langsam« wäre bei einer Straßenüberquerung nicht sinnvoll.

Große Kreuzungen, Plätze oder große brache Flächen sollten Sie aus taktischen Gründen immer meiden. Hier besteht aufgrund der fehlenden Deckung ein zu großes Risiko, entdeckt zu werden!

Tunnel oder Unterführungen sollten Sie unbedingt meiden

Umgehen Sie unbedingt Unterführungen, Tunnel, Gänge oder Ähnliches. Diese sollten Sie nicht für Ihre Flucht nutzen. Denn dort tummeln sich schon im Normalfall oftmals Subjekte, mit denen man besser nichts zu tun haben möchte …

Sichern Sie Ihre Fortbewegung ab! Bei militärischen Einheiten werden in gefährlichen Gebieten immer sogenannte »Vorerkunder« (oder »Nahsicherer«) losgeschickt. Das sind Soldaten, die immer hoch konzentriert und mit der Waffe im Anschlag ein paar Meter vor der Gruppe Ausschau nach Feinden halten. Dieses Vorgehen hat taktische Vorteile für die Gruppe: Eine Einzelperson fällt nicht so auf wie eine Gruppe. Die Gruppe befindet sich in einem sicheren Abstand von 50 bis 100 Metern hinter dem Vorerkunder, der aus der Ferne Anweisungen geben und auf mögliche Gefahren hinweisen kann. Wird man entdeckt, ist es die Aufgabe des Vorerkunders, die Gruppe zu sichern, indem er Ablenkungsmanöver startet oder die Angreifer aufhält. Der Vorerkunder ist natürlich auch der Erste, der bei einem Schusswechsel ums Leben kommen kann. Ein »Nahsicherer« kann auch ohne Schusswaffen eingesetzt werden und so die Sicherheit für die Gruppe deutlich erhöhen.

Wenn Sie größere Strecken aus einer Stadt oder generell aus urbanem Gebiet flüchten müssen, bleibt es nicht aus, dass Sie auch einmal Pausen zur Regeneration einlegen müssen. Kein Mensch joggt taktisch aus dem Stadtkern von Berlin bis zum Stadtrand. Das ist unmöglich. Pausen sind aber immer riskant, da man unkonzentriert ist oder sich intensiv um sich selbst kümmert. Die Wahrnehmung ist also herabgesetzt. Um die Gruppe zu sichern, kann man eine Person bestimmen, die in den Pausen Ausschau nach Gefahren hält. So können sich die restlichen Gruppenmitglieder in Ruhe um Ihre Belange kümmern und auch mal kurz mental abschalten.

Machen Sie bei Ihrer Flucht immer wieder halt und gehen dabei kurz in die Hocke. In diesem sogenannten »Horchhalt« können Sie das Umfeld abklären. Nehmen Sie die Hand ans Ohr, legen alle Finger samt Daumen aneinander und formen Sie damit ein »C«. So können Sie den Schall besser orten. Der Mund muss dabei geöffnet sein und Ihr Atem angehalten. Horchen Sie nun, ob Sie verdächtige Geräusche, Schritte oder Stimmen hören. Diese effektive Methode kennen Sie vielleicht noch aus alten Filmen. Sie ist leider etwas in Vergessenheit geraten, wird aber nicht umsonst bei spezialisierten Militäreinheiten noch ausgebildet.

Licht- und Geräuschdisziplin

Auch die aktuelle Wetterlage kann Sie bei Ihrem Fluchtvorhaben unterstützen. Gute »Fluchthelfer« seitens der Witterung sind z. B. Nebel, starke Regen- oder Schneefälle. All diese Fälle senken die Wahrscheinlichkeit, entdeckt zu werden, enorm.

Nebel und Schnee schlucken den Schall, weswegen man sich hier sogar unterwegs mündliche Anweisungen geben oder leise Unterhaltungen führen kann. Dinge, die man bei einer anderen Witterung nie tun dürfte, weil man sich sonst verraten könnte. Starker Regen übertönt den Schall, was Ihnen natürlich auch zugutekommt. Andererseits sollten Sie im Hinterkopf haben, dass sich nähernde Personen schwerer und später bemerkt werden können.

Schnee ist bei Dunkelheit mit Vorsicht zu genießen, denn taktisch gesehen wird es in der Nacht spätestens dann problematisch, wenn der Schneefall nachlässt. Dann erhellt der Schnee nämlich durch die Lichtreflexion den Untergrund und die Umgebung.

Starker Schneefall, Regen und Nebel helfen zwar dabei, schlechter aufgespürt zu werden, sie schränken gleichzeitig aber auch die eigene Sicht ein, was ein höheres Unfallrisiko birgt. Die Orientierung ist deutlich erschwert. Sonst weit und gut sichtbare Orientierungspunkte wie Türme, hohe Masten, Industrieschornsteine und Hochhäuser verschwinden quasi und können nicht mehr für die Richtungsbestimmung genutzt werden. Wege, Straßen, Stadtteile und Strecken könnten sich dadurch vielleicht in ein Labyrinth verwandeln, aus dem Sie nur noch schwer entrinnen können.

Daher birgt eine Flucht bei Nacht aufgrund der eingeschränkten Sicht

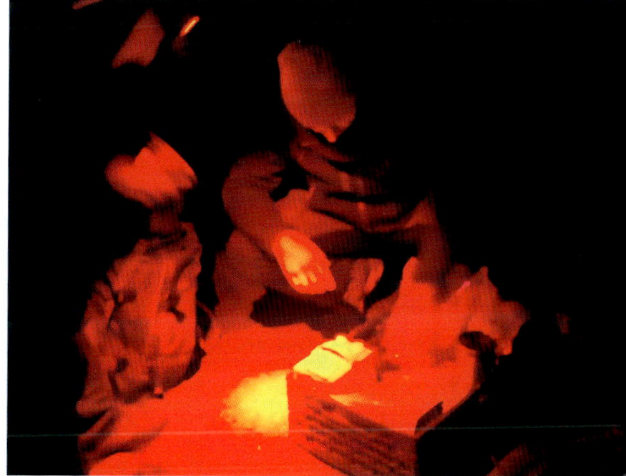

Verwenden Sie nur Rotlicht! Es stört die Dunkeladaption des Auges nicht.

deutlich mehr Gefahrenpotenzial als bei Tag. Nachts müssen Sie je nach Orts- oder Stadtbild etwas vorsichtiger sein, denn nicht nur vom Menschen kann Gefahr ausgehen. Man kann sich beispielsweise bei beschädigten oder zerstörten Gebäuden an scharfkantigen, aus dem Beton herausragenden Metallstangen verletzen. Auch wichtige Ausrüstungsteile, etwa Ihre Regenjacke oder der Poncho, können aufreißen oder Ihr Fluchtrucksack wird beschädigt. Geben Sie hier besonders acht!

Das menschliche Auge benötigt etwa 30 Minuten, um sich an die Dunkelheit zu adaptieren. Wenn Sie aus einer hellen Umgebung in völlige Dunkelheit gelangen, sehen Sie daher anfangs ganz schlecht bis gar nichts. Daher sollten Sie, bevor Sie starten, mindestens eine Viertelstunde vorher in Dunkelheit verbringen, damit sich Ihre Augen daran gewöhnen. Wenn Sie während Ihrer Flucht eine Lichtquelle wahrnehmen, die in Ihre Richtung leuchtet, wenden Sie sich sofort ab. Keinesfalls hineinschauen! Das Risiko, davon geblendet zu werden, ist zu groß. Denn es kann dann wieder bis zu 30 Minuten dauern, bis sich Ihre Augen wieder an die Dunkelheit gewöhnt haben. Sie können auch die Hände schützend über die Augen halten, ohne Druck auf den Augapfel auszuüben.

Licht ist immer verräterisch. Im Idealfall sollten Sie es ausgeschaltet lassen, was auch taktisch zu empfehlen ist. Wenn Sie zur Orientierung Licht benötigen, sollten Sie sich an die Grundsätze der Lichtdisziplin halten. Müssen Sie unbedingt Ihre Taschenlampe oder Stirnleuchte benutzen, begeben Sie sich, bevor Sie sie anschalten, in eine Ecke oder hinter ein Hindernis, wo der Lichtstrahl, der Sie und Ihren Standort verraten könnte, nicht auffällt. Die Leuchtdauer sollte immer so kurz wie möglich sein. Für viele Tätigkeiten braucht es überhaupt kein Licht.

Nutzen Sie, wann immer möglich, Rotlicht. Das ist deutlich besser als weißes Licht. Bei der Verwendung von Rotlicht passen sich Ihre Pupillen wieder schneller an die Dunkelheit an. Ein wichtiger Aspekt, den Sie bei der Anschaffung Ihrer mobilen Lichtquelle beachten sollten. Eine Lampe ohne Rotlicht ist nicht ideal.

Ihre Lampen sollten Sie möglichst auch nicht auf höchster Stufe betreiben. Wenn Sie die Lichtstärke etwas schwächer einstellen könnten, ist das in den meisten Fällen ausreichend. Verfügt Ihre Leuchte nicht über diese Funktion, können Sie behelfsmäßig ein Stück Stoff um den Strahler der Lampe wickeln.

Rauchen kann während einer Flucht sehr nachteilig für Sie sein. Tarntechnisch und taktisch gesehen ist es ein völliges No-Go! Bei jedem Zug an der Zigarette leuchtet die Glut das Gesicht des Rauchers aus. Gratulation, denn so machen Sie sich nachts zu einem gut und vor allem weit sichtbaren Ziel. Beim Militär bekommt man das als Rekrut in der Grundausbildung ganz praktisch beigebracht. Hier wird ein Soldat auf einer Anhöhe postiert. Die Rekruten liegen ein paar 100 Meter weit entfernt, können diesen aber im Dunkeln nicht sehen. Dann zündet sich der Soldat eine Zigarette an und zieht dran. Was folgt, ist sehr eindrücklich: Das gesamte Gesicht ist ausgeleuchtet. Manchmal kann man sogar den halben Torso der Person oder danebenstehender Personen erkennen. Scharfschützen lieben solche Chancen! Problematisch ist auch der Zigarettenrauch, der sich einwandfrei identifizieren lässt. Je nach Windrichtung kann er leicht über mehrere 100 Meter Entfernung wahrgenommen werden. Verraten Sie sich nicht. Verkneifen Sie sich die Sucht, bis Sie sicheres Terrain erreicht haben.

Dass Lärm Aufmerksamkeit erregt, dürfte jedem klar sein. In der Praxis lassen sich aber nicht immer alle Geräusche vermeiden. Sie können aber schon im Vorfeld eine Menge dafür tun, um im Fluchtfall möglichst geräuscharm zu sein. Hier ist es wichtig, dass Sie Ihren Fluchtrucksack so packen, dass dieser oder sein Inhalt keine lauten, scheppernden oder in sonstiger Weise auffälligen Geräusche erzeugt. Gerade bei metallischen Gegenständen, wie dem Kochgeschirr oder einem Trinkbecher, kann das der Fall sein. Wenn man sein Gepäck so packt, dass jeder freie Winkel genutzt wird und man dabei z. B. harte Gegenstände in den Trinkbecher steckt, dann fangen diese an zu klappern, sobald man sich mit dem Gepäck in Bewegung setzt. Verräterisch!

Kommunikation

Jegliche hörbare Kommunikation sollte möglichst unterbleiben. Ausnahmen bestehen immer dann, wenn Sie natürliche Geräusche imitieren können, die Witterung den Schall dämpft oder übertönt, oder wenn es tatsächlich leise erfolgt. Manchmal ist es notwendig, dass man sich ausschließlich mit Handzeichen verständigt. Auf diese Weise könnte man absolut geräuschfrei kommunizieren. Aber wie bitteschön soll man Handzeichen bei Dunkelheit übermitteln? Klar, wenn man überhaupt nichts sieht, geht das nicht. Aber verinnerlichen Sie sich nochmals den obigen Abschnitt zum Thema Dunkelheit.

Handzeichen müssen geübt und natürlich von jedem Gruppenmitglied eindeutig verstanden und beherrscht werden. Die tollsten taktischen Gesten nützen Ihnen nichts, wenn sie der Empfänger nicht deuten kann.

Natürlich ist eine Kommunikation auch über Funk möglich. Das Funkgerät wird dafür mit stark reglementierender Rauschsperre eingesetzt. Aber nicht mit Sprache, sondern per kurzem Tastendruck. Durch die PTT-Taste (Push-to-talk) könnte man auch JA oder NEIN signalisieren, wenn man diese einmal lang oder eben zweimal kurz drückt. Das kurze knackende Geräusch würde ausreichen. Klar, dass das Gerät nur auf geringster Lautstärkestufe laufen darf.

Lichtsignale scheiden aus taktischen Gründen aus, wobei es sicherlich ein paar wenige Situationen gäbe, wo sie sinnvoll wären.

Vorbereitende Maßnahmen für eine Flucht

Auf ein paar weitere wichtige Dinge möchte ich in diesem Abschnitt noch hinweisen. Zugegeben, manches ist selbstverständlich – sollte man meinen. Aber aus meinen Kursen weiß ich, dass gerade die einfachen Sachen gerne vergessen werden.

Sorgen Sie dafür, dass Sie bei der Flucht im höchsten Maße mobil sind. Rennen Sie nicht wie ein Michelin-Männchen mit Ihrer dicksten Kleidung durch die Gegend. Sie sollten immer damit rechnen, dass Sie unverhofft auch mal schnelle Sprints einlegen müssen, für den Fall, dass Sie angegriffen oder verfolgt werden. Kleiden Sie sich daher anfangs so, dass Sie gerade leicht frösteln. Meistens sind Sie so ideal gekleidet, denn nach ein paar Metern Bewegung wird

Ihnen sowieso schnell warm. Wären Sie zu dick angezogen, würden Sie gleich anfangen zu schwitzen. Die isolierende Bekleidung wäre dann nassgeschwitzt und büßt dadurch an wichtiger Isolierleistung ein. In den nächsten Stunden bekämen Sie sich nicht mehr trocken. Eine zu dicke Bekleidung sorgt außerdem für stark geminderte Selbstverteidigungsfähigkeiten, denn Sie sind ja deutlich in Ihrer Beweglichkeit und Kraft eingeschränkt.

Verteilen Sie das Gepäckgewicht in der Gruppe. Stärkere Personen können schwerere Lasten tragen, schwächere leichte Dinge. Kinder sind ebenfalls belastbar und können leichte Ausrüstung in einem Rucksack auf dem Rücken mitführen.

Schuhe müssen vorher inspiziert werden. Wichtig ist, dass Sie die Verschnürung Ihrer Schuhe prüfen und darauf achten, dass die Socken richtig sitzen. Falten in der Socke können Ihr Fluchtvorhaben ganz schnell schmerzhaft und unangenehm werden lassen. Sie bekommen Blasen.

Wenn Sie mit mehreren Personen flüchten wollen, sollten alle über die Fluchtroute und eventuelle Alternativen informiert sein. Die Fluchtroute sollte daher vorher gemeinsam besprochen und geplant werden, damit jeder den gleichen Informations- und Wissensstand hat. Sinnvoll wäre auch, Skizzen über die eigentliche Fluchtroute und gegebenenfalls auftretende Besonderheiten anzufertigen. Verteilen Sie die Skizzen an alle, die an der Flucht teilnehmen, damit sich jeder intensiv mit der Route befassen kann. Sie muss sich regelrecht im Hirn eingebrannt haben.

Für den Fall, dass die Gruppe getrennt oder zerschlagen würde, müssen Sammelpunkte vereinbart werden. An diesen Stellen kann sich die Gruppe wieder neu formieren und wartet dort eine vorher festgelegte Zeit auf die »vermissten« Mitstreiter. Taktisch gesehen wäre es gut, mehrere Sammelpunkte zu vereinbaren. Es kann schließlich sein, dass die erste Location nicht erreichbar ist, oder dass von dort aus eine Gefahr ausgeht. So hätten Sie bei Bedarf eine Alternative.

Im Krisen- und Katastrophenfall wäre es auch denkbar, dass sich die Beschaffenheit des Bodens gravierend verändert. Geborstene Wasserleitungen oder ein zerstörtes Abwassersystem könnten dafür sorgen, dass Wasser im Winter eine gefährliche Eisschicht bildet, dann wären Sie vielleicht für die nächsten 20 Meter ausgebremst und ein leichtes Ziel. Ebenso könnten sich Rasen und Wiesen in ein Sumpfgebiet verwandeln, das Sie nur noch langsam und mühevoll durchqueren könnten. Es kann Beschädigungen im Asphalt oder auf gepflasterten Böden geben. Schlaglöcher, Risse, Mulden, Einbrüche sind für Sie und Ihre Begleiter potenzielle Stolperfallen. Stürze und Verletzungen könnten die Folge sein. Mit einem verstauchten Fuß zu flüchten, ist sicher kein Spaß.

Ebenfalls muss die Frage nach dem Wohin, also Ihrem Ziel, beantwortet werden. Auch sie hat Einfluss auf die Planung Ihres Gepäcks. Wenn Sie über ein kleines Wochenendhaus im Grünen verfügen und dort Vorräte, Wasser, Batterien usw. gelagert haben, wäre das, je nach Situation, vielleicht ein gutes Ziel. Oder, wenn eine Tagesreise entfernt auf dem Land Verwandtschaft wohnt, die Sie aufnehmen würde, auch dieses. Versuchen Sie möglichst immer zu vermeiden, blindlings aus dem Haus zu flüchten. Ohne ein Ziel erschweren Sie Ihre Rahmenbedingungen und bringen sich eventuell noch zusätzlich in Gefahr! Natürlich kann es immer sein, dass Sie Ihr Ziel nicht direkt oder schlimmstenfalls überhaupt nicht erreichen können. Aber grundsätzlich sollte ein möglicher Zufluchtsort gewählt werden. Schon vor einer Krise!

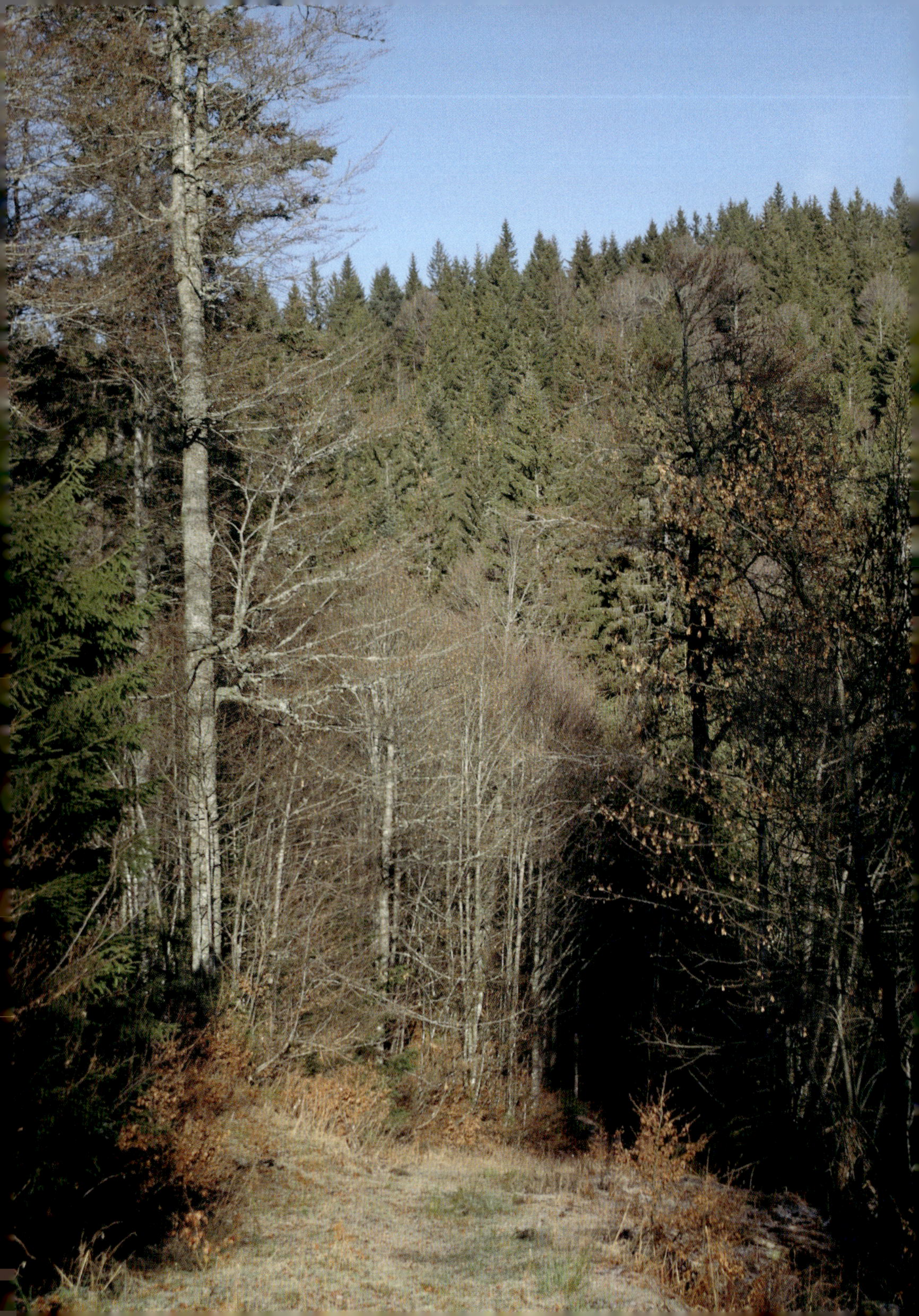

4.

Gefahren im Wald

Bäume | Brandgefahr | Tiere | Zecken & Co. | Mücken

Manchmal höre ich von meinen Kursteilnehmern, dass sie noch nie im Wald oder überhaupt im Freien übernachtet haben. Das ist ja prinzipiell nicht schlimm, denn nicht jeder hatte im Leben die Möglichkeit dazu, oder seine Urängste haben ihn bisher davon abgehalten. Ich kann nachvollziehen, dass hier bei so manchem große Unsicherheit herrscht und man vielleicht gar kein Auge schließen kann, weil man sich in einer völlig unbekannten Umgebung befindet. Die Sorgen sind aber meist unbegründet. Grundsätzlich kann man sagen, dass unsere Wälder keine allgegenwärtigen Gefahren bergen und die Wahrscheinlichkeit, im Wald zu Tode zu kommen, relativ gering ist. Manche schrecken bei unbekannten Tiergeräuschen zusammen. Aber auch das ist unbegründet. Wilde Bestien, die aus dem Unterholz brechen und angreifen, gibt es bei uns nicht. Dennoch birgt der Wald ein paar realistische Risiken, die man kennen sollte. Es gibt dazu ein paar wichtige Grundregeln, die man der eigenen Sicherheit zuliebe wissen sollte.

Bäume

Ein mitunter großes Gefahrenpotenzial bieten nicht die im Wald lebenden Tiere, sondern Bäume. Normalerweise ist ein Baum kein Risiko. Aber bei einem Wetterwechsel kann sich das schnell ändern. Die Hauptgefährdung durch Bäume liegt immer im Astbruch. Astbruch bedeutet, dass Äste abbrechen und dann von oben herab zu Boden stürzen. Das kann sehr gefährlich sein, denn je nach Größe, Gewicht, Fallwinkel und Fallgeschwindigkeit verwandeln sich herabfallende Äste in schnell fliegende, gefährliche Geschosse mit großer Aufschlagkraft. Ein solcher Ast kann Sie erschlagen! Aber nicht nur Sie selbst sind dabei in Gefahr, sondern auch Ihre Ausrüstung. Stellen Sie sich einmal vor, Sie haben ein Tarp als Regenschutz aufgespannt, ein Ast fällt darauf und reißt ein Loch in das Gewebe. Das Tarp könnte mit einem Schlag unbrauchbar sein. Ein überlebenswichtiger Ausrüstungsgegenstand wäre verloren.

Manchmal kommt es aber auch vor, dass Äste einfach von selbst, ohne starken Wind, abbrechen. Vielleicht sind sie schon seit Längerem abgestorben und morsch.

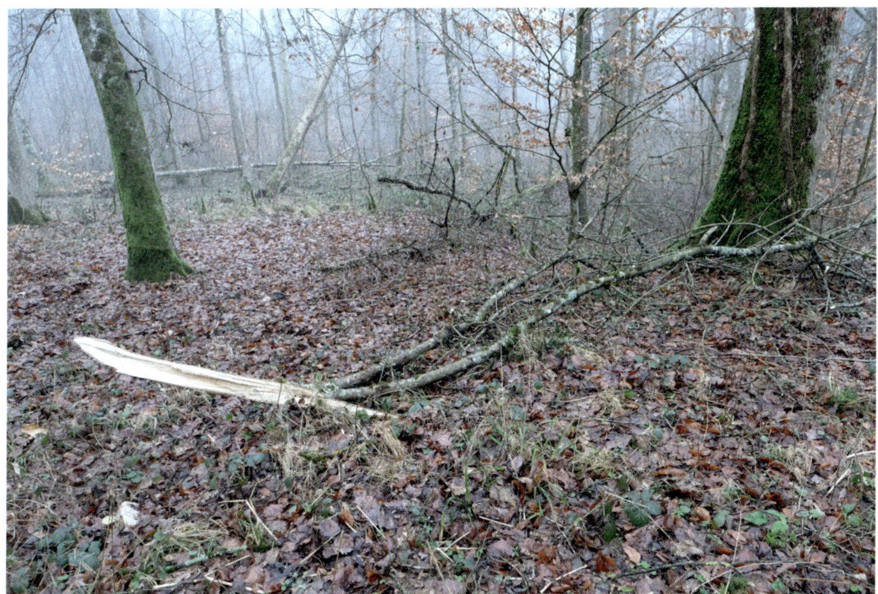

Sieht harmlos aus, aber so ein Ast kann Sie erschlagen

Problematisch wird es im Wald insbesondere dann, wenn die Winde zunehmen oder starke Böen oder Stürme einsetzen. Hier werden die Baumkronen derart durchgeschüttelt, dass einige Äste der Belastung nicht mehr standhalten. Gerade bei heranziehenden Gewittern muss man sehr aufpassen. In diesem Fall besteht ein sehr hohes Astbruchrisiko. Wenn Sie sich auskennen, sollten Sie Eschen meiden. Seit ein paar Jahren grassiert ein Pilz namens *Hymenoscyphus pseudoalbidus,* der zu einem Absterben vieler Eschen führt. Sie sind potenzielle Gefahrenquellen.

Ich habe schon Wetterkonstellationen erlebt, bei denen sich im Winter viel Eis an den Ästen gebildet hat. Nebel hatte dazu geführt, dass die Eisschicht um die Äste immer dicker geworden ist. Baumkronen und Äste sind dann durch das massive Gewicht einfach abgebrochen und nach unten gestürzt.

Hin und wieder stürzen einzelne Bäume auch einfach so um. Hier spielt natürlich die Art des Waldes eine Rolle. Ich konnte schon ein paar Mal miterleben, dass in meiner unmittelbaren Nähe Bäume einfach so umgestürzt sind. Aus dem Nichts heraus! Aber die Wahrscheinlichkeit, dass Sie mit so einem Ereignis konfrontiert werden, halte ich für sehr gering. In längeren Regenperioden sollten Sie allerdings etwas vorsichtiger sein. Dann ist der Boden aufgeweicht und das Risiko, dass ein Baum umstürzt, erhöht sich. Aber die Fälle, in denen bei uns in Deutschland in der jüngsten Geschichte ein Mensch von einem umstürzenden Baum erschlagen wurde, dürften sich an einer Hand abzählen lassen.

Bei Schnee sollten Sie nicht unbedingt unter Nadelbäumen schlafen. Auf den Ästen dieser Bäume sammelt sich eine Menge Schnee, der nach unten rauschen kann. Es könnte passieren, dass Sie oder Ihre Ausrüstung unter dem Schnee begraben werden. Ein Erwachsener kommt damit in den meisten Fällen vielleicht noch klar, wenn ihn ein paar Zentner Schnee eindecken, bei einem Kleinkind könnte das aber gefährlich werden. Außerdem kann es Ihnen passieren, dass Ihr Zelt durch die herabstürzende Schneelast in die Knie geht. Im schlimmsten Fall bricht das Gestänge oder das Zeltgewebe wird beschädigt. Und so wäre Ihr wichtigster Schutz vor der Witterung zerstört. Das darf nie passieren!

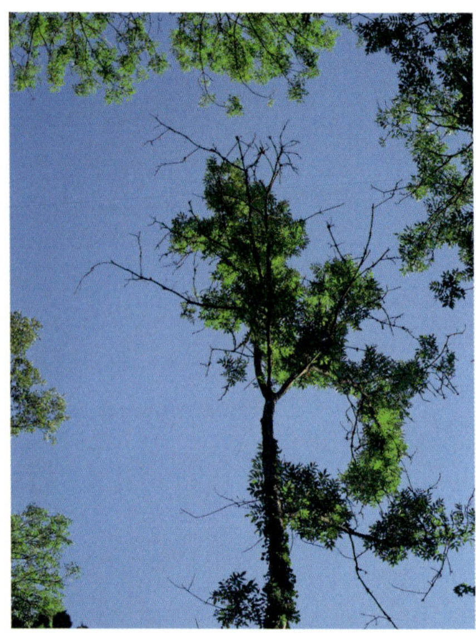

Bei dieser Esche ist Astbruch vorprogrammiert

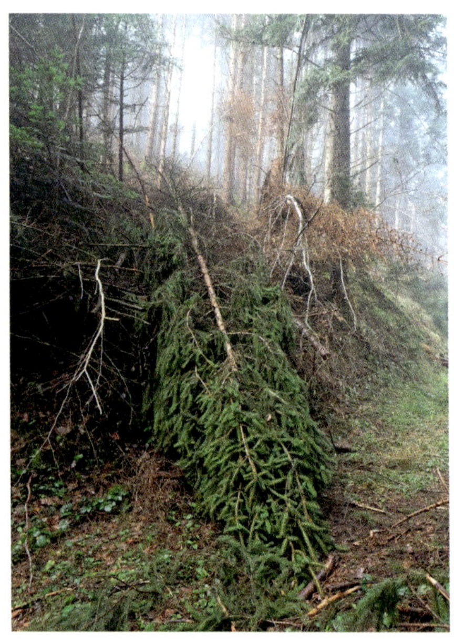

Risikofaktor: umstürzende Bäume

Brandgefahr

Sie haben bestimmt schon einmal davon gehört, dass es auch in Deutschland immer wieder zu Waldbränden kommt. Oder Sie haben vielleicht sogar durch entsprechende Wetter-Apps eine Waldbrandwarnung auf Ihrem Smartphone erhalten. Nicht nur im Ausland, wie z. B. in Portugal oder in Kalifornien, besteht ein Problem mit Waldbränden, auch in Deutschland ist das ein Thema. Gemäß der Waldbrandstatistik 2016 der Bundesanstalt für Landwirtschaft und Ernährung (Quelle: *http://bit.ly/2AETN70*) hat es im Jahr 2016 in deutschen Wäldern 1071 Mal gebrannt. Eine erschreckend hohe Zahl!

Waldbrandgefahr besteht nicht nur, wie fälschlicherweise immer wieder angenommen, im Sommer, sondern auch im Winter. Vor allem dann, wenn die Schneedecke fehlt. Problematisch wird es in der Regel auch Ende April bis Anfang Mai, dort erreicht die Waldbrandgefahr ihren ersten Höhepunkt. Nicht nur Naturphänomene wie lang anhaltende Trockenheit oder Blitzschlag sind Auslöser von Waldbränden. Häufig ist der Mensch durch sein fahrlässiges Verhalten der Verursacher.

Waldbrandgefahr besteht vor allem in trockenen Fichten- und Kiefernwäldern, da sich dort im Laufe der Jahre auf dem Waldboden ein sehr leicht entflammbarer Belag aus luftig und locker aufeinander liegenden, abgestorbenen, herabgefallenen Nadeln gebildet hat. Ein Funke kann hier schon großes Unheil anrichten. Wer in Risikozeiten in einem Nadelwald ein Feuer entfacht, handelt völlig unverantwortlich!

In Krisen- oder Katastrophenfällen schätze ich persönlich das Risiko von Waldbränden durch die Allgemeinumstände höher ein. Brände in Ortschaften oder Stadtteilen könnten unter Umständen auf angrenzende Waldgebiete übergreifen, oder die flüchtende Bevölkerung verursacht die Waldbrände durch Fehlverhalten. Häufige und mögliche Ursachen sind dabei das Rauchen im Wald, und wenn man mit (ungeeigneten) Fahrzeugen quer durch den Wald fährt. Durch die Überhitzung können sich trockene Pflanzenteile auf dem Boden entzünden.

Waldbrände sind äußerst ernst zu nehmen, denn sie können verheerende Auswirkungen haben. Bedenken Sie immer, dass Waldbrände, selbst in ein paar

Kilometern Entfernung, lebensbedrohlich für Sie werden können. Da muss nur der Wind plötzlich drehen oder andere unglückliche Faktoren zusammenkommen, dann hat Sie der Waldbrand unter Umständen ganz schnell eingeholt, eingekreist oder Ihnen Ihre Fluchtroute versperrt.

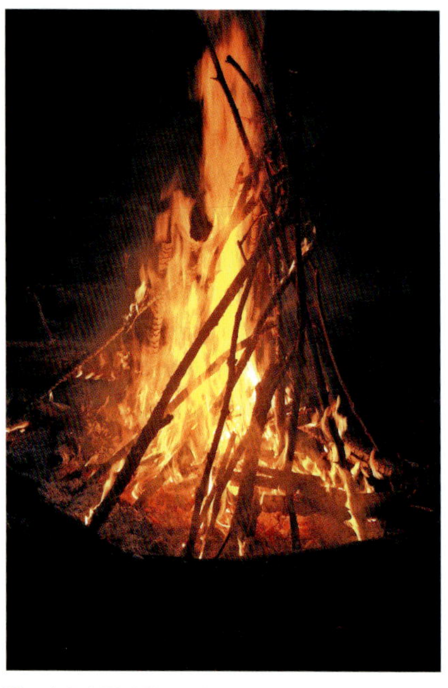

Vorsicht! Waldbrandgefahr auch bei uns

Tiere

In deutschen Wäldern gibt es normalerweise keine Bären, Elche oder Wölfe. Daher gehe ich auf diese hier auch nicht ein. Selbst wenn die tierische Geräuschkulisse vor allem nachts (auch für Profis) mitunter sehr befremdlich, vielleicht sogar beängstigend klingt, braucht man sich in der Regel in einem Zelt keine Sorgen zu machen. Es ist nahezu ausgeschlossen, dass Sie, einfach so ohne Grund, von einem Tier attackiert werden!

Dennoch gibt es Tiere, bei denen etwas Vorsicht geboten ist. Denn diese reagieren, wenn sie mit einem Menschen zusammentreffen, entweder vor Schreck oder weil sie sich schützen wollen, mit Angriffsmanövern, die zu schweren Verletzungen führen können. Zu diesen Tieren zählen insbesondere Wildschweine. In der Regel sind sie scheu und gehen dem Menschen aus dem Weg. Kommt es aber zu einem unverhofften Aufeinandertref-

Wildschweine können gefährlich werden

fen, schreckt das Schwein auf und es kann zu einem Angriff kommen. Das habe ich selbst schon erlebt. Retten konnte ich mich nur, indem ich auf einen nahen Baum kletterte. Vor einem Wildschwein können Sie nicht davonlaufen. Diese Tiere können auf 400 Metern eine Geschwindigkeit von 50 km/h erreichen. Zum Vergleich: Der schnellste Mensch der Welt, Usain Bolt, schafft mit 37,578 km/h nur eine deutlich geringere Distanz. Abwehrtechniken sind bei einem Wildschweinangriff vergebens. Hier hilft nur das schlagkräftige Kaliber einer Schusswaffe, sollte man noch zum Schuss kommen, geschweige denn überhaupt noch treffen. Vor allem die Bachen (Wildschweinmütter) mit ihren Frischlingen (Wildschweinkinder) sind besonders angriffslustig. Sollte eine solche einmal Ihren Weg kreuzen, bleiben Sie bitte stehen.

In längerfristigen Krisensituationen können Wildschweine auch in Stadtgebieten zu einem echten Problem für die dort lebende Bevölkerung werden. Bereits heute hat Berlin massive Probleme mit Wildschweinen, die immer tiefer ins Stadtinnere eindringen, weil sie dort ein üppiges Nahrungsangebot vorfinden.

Wundern Sie sich nicht, wenn Sie im Wald das Bellen von Hunden hören. Vermeintliches Hundegebell ist in vielen Fällen eine Art Geschrei der Rehe. Um ihre Artgenossen zu warnen, machen sie ähnliche Geräusche. Manchmal klingt es aus einer Baumkrone herab, als würde ein Säugling gequält. Das ist dann der Kauz, der mit zunehmender Dunkelheit aktiv wird und die kuriosesten Geräusche von sich gibt.

Zecken & Co.

Der Vollständigkeit halber möchte ich auch auf das Thema Zecken eingehen. Obwohl diese sicherlich (wenn nicht gerade ein Biokampfstoff verbreitet wird) keine Akutbedrohung für den Menschen darstellen, ist es doch wichtig, noch einmal in Erinnerung zu rufen, dass Zecken auf Dauer irreparable Gesundheitsschäden verursachen können. Um dieses Risiko zu senken, sollten Sie ein paar Schutzmaßnahmen durchführen. Den Basisschutz bildet hierbei lange Bekleidung, vor allem lange Hosen. Eine tägliche Zeckenkontrolle ist unerlässlich.

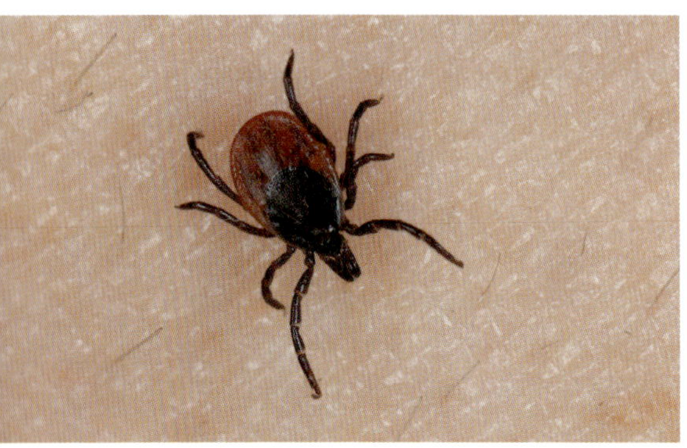

Eine tägliche Zeckenkontrolle ist unerlässlich

Ist man zu zweit oder mit mehreren Personen unterwegs, führt man diese am besten gegenseitig durch. So finden Sie auch die Exemplare, die an Stellen sitzen, wo man mit den eigenen Händen nicht hinkommt bzw. wo man nicht hinsieht.

Mücken

Bei längerfristigen Krisen- oder Katastrophenfällen bzw. deren nichtbehobenen Nachwirkungen ist auch mit einem erhöhten Aufkommen von Stechmücken zu rechnen. Es ist möglich, dass durch sie gefährlichere Krankheiten übertragen werden. Ich habe jedes Jahr im Wald mit einer lästigen Mückenplage zu kämpfen, die leider bis in den späten Herbst hinein anhält. Überlegen Sie also, ob Sie ein Mückenschutzmittel oder Moskitonetze, die Sie über den Kopf stülpen können, mitführen.

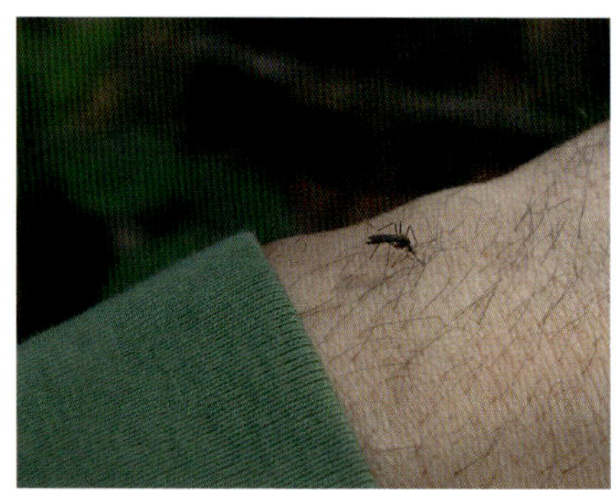

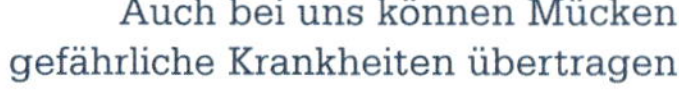

Auch bei uns können Mücken gefährliche Krankheiten übertragen

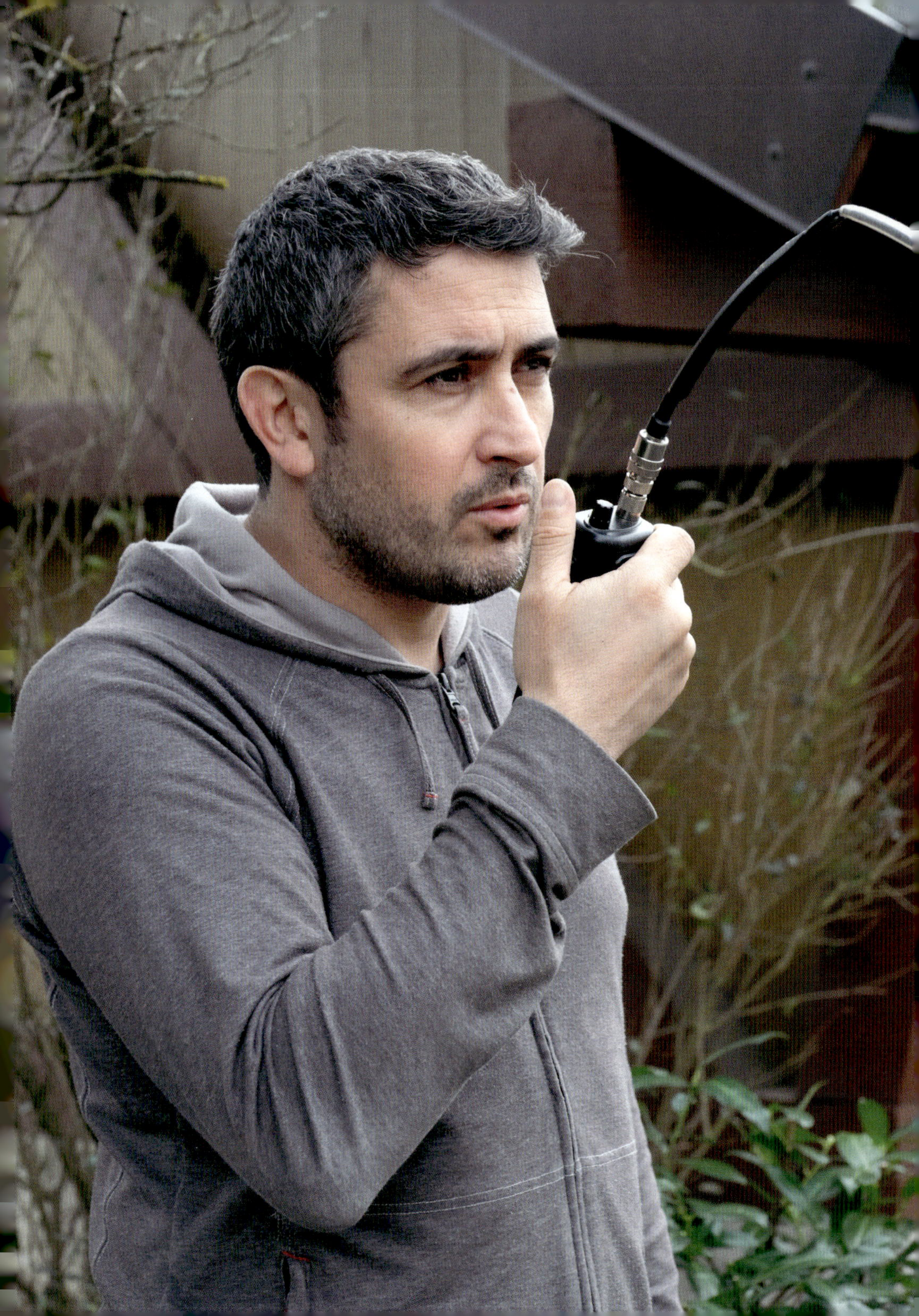

5.

Funk als Kommunikationsmittel

Funkarten | Aufbau eines Funknetzwerks | Reichweite | Leistungsverstärker | Funksprache | Q-Codes für CB-Funk | Kanalplan | Verschleierung | Funkgeräte

Mit einem Funkgerät können Sie unter Umständen an sehr wichtige Informationen gelangen. Das kann der Status über die aktuelle Lage in der Krisen- oder Katastrophenregion sein, den die Funker untereinander austauschen. Es können aber auch Warnungen, Hilfsangebote oder Hinweise auf sichere Standorte sein. Mithilfe des Funks können Sie Ihre Freunde, Familie oder andere Funker anrufen und um Hilfe bitten, sich organisieren, informieren usw. Wenn Sie richtig ausgestattet sind, haben Sie den Luxus, autark vom Stromnetz zu funken. Mit den von mir im Weiteren beschriebenen Hilfsmitteln können Sie sogar richtig gut und relativ weit funken. Im Ernstfall ist es sicherlich beruhigend zu wissen, dass man mit anderen Personen Kontakt halten kann.

Funkarten

Es gibt mittlerweile eine Menge freie Frequenzbereiche beim Funk, die jedermann nichtkommerziell, kostenlos und ohne eine Prüfung abgelegt zu haben nutzen kann. Dazu zählen unter anderem PMR446, Freenet und CB-Funk, um mal die wichtigsten aufzuzählen. Jede dieser Funkarten hat Stärken und Schwächen. Ich empfehle Ihnen auf den Jedermannfunk »CB-Funk« zurückzugreifen und sich dafür entsprechend auszurüsten. Der CB-Funk ist nicht tot, auch wenn das von einigen Leuten so empfunden oder propagiert wird. Zwar ist seit Jahren bei Weitem nicht mehr so viel los, wie noch in den 1980er- und 1990er-Jahren, aber trotzdem trifft man immer wieder Funkfreunde auf irgendeinem Kanal an. Das Interesse am CB-Funk steigt inzwischen wieder. Im südbadischen Raum gibt es sogar einen lockeren Zusammenschluss mit einem »Hauskanal« von Funkern aus der Region. Und das ist sicherlich in anderen Teilen Deutschlands auch so. Wie ich vor Kurzem aus einem Bericht entnehmen konnte, verzeichnen manche CB-Funkvereine wieder steigende Mitgliederzahlen.

Wenn Sie Zeit, Muße und Geld haben, um die Lizenz für Funkamateure zu erwerben, tun Sie das. Funkamateure sind Vollprofis und wissen wirklich *alles* über Funk. Sie wären imstande, nahezu um den gesamten Globus zu funken, wenn ein paar Faktoren mitspielen. Jedem CB-Funker steigen in Sachen Reichweite manchmal glatt die Tränen in die Augen, wenn er neben einem Funkamateur sitzt. Obwohl es beim CB-Funk gerade im Sommer, wenn die Bänder offen sind, auch zu enormen Überreichweiten kommen kann.

Funkamateure übernehmen übrigens häufig Informationsaufgaben im Krisen- und Katastrophenfall und leisten damit großartige Hilfe. Das tun aber auch die CB-Funker untereinander. Bleiben wir also beim CB-Funk.

An dieser Stelle möchte ich nur ungern irgendwelche Handfunkgeräte empfehlen. Das ist immer Geschmackssache. So viel für den Laien zur Orientierung: Das Lafayette Urano ist beispielsweise ein gutes Gerät. Es ist spritzwassergeschützt und bietet ein gutes Preis-Leistungs-Verhältnis. Größere Geräte lassen sich nicht mehr so gut transportieren, weshalb ich persönlich auf ein Handfunkgerät zurückgreifen würde.

Um erfolgreich funken zu können, muss man ein paar Dinge wissen und manche technischen Voraussetzungen verstehen, sonst nützt das beste Funkgerät nichts!

Aufbau eines Funknetzwerkes

Wie bereits erwähnt, wird man beim Einschalten eines Funkgeräts nicht sofort auf allen Kanälen jemanden antreffen. Es kann sein, dass kein einziger Funker auf der ganzen Bandbreite erreichbar ist, obwohl Sie ideale Bedingungen geschaffen haben. Das ist sehr abhängig von der Region. Wenn Sie z. B. in einigen Ecken im Taunus funken, erreichen Sie zu manchen Uhrzeiten fast immer jemanden aus dem Frankfurter Raum.

Mit dem Aufbau eines Funknetzwerkes sollten Sie schon jetzt beginnen. Knüpfen Sie Funkkontakte! Damit schlagen Sie zwei Fliegen mit einer Klappe. Erstens üben Sie als Neueinsteiger das ganze Funkprozedere und zweitens kann man hier noch eine Menge lernen, weil die meisten CB-Funker »alte Hasen« sind. Es sind oft solche Tipps, die einem helfen, beim Funken bezüglich Reichweite, Komfort usw. effektiver zu werden. Die Auswahl der Leute für das Funknetzwerk kann sehr variabel sein. Das müssen nicht unbedingt Hardcore-Prepper sein, aber zumindest Leute, die ein gewisses Verständnis für Krisenvorsorge haben. Sind Sie mit Leuten vernetzt, die intensive Krisenvorsorge betreiben, ist das natürlich der Idealzustand. Jetzt kommt es darauf an, dass Sie sich alle funktechnisch so aufstellen, dass Sie sich gegenseitig erreichen. Auch wenn es optimal wäre, so muss es nicht sein, dass jeder jeden anfunken kann, aber jeder in der Funkkette sollte zumindest von irgendjemandem Informationen bekommen. Wenn Sie einen Funkspruch absetzen, sollte ein anderer diesen Funkspruch weiterleiten, falls Sie nicht über genügend Reichweite verfügen, bis auch der Letzte des Funknetzwerkes die Informationen erhalten hat. Meine Vision wäre der Aufbau eines Funknetzwerkes für ganz Baden-Württemberg, mit dem man sich in Krisen- und Katastrophenfällen gegenseitig informieren könnte. In der Praxis hat sich herausgestellt, dass das zwar nicht so einfach, aber dennoch umsetzbar wäre!

Reichweite

In guten Zeiten spielt beim Funken Reichweite eine große Rolle. »Gut« wäre meiner Meinung nach, für den Laien definiert, eine Distanz von etwa 10 bis 30 Kilometern, natürlich geht es auch noch deutlich weiter.

Im Krisen- und Katastrophenfall ist eine große Reichweite zwingend erforderlich, sonst nützt einem die ganze Funkerei nichts. Aber Reichweite erhält man nicht durch den Kauf eines teuren Funkgerätes, sondern durch einen scheinbar banalen Faktor: die Antenne. Die Lösung für Reichweite ist in den meisten Fällen die entsprechende Antenne. Als grobe Faustregel könnte man sagen, je länger (also höher) die Antenne, desto besser. Natürlich spielen auch der Standort und die Geländeform eine Rolle, aber das lassen wir jetzt einmal außen vor. Wichtig ist, dass Sie verstehen: Antenne ist nicht gleich Antenne. Die bei den CB-Handfunkgeräten mitgelieferten Antennen sind nur für kurze Reichweiten ausgelegt. Je nachdem, wo Sie sich befinden, kommen Sie eventuell nur ein paar 100 Meter weit. Reichweiten von bis zu 5 Kilometern, wie sie manche Hersteller propagieren, erreichen Sie nur unter Idealbedingungen! Ihre Funksignale werden also entweder von der Umgebung geschluckt oder reichen

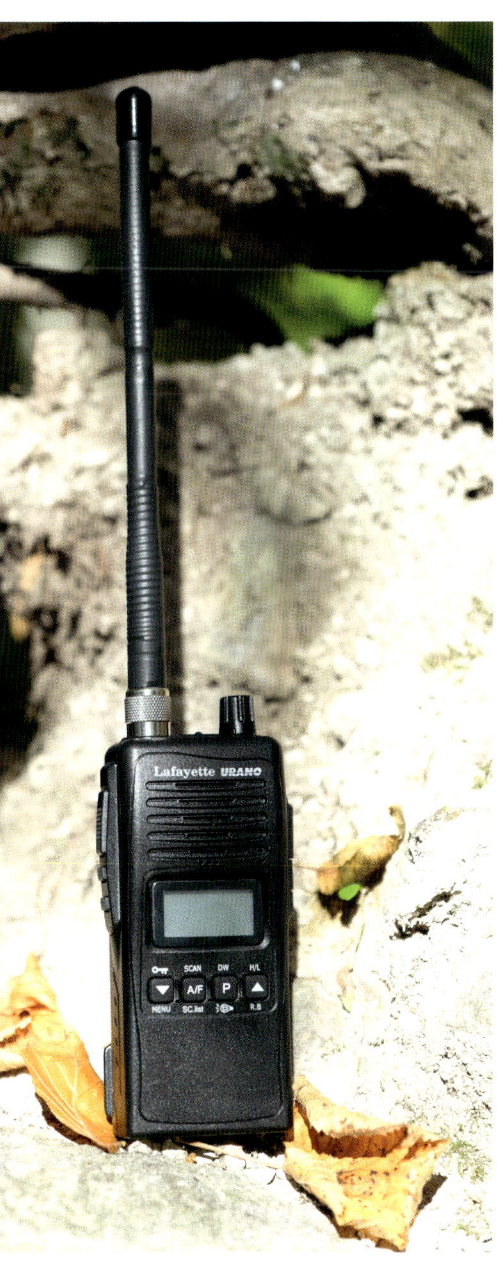

nur für eine kurze Strecke. Das nützt Ihnen nur dann etwas, wenn Sie die Kurzstreckenkommunikation fokussieren. Die Kombination Antennenstandort / Montageort kann auch eine Rolle spielen. So kann beispielsweise eine Antenne, die auf einem Kofferraum montiert ist, schlecht bis gar nicht funktionieren, während die gleiche Antenne auf einem Truckspiegel hervorragend arbeitet.

Für den mobilen Einsatz brauchen Sie folglich eine Antennenart, mit der größere Reichweiten möglich sind, die aber auch noch transportabel und möglichst klein ist. Das Tolle bei CB-Funkgeräten ist, dass man dort immer die Antenne wechseln kann. Für ihr mobiles Funkgerät machen in einem Bug-out-Bag Outdoor-taugliche Drahtantennen Sinn. Das sind flexible Antennen, deren Draht wasserfest mit einer dünnen Gummi- oder Kunststoffschicht überzogen ist und an deren Ende sich ein Kupplungsstück für den Anschluss am (Hand-) Funkgerät befindet. Die Bauweise der Antennen erlaubt ein Reichweitenverhältnis, das ohne zusätzliche Maßnahmen umsetzbar ist. Diese Antennen enthalten keine Kondensatoren

Kurze Antenne heißt schlechte Reichweite

oder verlustbehaftete Spulen, weshalb man mit ihnen enorme Reichweiten erzielen kann. Bei meinem Modell beträgt die Strahlerlänge in etwa 5 Meter. Die Antenne selbst ist insgesamt etwa 7 Meter lang. Mit so einer Ausführung kann man, wenn man es richtig anstellt, für CB-Verhältnisse enorm weit funken. Die Anwendung dieser Antennen ist denkbar einfach: Man lässt sie von einem Baum herunterhängen – und schon kann man loslegen! Oder man führt, was in vielen Fällen die beste und von der Umgebung unabhängigste Lösung ist, einen ausziehbaren Mobilmast mit. Oben an der Spitze befestigt man die Antenne mit ihrer Schlaufe und stellt den Mast dann senkrecht auf. Entweder hält man ihn fest oder lehnt ihn an ihn an irgendein Objekt. Der große Vorteil von Drahtantennen liegt in der Flexibilität der Anwendung. Während die meisten Antennen der CB-Funker im vertikalen Betrieb arbeiten (also senkrecht auf dem Boden stehend), können Sie mit der Drahtantenne auch im horizontalen Betrieb funken. Wenn Sie diese zwischen zwei Bäumen quer zum Boden spannen, haben Sie gute Chancen, DX-Reichweiten zu zu erzielen – besonders weite Funkverbindungen ins Ausland. Auch in der häuslichen Krisenvorsorge kann diese Methode Anwendung finden. Das Querspannen der Antenne auf dem Dachboden macht natürlich auch aus taktischen Gründen Sinn, weil die

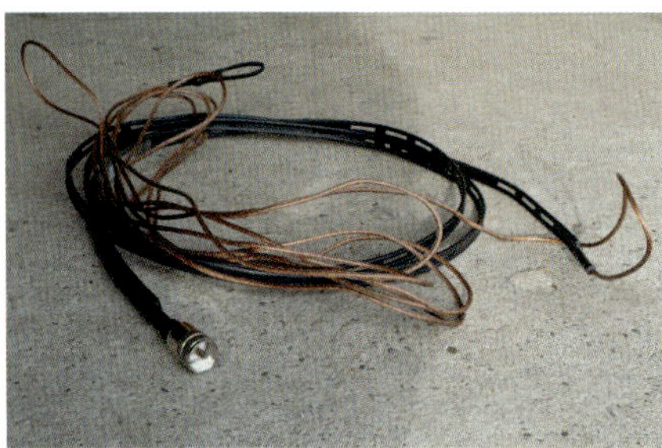

Portable Drahtantenne mit aufgewickeltem Strahlerdraht

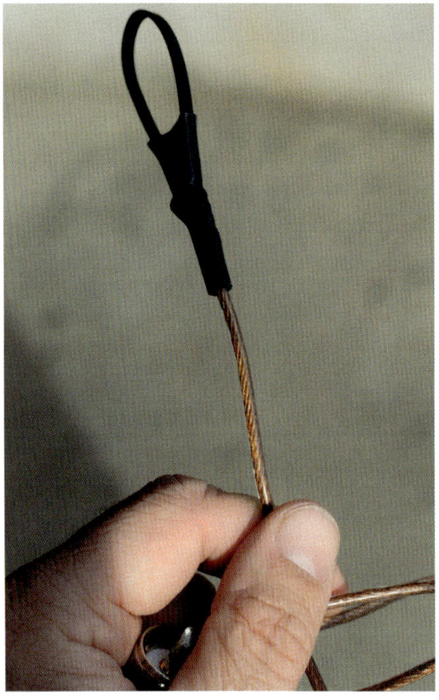

Nahaufnahme: Strahlerdraht mit Endschlaufe

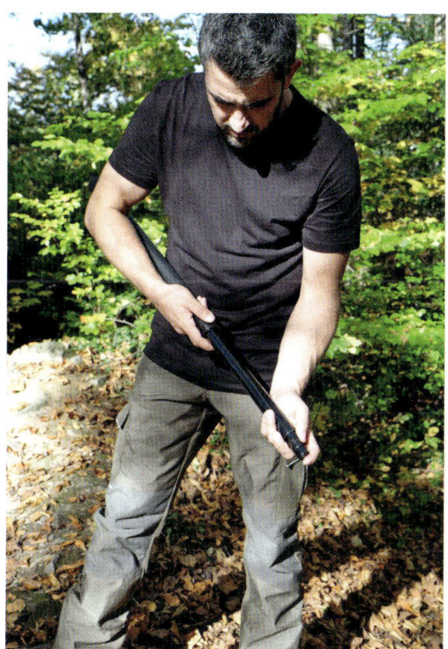
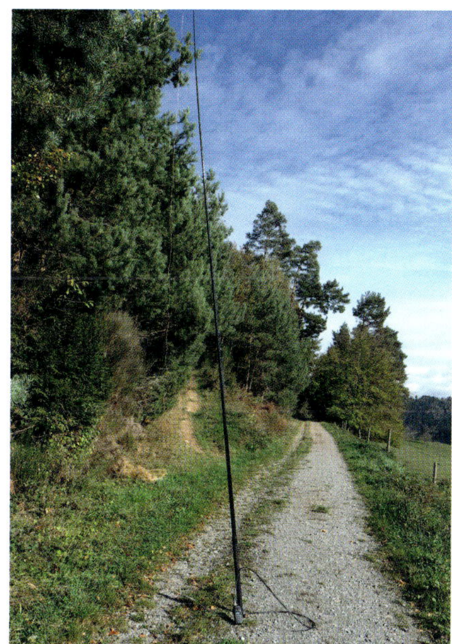

Die beste Lösung ist ein ausziehbarer Mobilmast mit Handgerät und Drahtantenne. Damit erreicht man die beste Reichweite.

Antenne nicht von außen sichtbar ist. Sie können diese aber auch an zwei Stangen befestigt von Giebelanfang zu Giebelende Ihres Daches spannen. Das fällt nur den Menschen auf, die sich extrem gut mit Funk auskennen und die ganz genau hinschauen. Ich hatte z. B. schon hier in Freiburg bei guten Bedingungen (die Ionosphäre muss mitspielen) mit einer quer gespannten Drahtantenne auf meinem Dachboden ein gepflegtes Funkgespräch mit einem in Italien ansässigen Funker. Ein Funkfreund hat übrigens hier aus dem badischen Raum schon (bestätigt) mit CB-Funk nach Brasilien gefunkt.

Für die häusliche Krisenvorsorge möchte ich noch Folgendes anmerken: Bei langen Kabelstrecken sollten Sie mindestens den Kabeltyp RG-213 verwenden. Bei RG-58 ist die Dämpfung zu stark, was bedeutet, dass Sie pro Meter Kabellänge Empfangs- und Sendeverluste haben. Je nachdem, wie Sie Ihr Kabel im Haus verlegen, kommen Sie schnell mal auf 13 Meter oder mehr. Es gibt auch noch bessere Qualitäten als das hochwertige Kabel RG-213, etwa Aircell 7. Solche Kabel kosten dann aber auch mehr.

Leistungsverstärker

Es gibt Geräte auf dem Markt, die die aus- und eingehenden Funksignale Ihres Gerätes verstärken. Sie können damit die Reichweite Ihrer Geräte teilweise erheblich aufpeppen. Man spricht hier von Leistungsverstärkern, die umgangssprachlich auch als »Brenner« oder »Oma« bezeichnet werden. Diese Geräte können Sie zwar erwerben, Sie dürfen sie aber laut Gesetz nicht benutzen. Ob Sie sich ein solches Gerät anschaffen sollten, müssen Sie selbst entscheiden. Vielleicht hängt einmal Ihr Leben oder das anderer davon ab.

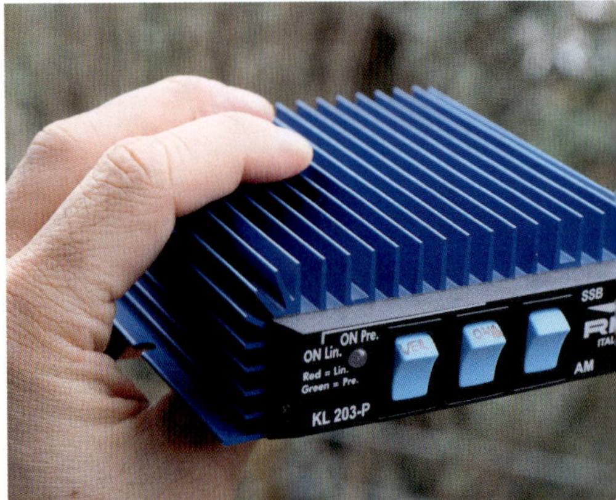

Illegal, aber effektiv: ein Leistungsverstärker

Bei den Brennern gibt es aber ein paar Dinge, die man wissen sollte. So ein Brenner ist kein Allheilmittel für einen schlechten Empfang. Der Empfang wird von einem normalen Brenner nicht beeinflusst. Es gibt aber Brenner mit integriertem Empfangsverstärker, was aber eher die Ausnahme ist. Man ist immer besser dran, wenn man in eine vernünftige Antenne investiert, statt in einen Brenner. Erst wenn Sie die Optimalantenne installiert haben, macht es Sinn, über einen Brenner nachzudenken. Vorher nicht! Falls Sie in so einen Leistungsverstärker investieren möchten, sollten Sie vorher prüfen, ob Ihre Antenne für solche Ausgangsleistungen ausgelegt ist.

Funksprache

Unter Funkern herrscht ein gepflegter Umgangston. Ein paar Abkürzungen aus der Funksprache sollten Ihnen geläufig sein. Diese erleichtern die Kommunikation in manchen Punkten und garantieren, dass man sich auch bei schlechten Verbindungen verständigen kann.

Die wichtigsten Q-Codes sollten Sie beherrschen. Diese prägen sich nach ein paar Mal gut ein. Beim CB-Funk gibt es zudem einen Zahlencode, mit dem man Grüße usw. übermitteln kann. Die Zeichen werden auch heute noch häufig beim CB-Funk verwendet und es macht Sinn, die wichtigsten zu kennen.

Q-Codes für CB-Funk (Auszüge)

CQ = allgemeiner Anruf
QRA = Rufzeichen der Station ist …
QRV = empfangsbereit
QRT = Ich schalte den Funk aus.
QSY = Kanalwechsel
QTR = Uhrzeit
QTU = Wann man QRV (= empfangsbereit) ist

Kanalplan

Beim CB-Funk gibt es verschiedene Kanäle, die für bestimmte Zwecke reserviert sind. So ist z. B. Kanal 1 der früher empfohlene und meistgenutzte allgemeine Anrufkanal. Manche anderen Kanäle sind für Datenübertragungen reserviert. Hierüber müssen Sie sich als Einsteiger vorab informieren.

In Ihrem Funknetzwerk sollten Sie sich Gedanken machen, auf welchen Kanälen Sie im Krisen- und Katastrophenfall kommunizieren. Es kann nämlich sein, dass die allgemeinen Kanäle überlastet sind oder Sie sich direkt auf alternativen Kanälen unterhalten möchten. Wichtig ist, dass jeder Ihrer Funkkontakte diese Kanäle kennt und auch die alternativen Ausweichkanäle, falls mal einer belegt ist. Zu einem vollständigen Kanalplan gehören vereinbarte Zeiten, zu denen man das Funkgerät einschaltet, um erreichbar zu sein oder in denen man selbst versucht, eine Funkverbindung aufzubauen. So etwas sollte unbedingt vorher eingeübt werden (Kanal 3 für Prepper auf Freenet, PMR, LPD und CB).

Verschleierung

Um Informationen, die nicht für Ohren außerhalb der Gruppe gedacht sind, so zu übertragen, dass sie von Fremden nicht verstanden werden, sollten Sie sich Funksprechtafeln erstellen. Diese nutzen Sie, um sich zu authentifizieren. Es kann Situationen geben, in denen die Sprechverbindung sehr schlecht ist. Dann wissen Sie nicht genau, wer am anderen Ende spricht. Nur jemand, der im Besitz der Funksprechtafel ist, kann sich erfolgreich authentifizieren. Füllen Sie dazu die obere Reihe mit den Strichen mit zufällig ausgewählten Buchstaben aus. Auf jedem Strich notieren Sie in der Waagrechten einen Buchstaben, also insgesamt fünf. Das Gleiche führen Sie bei den Strichen durch, die untereinander sitzen. Um eine Authentifizierung durchzuführen, nennen Sie dem Gegenüber einen der fünf waagrechten Buchstaben von oben und anschließend einen der senkrecht übereinander sitzenden Buchstaben. Der Zahlenwert, der Ihnen jetzt genannt wird, muss dem auf der Funksprechtafel entsprechen. Tut er es nicht, ist die Person nicht legitimiert.

Wichtige Begriffe sollten verschleiert werden. Beim Funken kann jeder mithören, der ein CB-Funkgerät besitzt und sich in Reichweite Ihrer Funkstrahlen befindet. Auch Amateurfunker und Personen im Besitz eines legal erwerbbaren Funkscanners können das CB-Band abhören! Wenn Sie unverschleiert solche Sätze wie »Wir treffen uns um 18:30 Uhr in meinem Fluchtversteck« sagen, brauchen Sie sich nicht zu wundern, wenn dann um 18:30 Uhr die Bewohner des halben Landkreises in Ihrem Fluchtversteck auf-

Funksprechtafel
\- vertraulich -

Authentifizierung	Notizen
_ _ _ _ _	______
__ 14 44 05 93 21	______
__ 12 18 77 84 33	______
__ 98 02 04 26 67	______
__ 18 64 15 56 32	______
__ 06 78 05 04 09	______
__ 55 77 47 12 10	______

Deckwörter

Orte:		Personen:	
Treffpunkt	= Buche	Ich	= Ulan
Fluchtversteck	= Bauchnabel	Du	= Zweig
Wasserquelle	= Ursprung	Persone(n)	= Stein(e)
Gefahrengebiet	= Wüste	Bewaffnete P.	= poröser Stein

Material:		Tätigkeiten:	
Zahlungsmittel	= Schurwolle	Hilfe	= Afrika
Medikamente	= Staubkörner	Verteidigung	= Wand
Wasser	= Elend	med. Versorgung	= Botanik
Nahrung	= Cholera	Kontaktaufnahme	= Cholera
Waffen	= Mohnstangen	Flucht	= Seelenheil

Mithilfe einer Funksprechtafel lassen sich Nachrichten verschleiern

tauchen. Es wäre verschleiert und eleganter, wenn Sie Ihre Nachricht gemäß der Sprechtafel so formulieren: »Kauen Käfer ist 1830 im Netz.« Ich empfehle Ihnen unbedingt, die Verschleierung zu proben und Ihre Deckwörter auswendig zu können.

Funkgeräte

Bei Funkgeräten ist es so, wie mit Messern: Da kann es schnell zu sehr emotionalen Diskussionen kommen. Ich denke, Sie sollten sich bei der Anschaffung der Geräte daran orientieren, was Sie brauchen. Für den Bug-out- oder INCH-

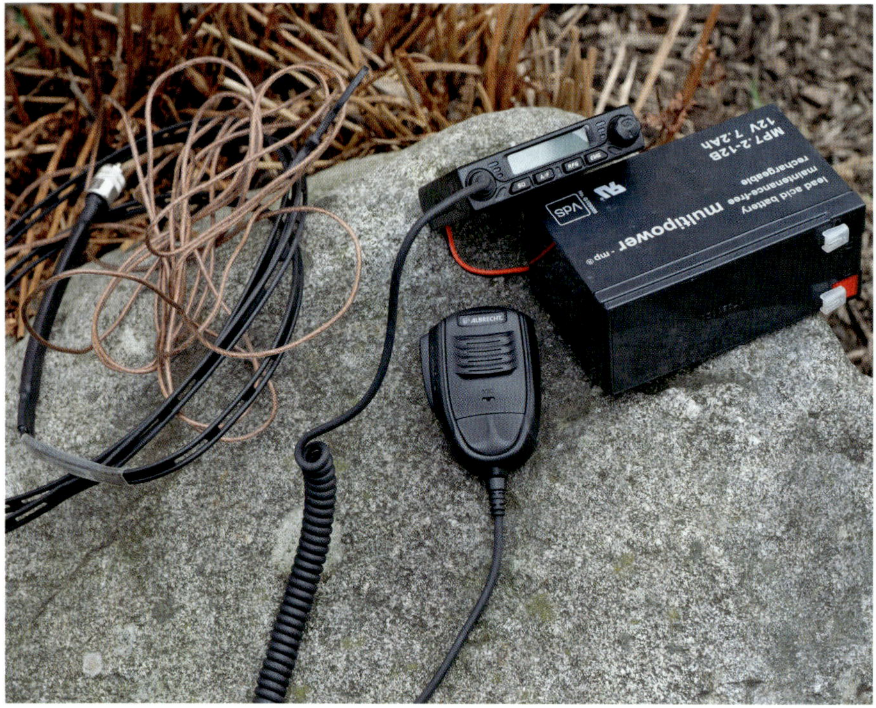

Ein Mini-Funkgerät mit Gel-Batterie und Drahtantenne

Fall machen sicherlich CB-Handfunkgeräte Sinn, da diese mit kleinen AA-Batterien oder einem Akku betrieben werden können und sich hinsichtlich Abmessung und Gewicht im Rahmen halten. Manche Modelle sind sogar für den Outdoor-Einsatz ausgelegt.

Ich persönlich nutze derzeit das Lafayette Urano, das sehr den CB-Handfunkgeräten Stabo XH9006e bzw. President Randy II ähnelt und in vielen Teilen scheinbar absolut baugleich ist. Dieses Handfunkgerät hat den Vorteil, dass es die IP54-Norm (spritzwasser-, staub- und stoßgeschützt) erfüllt. Selbstverständlich können Sie auch jedes andere CB-Handfunkgerät für draußen verwenden. Besorgen Sie sich dann aber Schutzhüllen, um das Gerät etwas besser vor Feuchtigkeit zu schützen.

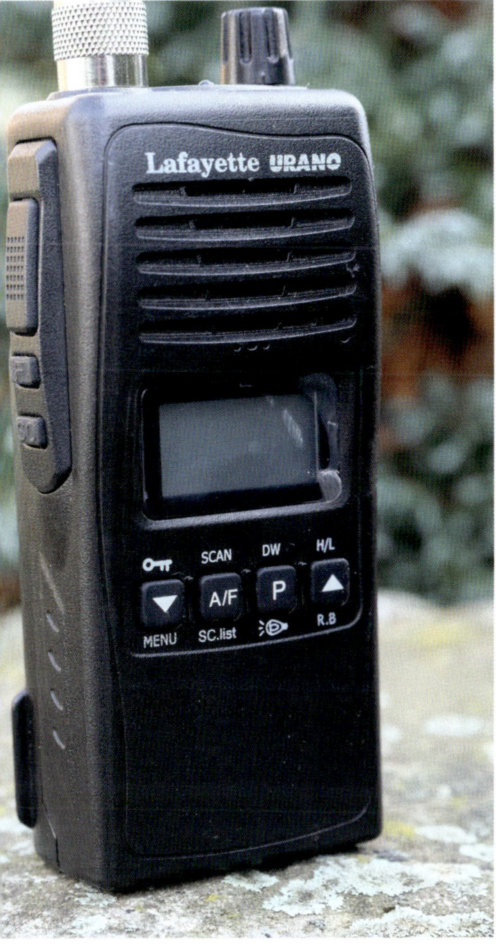

Das CB-Handfunkgerät Lafayette Urano ist wetterfest

Natürlich gibt es auch Miniatur-Mobilstationen, die Sie theoretisch ebenfalls einpacken könnten. Denkbar für den »Portable-Betrieb« für den, der etwas mehr Platz im Fluchtrucksack hat, wäre aber auch das Funkgerät Albrecht AE 6110 zusammen mit einer kleinen 12-Volt-Gel-Batterie, Powerbank, Solar-Ladegerät und einer Drahtantenne. Aufgebaut ermöglicht so ein Setup ein deutlich komfortableres Funken. Aber das sind nur Vorschläge. Sie müssen sich individuell für Ihre Belange ausrüsten.

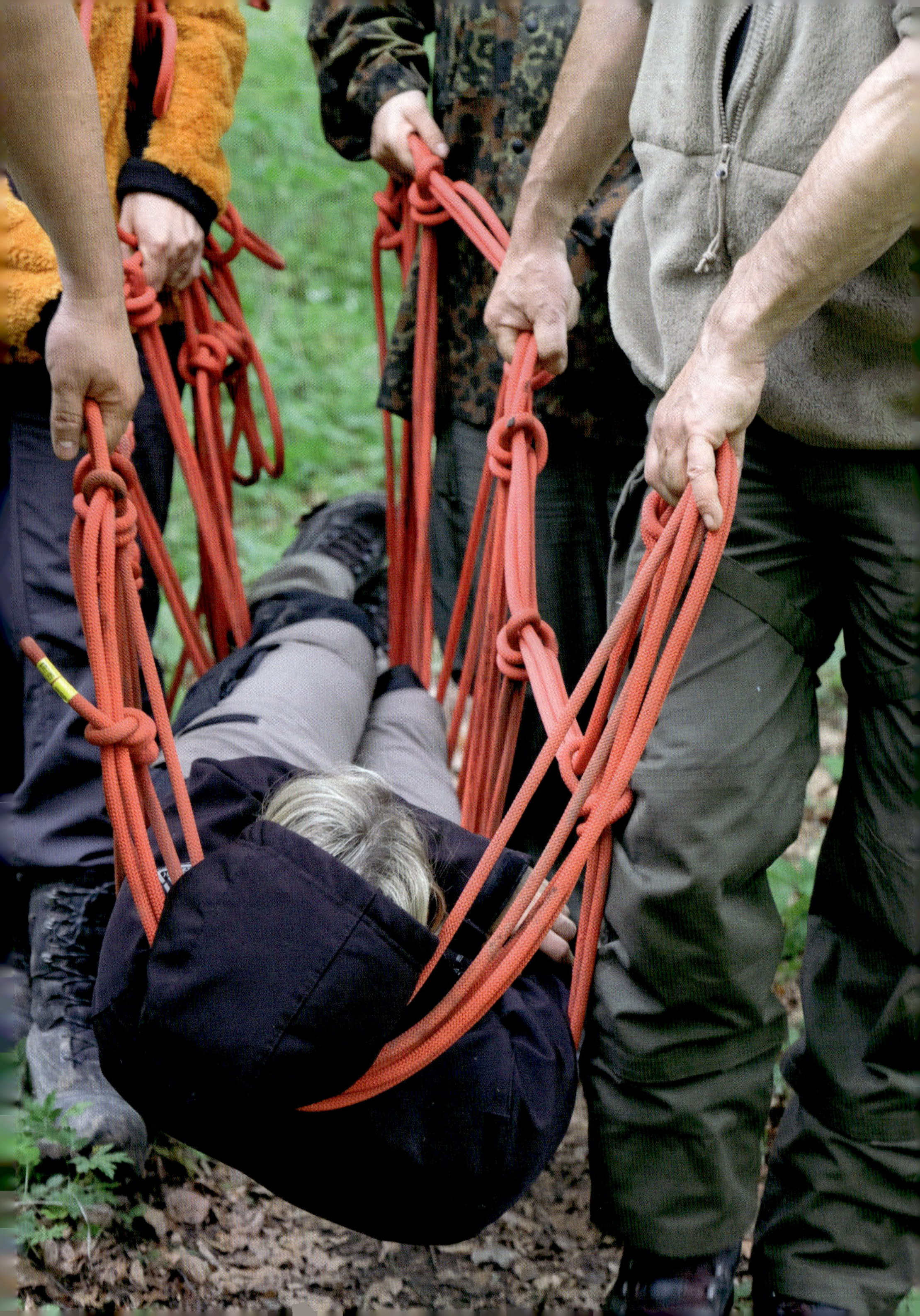

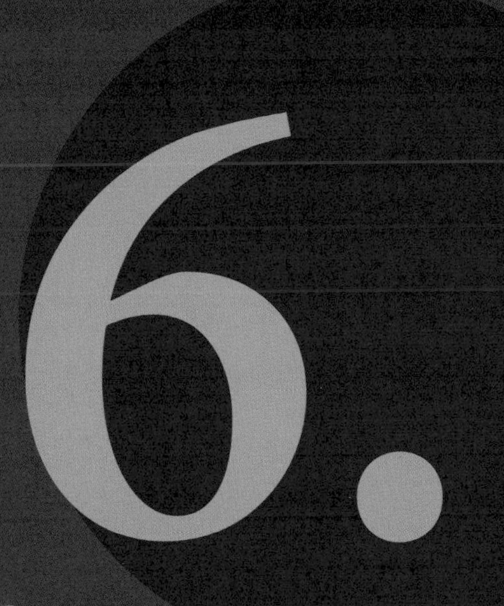

Erste Hilfe

Die Behandlung von Unterkühlungen |
Die Behandlung von Erfrierungen |
Die Behandlung von Sonnenstich

Die notwendigen Bestandteile eines Erste-Hilfe-Kits habe ich ja schon in Kapitel 2 in den Abschnitten »Everyday Carry«, »Bug-out-Bag« und »INCH-Fluchtrucksack« beschrieben. Für eine zielgerichtete Erste Hilfe kommen Sie jedoch um ein gewisses Basiswissen nicht herum. Das Erste-Hilfe-Set arbeitet nicht von alleine. Sie sollten schon wissen, welchen Verband man für welche Verletzungen verwendet. Bei einer starken Blutung einfach nur einen Verband anzulegen, wird diese nicht stoppen! Es ist wichtig, dass Sie über ein paar Techniken und über einige Verletzungs- und Krankheitsbilder Bescheid wissen, um fachgerecht helfen zu können. Das beste Medikit nützt Ihnen reichlich wenig, wenn Sie nicht wissen, wie Sie es anwenden müssen. Sie brauchen sich aber jetzt nicht mit sämtlichen Verletzungen oder Krankheiten zu befassen. Ich finde, es ist wichtiger, sich mit den wichtigsten und vor allem realistischen Dingen zu befassen, die Ihnen draußen zustoßen könnten.

Um sich eine Grundlage in Sachen Erste Hilfe zu schaffen, macht es Sinn, einen Basis-Erste-Hilfe-Kurs zu besuchen. Viele Menschen haben seit dem Erwerb des Führerscheins keinen Kurs dieser Art mehr besucht. Und das ist mitunter Jahrzehnte her! Es hat sich aber bei den Erste-Hilfe-Techniken so manches getan. Und nicht mehr alles, was früher gelehrt wurde, ist auch heute noch sinnvoll bzw. wird aktuell noch angewandt. So ein Kurs verschafft Ihnen eine Basis, die Ihnen nicht nur in der Krise helfen kann. Vielleicht müssen Sie als Ersthelfer an einer Unfallstelle oder bei Ihrem Nachbarn, der sich beim Heimwerken schwer verletzt hat, helfen. Ihr Wissen kann Leben retten!

Im zweiten Schritt sollten Sie einen Erste-Hilfe-Kurs für Fortgeschrittene besuchen, in dem auch die Themen taktische Medizin und Outdoor-Medizin behandelt werden. Hier werden speziell das Behandeln von Schusswaffen- und Messerverletzungen sowie das Behandeln von schweren Verlet-

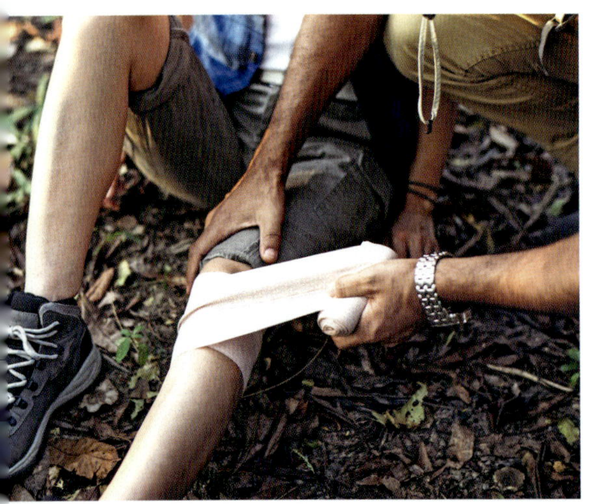

Man sollte grundlegende Techniken zur Erstversorgung beherrschen

zungen mit Verlust von Gliedmaßen usw. geschult. Außerdem lernen Sie, welche Hilfsmittel dafür verwendet und vor allem wie diese angewandt werden. Solche Kurse finden Sie nur bei Privatanbietern. Bei einem Kurs zur Outdoor-Medizin eines seriösen Anbieters erfahren Sie beispielsweise, wie man improvisiert Brüche schient, eine schwerwiegende Unterkühlung bei einer Person richtig behandelt oder welche Pflanzen Ihnen helfen können.

Glauben Sie mir, Erste Hilfe ist ein ziemlich weites Fachgebiet und jeder Kurs ist eine gute Investition, vorausgesetzt der Referent ist kompetent. Bei Basiskursen der Unfallhilfeverbände wie Johanniter, Malteser, Rotes Kreuz usw. bilden gelegentlich Leute aus, die aus methodisch-didaktischer Sicht als Wissensvermittler völlig versagen. In einem solchen Fall sollten Sie sich beschweren, dann aber einfach einen weiteren Kurs bei einer anderen Institution besuchen.

Mit Ihrem Erste-Hilfe-Wissen sind Sie anderen Menschen immer um Längen voraus. Für den Fall, dass Sie im Krisen- und Katastrophenfall von jeglicher medizinischen Versorgung abgeschnitten wären, könnten Sie im Ernstfall so ein breiteres Spektrum von Verletzungen versorgen.

Sollten Sie Ärzte, Krankenpfleger, Arzthelfer in Ihrem Netzwerk haben, greifen Sie unbedingt auch auf deren Wissen zurück und lassen Sie sich von diesen die notwendigen Medikamente zusammenstellen.

Viele Prepper gehen davon aus, dass es in einer Krise immer zu schlimmeren Verletzungen kommen muss, wie beispielsweise durch Schusswaffenkonfrontationen. Meiner Meinung nach wird hier der Fokus falsch gesetzt, denn der Otto Normalverbraucher muss sich in der Regel mit ganz anderen Dingen herumschlagen. Ich denke mal, dass es sich bei den häufigsten Erste-Hilfe-Maßnahmen, die in Krisen- und Katastrophenfällen vorgenommen werden, um die Versorgung von Blutungen handelt, die durch Unfälle und nicht durch Scharfschützen- oder Partisanenbeschuss verursacht werden. Natürlich gibt es auch gewalttätige Szenarien, wie Bürgerkrieg, militärische Konflikte und Ähnliches. Oder man wird mit einem Messer attackiert. Da macht es durchaus Sinn, über gutes Wissen zu verfügen. Dennoch glaube ich, dass man sich eher auf Unfallverletzungsbilder, Unterkühlungen und Erfrierungen oder Hitzeschäden einstellen muss. Natürlich kann es auch sein, dass Sie innerhalb kurzer Zeit schwer erkranken, aber meist sind es banale Unfälle oder Missgeschicke, die Erste Hilfe nötig machen.

Die Behandlung von Unterkühlungen

Ich persönlich glaube, dass sich viele Prepper in der Krise eine Unterkühlung zuziehen könnten. Allein schon deshalb, weil den meisten Leuten die Erfahrung im Umgang mit Kälte und vor allem mit extrem tiefen Temperaturen fehlt. Sie wundern sich jetzt vielleicht und stellen sich die Frage, wie ich zu dieser Annahme komme. Die Antwort dazu lautet: An meinen Trainings und Vorträgen nehmen überwiegend Menschen mit einer hervorragenden Ausbildung, einem Studium und weitreichendem Allgemeinwissen teil. Wenn ich dann über Kälte, Kälteverletzungen und den Schutz vor Kälte referiere, kommt in der Runde fast immer großes Staunen und Entsetzen auf. Und zwar deshalb, weil die Leute viele andere Dinge im Kopf haben, aber nicht das elementare Wissen über Kälte. Die wenigsten wissen, was passiert, wenn die Körpertemperatur um ein paar Grad Celsius sinkt und wie gefährlich das für einen Menschen werden kann. Deshalb möchte ich das hier ausführlich beschreiben.

Die Körpertemperatur eines Menschen liegt zwischen 36,3 und 37,4 °C und wird vom zentralen Nervensystem gesteuert. Sie schwankt je nach Aktivität und Tageszeit um ein paar wenige Grade. Bei Temperaturextremen versucht der Körper, entweder die Wärmeabgabe zu reduzieren oder sie zu verstärken. So verringert er beispielsweise bei Kälte die Durchblutung von Haut und Extremitäten (Gliedmaßen), wodurch die Wärmeabgabe beschränkt wird. Bei Hitze wird diese erhöht, um den Körper vor Überhitzung zu schützen. Obwohl der Körper diese genialen Eigenschaften zur Temperaturregelung besitzt, müssen wir ihn beim Management der Temperatur in manchen Bereichen unterstützen. Und zwar dann, wenn es zu heiß oder zu kalt ist. Auf letzteren Fall möchte ich im Folgenden näher eingehen.

Bekleidung soll bei kühlen und kalten Temperaturen vor Kälte schützen. Durch qualitativ schlechte oder falsch zusammengestellte Bekleidung kann es schnell zu Unterkühlungen kommen. Der Körper ist nicht genügend isoliert. Aber auch feuchte oder nasse Bekleidung weist schwerwiegende Isoliereinbußen

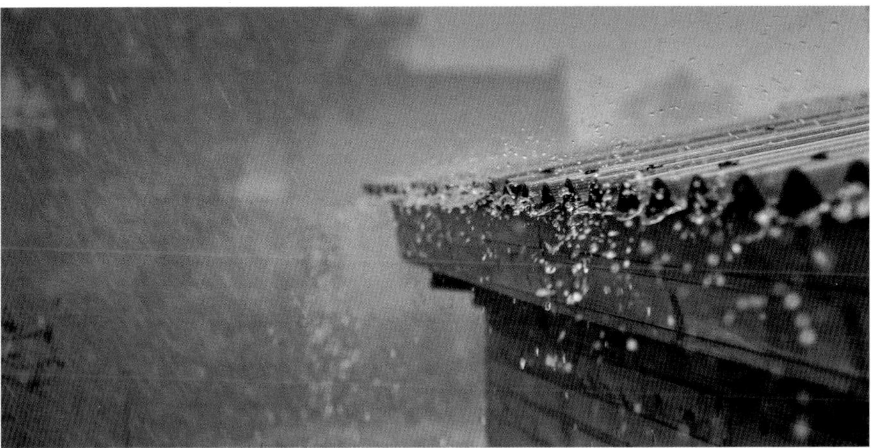

Den größten Teil des Jahres herrschen auch bei uns überlebensfeindliche Temperaturen

auf. Deswegen sollte man diese immer umgehend wechseln. Manchmal hat man aber bei Outdoor-Aufenthalten einfach nur Pech und die Umgebungstemperatur sinkt dermaßen tief, dass selbst gute Bekleidung an ihre Grenzen kommt. Da wir uns im Fluchtgepäck aber nicht für Polarexpeditionen ausstatten, kommen auch die besten Bekleidungssysteme irgendwann an ihre Grenzen, wobei man zum Glück sagen kann, dass in Deutschland so niedrige Temperaturen selten über mehrere Wochen anhalten. Wenn Bekleidung nicht richtig isoliert, wird es gefährlich. Aufgrund des Wärmeverlustes sinkt die Körpertemperatur entsprechend und es kann zu lebensbedrohlichen Komplikationen kommen.

Was viele Menschen immer wieder verwundert, ist die Tatsache, dass wir bei den Temperaturverhältnissen in Deutschland Gefahr laufen können, draußen zu unterkühlen. Die Jahresdurchschnittstemperatur liegt bei etwa 8,4 °C, dies ist an sich eine Temperatur, bei der wir nicht ohne Hilfsmittel überleben könnten. Natürlich weiß ich, dass dies nur ein Durchschnittswert ist und wir durchaus Temperaturen von bis zu +38 °C haben können – vor allem hier im Freiburger Raum. Sie sollten aber wissen: 10 der 12 Monate eines Jahres sind für uns Menschen in Mitteleuropa überlebensfeindlich, wenn wir nicht mit entsprechender Bekleidung oder Wärmeschutzausrüstung ausgestattet sind. Und selbst in den Monaten Juli und August sind in den Nächten Temperaturstürze auf 10 °C und weniger möglich. Bemerkenswert ist die Tatsache, dass man bereits bei +15 °C bei den klimatischen Verhältnissen in Mitteleuropa lebensbedrohlich unterkühlen kann. Das wäre eventuell der Fall, wenn Ihre Bekleidung nass ist, der Wind bläst und Sie diesem direkt ausgesetzt sind. Die Isolationsleistung von nasser Bekleidung ist etwa 25-mal schlechter als die von trockener und führt zu einem großen Wärmeverlust. Zusätzlich bläst Ihnen der Wind noch die restlichen isolierenden Wärmepölsterchen aus der Bekleidung. Sie kühlen durch den sogenannten Windchill-Effekt noch weiter aus. Sicherlich werden Sie nicht immer gleich sterben, sollten Sie solchen Temperatur-Wind-Bedingungen ausgesetzt sein. Sie sollten es aber unbedingt ernst nehmen, denn mit Unterkühlungen ist nicht zu spaßen! Schneller als gedacht befindet man sich plötzlich in Lebensgefahr.

Ist die Körpertemperatur auf 35 °C gesunken, beginnt aus medizinischer Sicht die Unterkühlung. Damit Sie auch angemessen auf Unterkühlungssituationen reagieren können, benötigen Sie etwas tiefergehendes Fachwissen über die verschiedenen Stadien einer Unterkühlung. Sie müssen höllisch aufpassen, denn nicht jedes Unterkühlungsstadium wird gleich behandelt. Sie müssen unbedingt die Unterschiede kennen. Einige Maßnahmen können den Unterkühlten nicht retten, sondern für ihn sogar lebensbedrohlich werden.

Unterkühlungsstadien, die man kennen sollte

Stadium 1

Man friert richtig. Die Körpertemperatur ist in einen Bereich von 35 bis 32 °C gesunken. Es kommt zu Muskelzittern, durch das der Körper Wärme erzeugt. Weitere typische Symptome sind blaue Lippen und Zähneklappern.

Stadium 2

Jetzt befindet sich die Körpertemperatur zwischen 32 und 28 °C. Hier kommt es zu einer Besonderheit, denn die Psyche ist direkt betroffen. Jeder Mensch wird ab einer Temperatur von 32 °C unter den folgenden Symptomen leiden, egal ob man physisch gut konstituiert ist oder nicht: Täuschung der Sinne, Benommenheit, Apathie und Euphorie. Nicht selten sind die Betroffenen auch schläfrig. Der Puls wird langsam und ist nur noch schwer tastbar. Die Pupillen werden nach und nach weit und letztlich starr.

Stadium 3

In diesem Stadium setzt zwangsläufig die Bewusstlosigkeit ein. Der Betroffene kann folglich keine Maßnahmen mehr ergreifen, um sich selbst wieder aufzuwärmen. Der Puls ist fast nicht mehr fühlbar. Typisch für dieses Unterkühlungsstadium ist eine tiefe Atmung mit Pausen. Hier muss professionelle Hilfe her, sonst überlebt man dieses Stadium nicht.

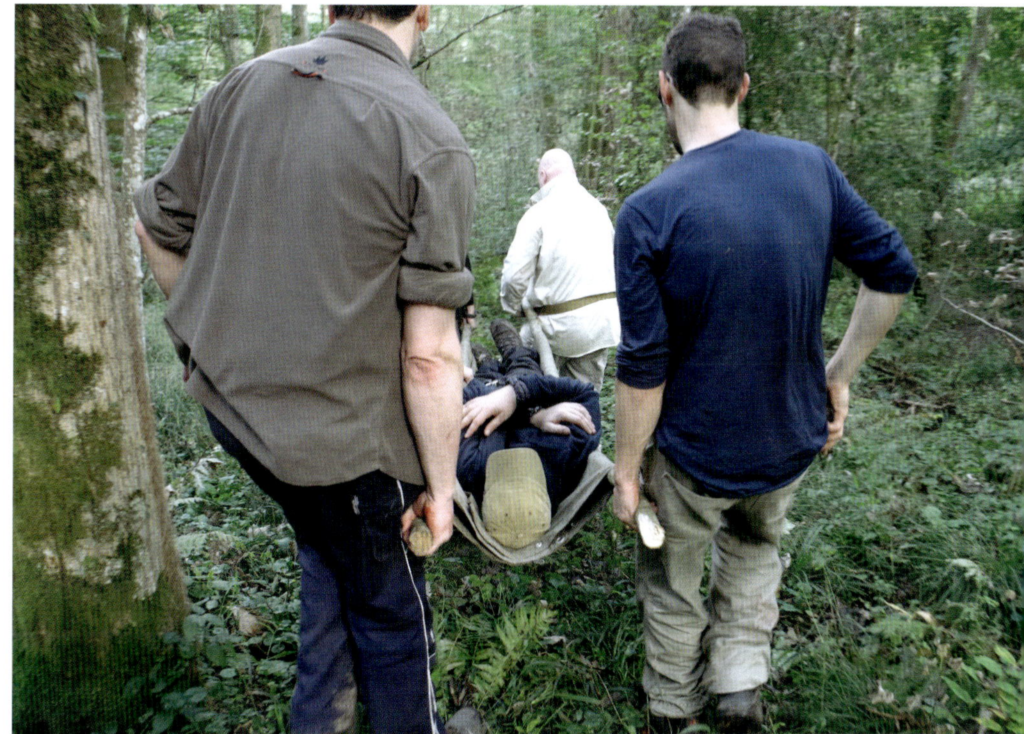

Erster Schritt: Den Verletzten unbedingt aus der Kälte bringen

Stadium 4

Der klinische Tod tritt ein. Unter idealen präklinischen und klinischen Bedingungen könnte die Person rein theoretisch und mit etwas Glück erfolgreich wiederbelebt werden. Aber nur dann!

Bitte bedenken Sie, dass man zur idealen Behandlung von Unterkühlungen ein spezielles Thermometer benötigt, das auch die Bereiche unter 32 °C Körpertemperatur anzeigt. Ein solches Thermometer erhalten Sie im medizinischen Fachhandel.

Der erste Behandlungsschritt bei einem Unterkühlten ist, den Verletzten aus der Kälte zu bringen und alle Faktoren, die die Unterkühlung begünstigen, konsequent auszuschalten. Konkret bedeutet das für Sie als Helfer, dass Sie die betroffene Person vom Wetter abschirmen. Regen, Nebel, Wind und Schnee dürfen den Aufwärmprozess nicht mehr behindern. Die Person sollte also idealerweise vollkommen trocken und windgeschützt gelagert werden. Dass dies in der Praxis nicht immer so einfach umsetzbar sein dürfte, ist klar. Hier ist eine Rettungsdecke sehr nützlich, da sie den Wind abhält. Außerdem ist sie auch wasserdicht. Niederschlag wird abgehalten, der Betroffene bleibt trocken bleibt trocken oder wird zumindest nicht nasser.

Feuchte oder nasse Bekleidung muss unbedingt durch trockene ersetzt werden. Hier ist allerdings Vorsicht geboten! Ab dem zweiten oder dritten Unterkühlungsstadium kann eine solche Aktion für den Betroffenen kritisch werden, da man ja Bewegungen tunlichst vermeiden sollte.

Ein äußerst wichtiger Punkt ist außerdem, die verletzte Person von der Bodenkälte abzuschirmen. Einen Großteil des Jahres ist der Boden deutlich kälter als die Körpertemperatur, und selbst in den heißen Sommermonaten Juli und August würden Sie ohne Isomatte oft frösteln. Sie sollten daher dringend darauf achten, die unterkühlte Person auf eine Decke, aufgeschichtetes Laub, über das Sie eine trockene Unterlage oder ein Tarp legen, auf eine Isomatte oder sonstige isolierende Ausrüstungs- oder Bekleidungsgegenstände zu legen – nicht nur im Winter! Im Winter entzieht einem die Bodenkälte natürlich sofort lebenswichtige Körperwärme. Binnen kürzester Zeit wird es kritisch.

Es gibt vielleicht Situationen, in denen sich die Rettung einer unterkühlten Person aus Gründen der Geländebeschaffenheit, der Vegetation, bei Vereisung der Umgebung, Trümmern usw. schwierig gestalten kann. Hier müsste man den Verletzten eventuell an Ort und Stelle belassen und dort die weiteren Erste-Hilfe-Maßnahmen zur Wiederaufwärmung veranlassen. Sie sollten bestrebt sein, Idealbedingungen für die Behandlung zu schaffen. Hierbei sind dann sicherlich Kreativität und etwas Glück gefragt.

Hibler-Wärmepackung

So viel vorweg: Die Hibler-Wärmepackung ist kein Allheilmittel und auch keine Garantie für eine erfolgreiche Behandlung. Sie ist aber die einzige Möglichkeit, mit der Sie draußen die Überlebenschancen einer stark unterkühlten Person steigern können. Obwohl es dem Prepper an weiteren medizinischen Hilfsmitteln und zuletzt auch am medizinischen Fachwissen für Kälteerkrankungen fehlt, kann er hier nichts verkehrt machen. Von professionellen Rettern würde nichts anderes durchgeführt werden. Diese Technik wird übrigens auch als Erste-Hilfe-Maßnahme bei der Bergwacht und beim Militär eingesetzt. Voraussetzung für die Anwendung einer Hibler-Wärmepackung ist, dass Sie über eine Möglichkeit verfügen, Wasser zu erhitzen oder, was aber sicher selten der Fall sein wird, dass Sie über großflächige Wärmepflaster verfügen. Außerdem brauchen Sie für die Hibler-Wärmepackung eine Rettungsdecke. Die Anwendung der Wärmepackung würde dann wie folgt aussehen: Nachdem die oben von mir beschriebenen Maßnahmen (Schutz der unterkühlten Person vor weiterer Kälteexposition und Nässe) durchgeführt worden sind, wird ein halber Liter Wasser auf etwa 70 °C erhitzt. 70 °C hat das Wasser dann, wenn beim Erhitzen vom Boden des Gefäßes kleine Bläschen im Wasser aufsteigen, die größer als 1 Millimeter sind. Ein halber Liter deswegen, um Zeit zu sparen. Es würde einfach zu lange dauern, einen ganzen Liter Wasser zu erhitzen, und man muss sich beeilen. Außerdem muss man mit dem Verletzten besonders vorsichtig umgehen, und das braucht seine Zeit. Ist man nicht alleine, würde sich idealerweise eine Person um den Verletzten kümmern, die andere würde das Wasser erhitzen. Ist man alleine un-

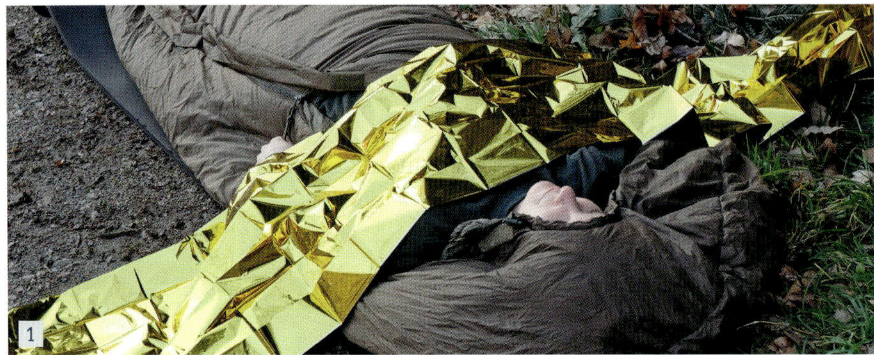

Den Unterkühlten isolieren und die Rettungsdecke über dem Oberkörper ausbreiten

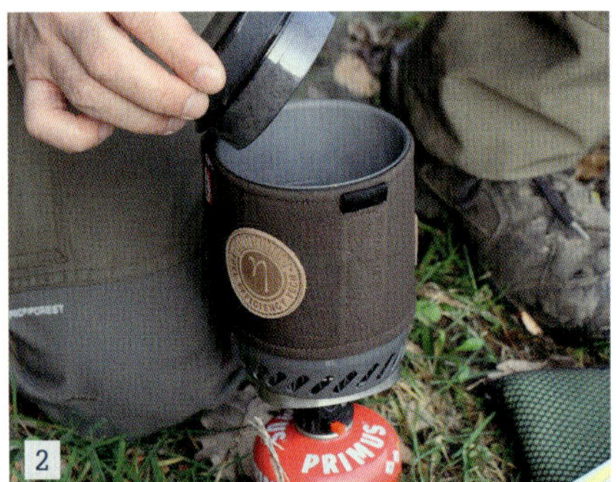

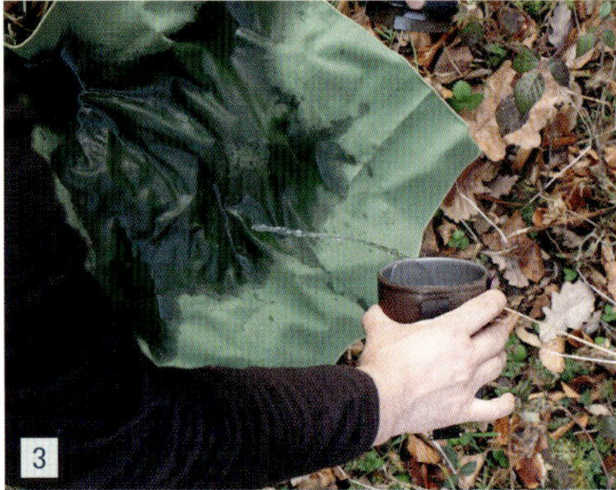

Wasser erhitzen und das Handtuch vollständig damit durchfeuchten

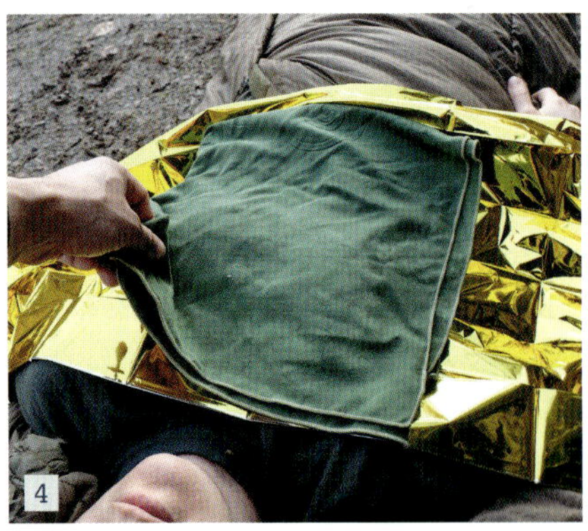

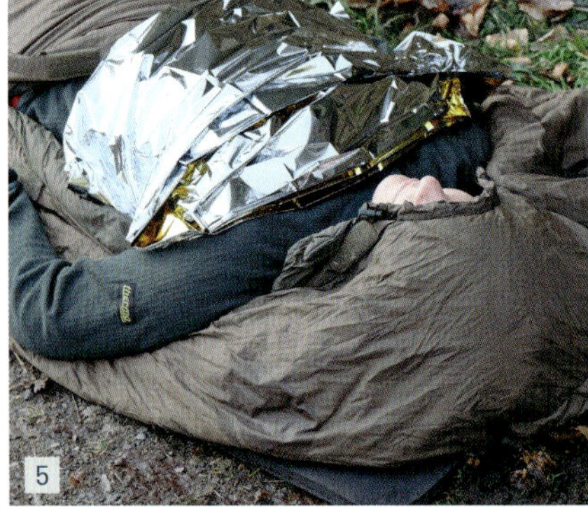

Das nasse Handtuch auf die Brust legen, Rettungsdecke überschlagen und fertig!

terwegs, muss man eben beide Dinge gleichzeitig durchführen. Sollten Sie nicht im Besitz eines Kochers sein und müssten erst ein Feuer entfachen, dann tun Sie dies. Stellen Sie das Kochgefäß ganz nah an die Flammen, während das Feuer noch am Wachsen ist. Auch wenn die Maßnahme des Feuermachens zeitaufwendig ist, Sie müssen alles tun, um der Person das Leben zu retten. Gießen Sie das heiße Wasser anschließend auf ein Textil, wie z. B. ein Handtuch oder ein Oberteil, und legen es auf die Rettungsdecke. Dann platzieren Sie die Rettungsdecke auf dem Torso der unterkühlten Person und schlagen sie zur Brust hin ein. Achten Sie dabei darauf, dass keine Verbrennungen durch direkten Hautkontakt entstehen. Legen Sie zum Testen die Außenseite der Hand auf die Wärmepackung. Wenn Sie Schmerz empfinden, schieben Sie noch eine Schicht Textilien dazwischen, aber es muss unbedingt noch genug Hitze zur Brust der unterkühlten Person durchdringen. Nun isolieren Sie die Person komplett gegen die Umgebungskälte ab. Legen Sie einen Schlafsack oder eine Decke über sie. Decken Sie auch den Kopf ab, besser noch wäre eine Mütze. Diese Methode wiederholen Sie etwa drei- bis viermal pro Stunde. Irgendwann sollte der Unterkühlte wieder Vitalsignale von sich geben. Auch wenn dies nicht passieren sollte: Bewegen Sie die Person weiterhin nicht! Setzen Sie die Behandlung noch eine Zeit lang fort. War Ihre Behandlung erfolgreich, braucht der Betroffene die nächsten Stunden absolute Schonung und sollte unbedingt liegenbleiben.

Bergungstod

Manchmal führen Rettungsversuche zu einem traurigen Ende. Ein überraschendes Ereignis im negativen Sinne ist der Bergungstod, der bei stark unterkühlten Personen ab einer Körpertemperatur von 28 °C auftreten kann. Hier ist die Person zunächst unter Umständen sogar noch ansprechbar, verstirbt aber während der Erste-Hilfe-Maßnahmen oder (unmittelbar) danach. Die Gefahr eines Bergungstods besteht bei jedem Menschen und muss sehr ernst genommen werden! Daher gilt, dass stark unterkühlte Personen, die sich in den höheren Unterkühlungsstadien befinden, wie ein rohes Ei behandelt werden müssen. Das bedeutet für Sie: Die Person darf unter keinen Umständen bewegt werden!

Jede Erschütterung kann dazu führen, dass kaltes Blut in den Körperkern zurückfließt und die Person schwere Herzrhythmusstörungen bekommt. Der sichere Tod wäre die Folge. Deshalb muss man äußerst behutsam mit dem Verletzten umgehen, besonders beim Entkleiden. Am besten wäre, feuchte oder nasse Bekleidung vom Körper wegzuschneiden. Massagen oder Ähnliches müssen tunlichst unterlassen werden!

Die Behandlung von Erfrierungen

Erfrierungen treten meist an den Extremitäten, wie den Händen oder Füßen, auf. Sie können aber auch an Nase, Ohren, Wangen oder Lippen vorkommen. Erfrierungen entstehen, wenn das Gewebe durch die Kälte geschädigt wird, meistens ab Temperaturen von um die 0 °C. Für den Prepper besteht im Winter immer das Risiko von Erfrierungen. In Mitteleuropa sind in Kriegs- und Katastrophenzeiten die Folgen von Erfrierungen eine nicht zu vernachlässigende Todesursache gewesen. Der Grund dafür, dass Erfrierungen überhaupt auftreten, ist, dass es den meisten Leuten an hochwertiger und geeigneter Bekleidung, Schuhen und vor allem dem Wissen über den präventiven Umgang fehlt. Aber auch eine gute Ausrüstung alleine schützt nicht zwingend! Es ist nicht damit getan, einen Winterschuh zu kaufen und sich ausschließlich darauf zu verlassen, dass er warm hält. Auch in einem solchen Schuh kann man unter Umständen Erfrierungen bekommen. Sie dürfen nie vergessen, dass es im Winter zu Temperaturen kommen kann, die sich im zweistelligen Minusbereich befinden. Das Wetter nimmt auf den Prepper keine Rücksicht! Wenn Sie sich dann draußen aufhalten und länger irgendwo stationär verweilen, werden Sie schon nach kurzer Zeit feststellen, wie die Bodenkälte durch die Sohle Ihres Schuhwerks kriecht. Stehen Sie länger auf einer Stelle oder machen eine Pause, lassen kalte Zehen nicht lange auf sich warten. Da die wenigsten von Ihnen über Schuhwerk für Extremexpeditionen verfügen und dieses auch für normale Bug-out-

Situationen keinen Sinn machen würde, sollten Sie aufpassen, um sich an den Füßen keine Erfrierungen zuzuziehen. Das Gleiche gilt für die Hände: Auch hier kann nur ein teurer, hochisolierender Fäustling, der mit einem anderen Handschuh kombiniert wird, schützen.

In den meisten Fällen treten Erfrierungen als Folge einer Unterkühlung auf. Mit Erfrierungen ist keineswegs zu spaßen. Sie sind ernsthafte Verletzungsbilder und müssen so schnell wie möglich fachgerecht behandelt werden. Frauen und Kinder sind dafür besonders anfällig.

Auch bei Erfrierungen gilt als primäre Erste-Hilfe-Maßnahme, das betroffene Körperteil von der Kälte abzuschirmen. Es muss dafür Sorge getragen werden, dass die Körperstellen mit den Erfrierungen nicht mehr dem Wind und Niederschlag ausgesetzt sind. Nur so können Sie ein Fortschreiten von Erfrierungen verhindern. Entfernen Sie feuchte oder nasse Handschuhe von den Händen. Ebenso müssen nasse Socken ausgezogen oder das Schuhwerk abgenommen werden.

Die Erwärmung von Körperteilen, die von Erfrierungen betroffen sind, hat oberste Priorität. Sie sollte immer so schnell wie möglich erfolgen. Es muss gewährleistet sein, dass die Extremität auch während der Erste-Hilfe-Maßnahmen so lange nicht wieder mit Kälte in Berührung kommt, bis sie völlig genesen ist. Sonst müssen Sie mit schwerwiegenden Gewebeschäden rechnen.

Nach jetzigem Stand der Medizin kann man das betroffene Körperteil für etwa 45 Minuten in ein circa 38 °C heißes Wasserbad halten. Wieder einmal ein guter Grund für das Thermometer. Auch der Kocher kommt hier wieder zum Einsatz. Diese Maßnahme muss so lange fortgeführt werden, bis sich die Haut an der Erfrierungsstelle wieder rosa färbt. Im Idealfall verabreicht man der Person, falls sie bei Bewusstsein ist, warme, gezuckerte Getränke.

Bitte beachten Sie, dass der Aufwärmprozess äußerst schmerzhaft ist. Sie sollten dem Verletzten vorher wenn möglich ein Schmerzmittel verabreichen!

Ist die Wiedererwärmung erfolgreich verlaufen, deckt man das Körperteil mit sterilen Verbänden ab und schützt es weiterhin vor Witterung und Niederschlag. Blasen werden, wenn man nicht über ausreichend medizinische Kenntnisse sowie die entsprechenden Hilfsmittel zur Desinfektion der Haut verfügt, auf keinen Fall geöffnet! Das kann sonst zu schweren Entzündungen führen.

Bei Erfrierungen im Gesicht werden für etwa 30 Minuten die warmen Hände auf die entsprechenden Partien aufgelegt und das Gesicht nach der Behandlung warm verbunden, sodass noch durch Mund und Nase geatmet werden kann.

Sind die Erfrierungen so weit fortgeschritten, dass das Hautgewebe beginnt, sich bereits durch eine beginnende Nekrose schwarz zu verfärben, müssen diese Stellen immer wieder verbunden werden, um sie trocken zu halten. Eine Nekrose, die feucht wird, führt in den meisten Fällen zu einer tödlichen Blutvergiftung.

Erfrierungsstadien, die man kennen sollte

Stadium 1

Gefühl und Feinmotorik in den Extremitäten schwinden. Mit den Fingern können beispielsweise keine Strukturen von Oberflächen mehr ertastet werden. Bei vielen Menschen setzt ein starkes Schmerzempfinden ein, ähnlich Nadelstichen. Die Haut ist blass.

Stadium 2

Die Haut färbt sich blau-rot. Es bilden sich Erfrierungsblasen. Häufig fühlt sich die betroffene Körperpartie, irregeleitet, eine Zeit lang mollig warm an.

Stadium 3

Nekrose setzt ein, das Hautgewebe färbt sich durch das Absterben dunkel.

Die Behandlung von Sonnenstich

Einen Sonnenstich bekommt man, wenn Nacken und Kopf zu lange starker Sonnenstrahlung ausgesetzt sind. Durch die Infrarotstrahlung werden unter anderem die Hirnhäute gereizt, was auch auf das Hirn selbst ausstrahlen kann. Nach ein paar Stunden kommt es zu den typischen Symptomen wie Kopfschmerzen, Übelkeit, Erbrechen, Schwindelgefühl, Benommenheit bis hin zur Bewusstlosigkeit. In seltenen Fällen kann ein Sonnenstich sogar zum Tod führen. Also lassen Sie es gar nicht erst so weit kommen! Präventiv hilft hier schon eine Kopfbedeckung, im Sommer vor allem eine Ausführung mit Nackenschutz.

Je früher Sie die Behandlungsmaßnahmen bei einem Sonnenstich einleiten, desto schneller klingen die Beschwerden ab. Auch hier gilt, wie bei Unterkühlung und Erfrierung, dass man den Betroffenen so schnell wie möglich aus der Sonne bringt bzw. diese sicher abschirmt. Hat man dazu die Möglichkeit, sollte man ihn am besten in den Schatten oder an einen kühlen, dunklen Ort schaffen. Dort wird er auf dem Rücken gelagert, mit leichter Hochlage des Oberkörpers. Kühlen Sie den Nacken mit Lappen oder Textilien, die Sie, falls vorhanden, in einem Bach mit kaltem Wasser tränken. Mehr können Sie leider in diesem Fall nicht tun. Schmerzmittel sollten nicht verabreicht werden!

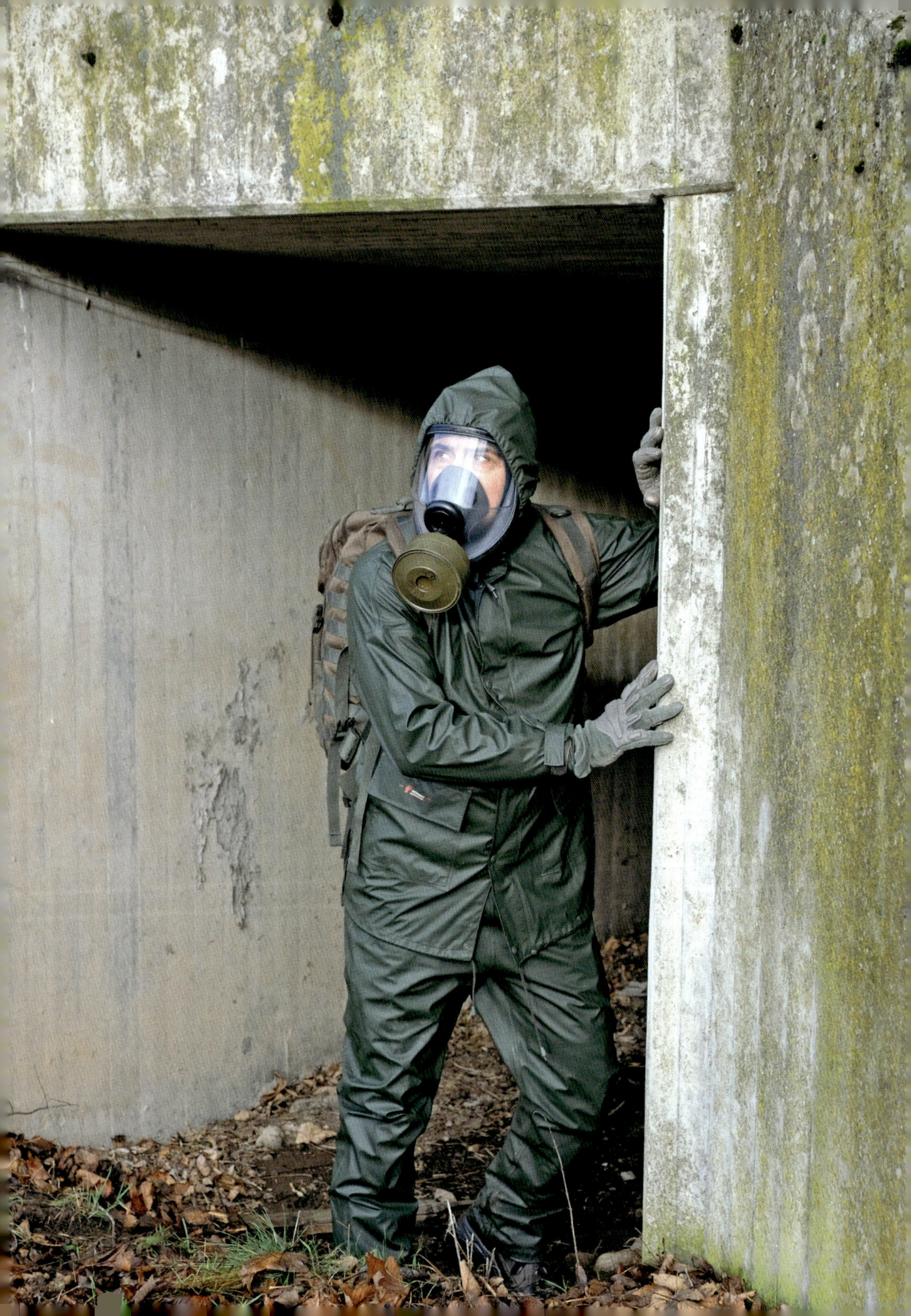

7. Atomare, biologische und chemische Gefahren (ABC-Schutz)

Atomare Gefahren mit radioaktiver Strahlung | Biologische Gefahren | Chemische Gefahren

Der Schutz vor atomaren, biologischen und chemischen Gefahren (ABC-Schutz) spielt im Rahmen der Krisenvorsorge ebenfalls eine große Rolle. Durch ein gravierendes Katastrophenereignis, die Verkettung unglücklicher Umstände bei einem Unglück, einen gezielten Angriff auf Industrie- oder Kernkraftwerke oder eine Epidemie könnte sich jeder von uns diesen Gefahren ausgesetzt sehen. Deshalb rate ich jedem Prepper, der eine ernsthafte Krisenvorsorge betreibt, sich umgehend auch mit diesem Thema intensiv auseinanderzusetzen. Der beste Fluchtrucksack bringt Ihnen nichts, wenn Sie aufgrund einer verseuchten Umgebung auf der Flucht erkranken und im schlimmsten Fall sterben, weil Sie keine notwendige Schutzausstattung vorgehalten haben. Ohne jetzt das Technische Hilfswerk (THW), Bundeswehr & Co. schlechtreden zu wollen, dürfte klar sein, dass bei einem atomaren, biologischen oder chemischen Unglück oder einem Angriff auf einen Ballungsraum der Staat unmöglich jedem Bürger adäquate Hilfe mit Rettungspersonal, Atemschutzmasken usw. gewährleisten kann. Logistisch und personell gesehen wäre das unmöglich umzusetzen, zumal es ja, wenn überhaupt, nur für einen geringen Teil der Bevölkerung Schutzmasken geben dürfte. Der Staat kann seine Bürger also nur begrenzt schützen und das sollte auch respektiert werden. Einen Vollschutz seiner Bürger kann kein Staat der Welt leisten. Es gab Zeiten, da war gut vorgesorgt. Aber die guten alten Zeiten von üppig ausgestatteten, staatlichen Hilfsorganen sind leider vorbei. Deutschland hat sich ja in der jüngsten Vergangenheit bei THW, Polizei und Bundeswehr fast kaputtgespart. Deshalb dürfte im Ernstfall in einigen Bereichen das Chaos vorprogrammiert sein. Für Bankenrettungen oder Flüchtlinge werden Unmengen an Geldern freigesetzt – für Zivilschutz beziehungsweise innere Sicherheit ist kein Geld da. Aber das ist eine andere Geschichte.

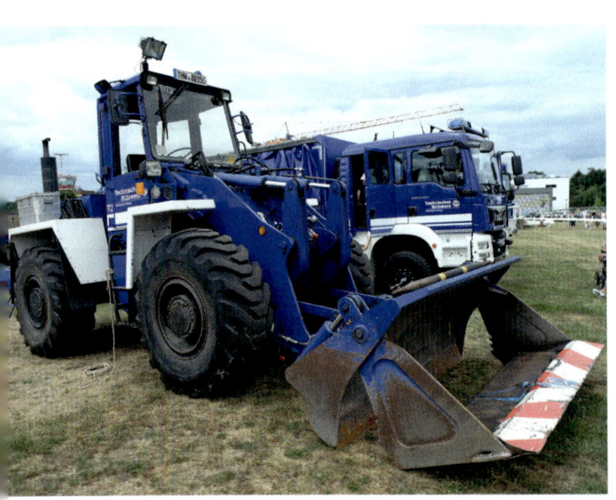

Personell und technisch kaputtgespart: das THW

Ich habe einige Zeit gezögert, über dieses fachintensive und komplizierte Thema zu schreiben. Aber es gehört ja dazu und letztlich hätte ich gerne noch mehr dazu geschrieben. Dennoch waren manche Unterthemen derart komplex, dass ich selbst nach intensiven Gesprächen mit Experten nicht schlauer war. Ungeklärte Informationen habe ich daher weggelassen. Das übrige Wissen habe ich für Sie verständlich auf das Wichtigste heruntergebrochen. Bitte berücksichtigen Sie, dass ich in diesem Kapitel nicht auf alle denkbaren Szenarien eingehen kann. Sie bekommen aber doch handfestes Wissen, mit dem Sie schon gut gerüstet sind. Alles, was ich nachfolgend empfehle, ist für den Outdoor-Einsatz gedacht, für den Fall, dass keine sicheren Schutzräume oder Ähnliches zur Verfügung stehen, man sich draußen befindet und man sich selbst behelfen muss.

Versuchen Sie möglichst immer kontaminiertes und verseuchtes Gelände zu verlassen. Es ist selbst mit Schutzausrüstung unmöglich, einen längeren Zeitraum ohne schwere gesundheitliche Schäden darin zu überleben!

Wichtiges Wissen über Schutzmasken

Bei Schutzmasken gibt es einige Punkte, über die man Bescheid wissen muss. Manches kann den Anwender stark in seinen Handlungen einschränken. Manches gefährdet ihn sogar, wenn er nicht darüber Bescheid weiß. Und manches schließt eine sinnvolle Nutzung der Schutzmaske vollends aus. Hier gibt es viele Wissensdefizite. Und das Thema wird von selbsternannten »Prepperexperten« oft nur unzureichend erklärt.

Das richtige Aufsetzen der Schutzmaske ist schon ein erster wichtiger Schritt, der für Ihre Sicherheit sorgt. Die meisten Menschen, die keine militärischen Erfahrungen oder Ausbildungen im THW & Co. haben, wissen nicht, wie man so eine Maske richtig anzieht – mit fatalen Folgen für den Ernstfall. Denn unter Umständen sitzt die Maske nicht richtig oder schließt Ihr Gesicht nicht luftdicht ab. So könnte es passieren, dass Sie trotz Maske kontaminierte Umgebungsluft einatmen. Das richtige Anziehen sollte daher geübt werden, am besten noch unter Zeitdruck, damit man die Maske auch in einer Stresssituation

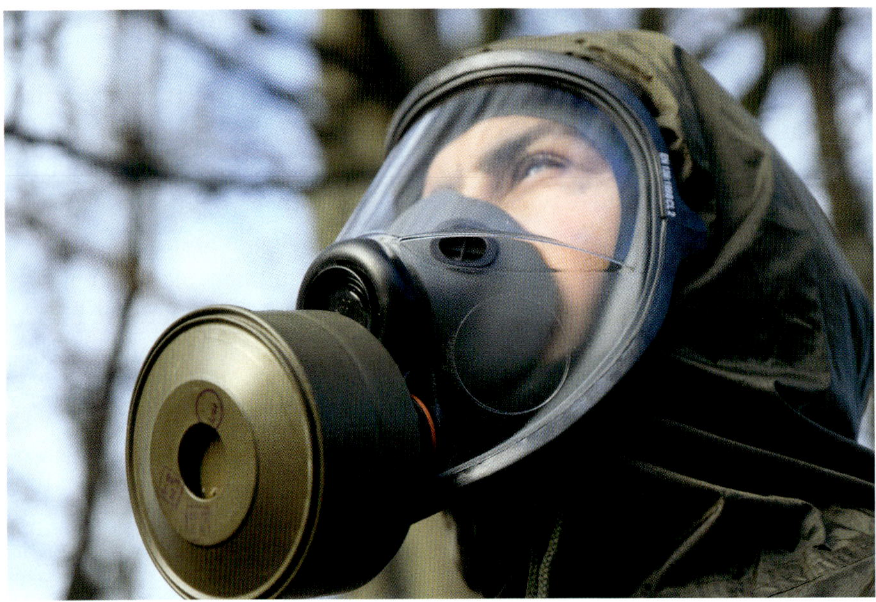

Das Aufsetzen einer Schutzmaske will geübt sein

sicher aufsetzen kann. Üben können Sie überall: im Auto, im Bett oder beim Spazierengehen. Mit der Zeit werden die Bewegungen zu einem Automatismus, den Sie bei Bedarf schnell und sicher abrufen können.

Richtiges Anziehen einer Vollmaske

1. Halten Sie die Luft an und schließen Sie die Augen
2. Ziehen Sie die Hinterkopfbänder der Maske auseinander
3. Das Kinnteil der Maske unter dem Kinn ansetzen und die Kopfbänder über den Kopf ziehen
4. Mit der Handinnenseite auf das Ausatemventil drücken und tief ausatmen (kontaminierte Luft wird an den Dichtungen herausgeblasen)
5. Prüfen, ob die Bänder richtig sitzen, eventuell nachstellen.

Das Tragen einer Brille ist übrigens auch nicht ideal für die Masken, da die Maske durch die Brillenbügel nicht sicher an den Schläfen abschließen kann. Um

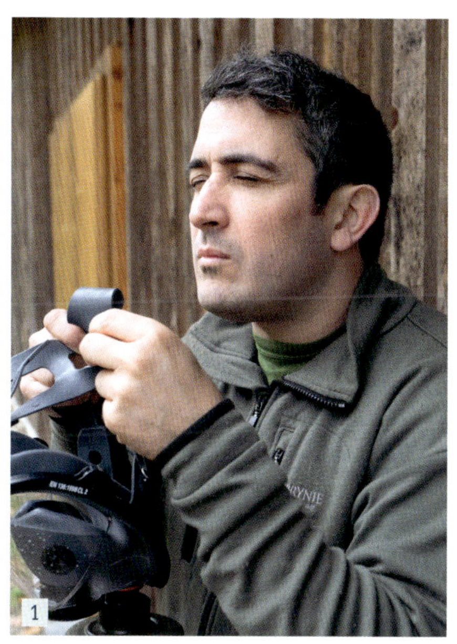
1

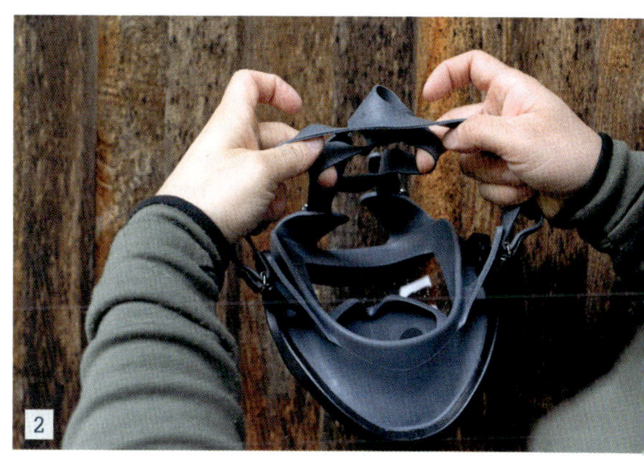
2

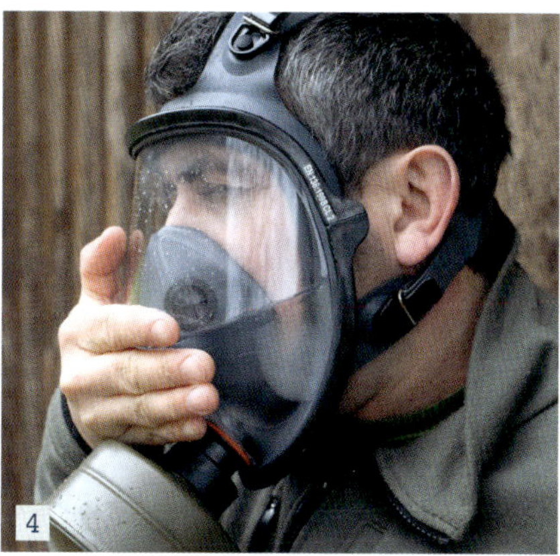
4

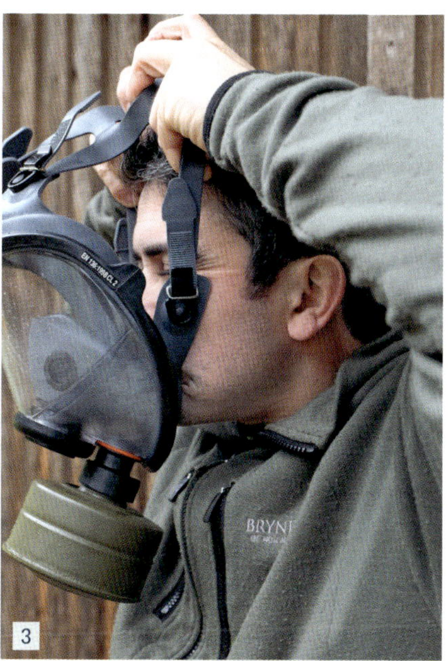
3

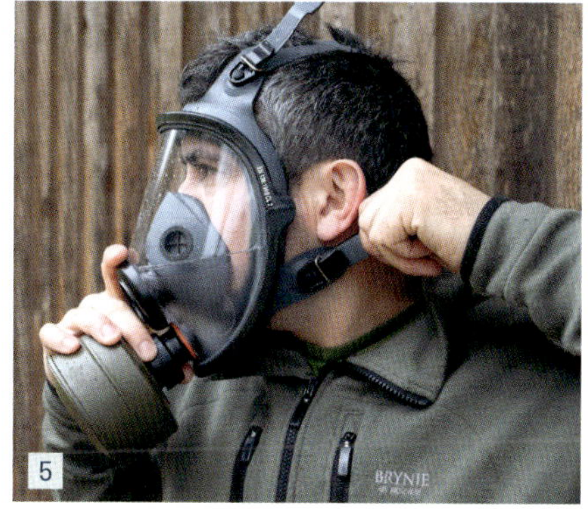
BRYNJE
5

das zu vermeiden, bräuchten Sie für den Krisenfall eine spezielle Brille mit Gummibändern, eine auf Ihre Dioptrien gefertigte Maske oder einen speziellen Brilleneinsatz mit den entsprechenden Gläsern für Ihre Sehstärke. Letztere Variante kostet im Gesamten aber mehr, als die Schutzmaske selbst.

Eine Maske sitzt richtig, wenn sie keine Schmerzen verursacht, gasdicht ist und auf der richtigen Augenhöhe sitzt!

Ein weiterer wichtiger Punkt darf nicht vernachlässigt werden: Eine Vollmaske nützt Ihnen wenig, wenn Sie unrasiert sind oder einen Vollbart tragen. In diesen Fällen dichtet die Maske aufgrund der Behaarung nicht richtig ab. Und so kann es Ihnen als Bartträger passieren, dass kontaminierte Luft in das Maskeninnere gelangt, was im Ernstfall fatal wäre!

Zu meiner Zeit bei der Armee war es noch gang und gäbe, mit der ABC-Schutzmaske und in voller Kampfmontur Leistungsmärsche oder Läufe zu absolvieren. Wer so etwas einmal gemacht hat, weiß, dass durch Schwitzen und verstärkte Atmung die Sichtgläser beschlagen. Gerade bei körperlicher Belastung kann es zu Sichteinschränkungen durch die Kondensation an den Innenseiten der Gläser kommen. Im schlimmsten Fall sehen Sie überhaupt nichts mehr und müssten zur Orientierung die Maske anheben oder ganz absetzen. Die Folge könnte eine Ansteckung oder eine Vergiftung sein, da Sie jetzt kontaminierte Luft einatmen. Dem Beschlagen der Scheiben können Sie mit einem im Fachhandel erhältlichen Klarsichtmittel vorbeugen, das Sie von innen auf das Maskenglas auftragen. Oder Sie verreiben, wie Sie es vielleicht vom Schnorcheln oder Tauchen kennen, eine Minimenge mit Wasser verdünntes Spülmittel auf der Innenseite des Glases.

Je nachdem, wie stark man unter der Maske schwitzt (das kann im Sommer auch ohne Belastung der Fall sein), sammelt sich unten am Kinn in der Maske eine nicht unerhebliche Menge Schwitzwasser, das durch die Gummidichtung nicht ablaufen kann. Das kann sehr unangenehm sein, wenn man den Kopf seitlich halten muss oder eine liegende Position (etwa zum Ausruhen) einnehmen möchte. Dann läuft einem der eigene Schweiß ins Gesicht und möglicherweise auch in die Nase. Geben Sie hier acht, dass Sie kein Chaos verursachen, wenn Sie vor Schreck das Schwitzwasser durch die Nase eingeatmet haben und einen Hustenreiz bekommen, bei dem Sie möglicherweise ebenfalls die Maske abnehmen müssten.

Wiegen Sie sich aber nicht in falscher Sicherheit! Die Masken brauchen je nach Szenario auch einen regelmäßigen, in kurzfristigen Intervallen erfolgenden Filterwechsel. Einen allgemeingültigen Richtwert für die Häufigkeit des Filterwechsels gibt es nicht. Je nach Dichte des Schadstoffs in der Luft müssen Sie vielleicht schon nach 20 oder 40 Minuten den Filter wechseln. Es kann aber auch sein, dass Sie die Maske bedenkenlos 5 Stunden tragen können, ohne einen Filterwechsel durchzuführen. Hierbei spielen auch die Umgebungstemperatur sowie die vorherrschende Luftfeuchtigkeit eine Rolle. Außerdem muss die persönliche Atemfrequenz berücksichtigt werden. Von all diesen Faktoren hängt natürlich die Lebensdauer des Filters ab. Jetzt dürfte selbst den »Gasmaskenfreaks« (ich bin übrigens auch so einer) klar werden, dass Sie, je nach Szenario, einen großen Bedarf an Ersatzfiltern vorhalten müssen, um einen Tag zu überstehen, an dem Sie nicht unverzüglich aus dem Gefahrengebiet entkommen können.

Nach einer gewissen Zeit muss zwingend ein Filterwechsel erfolgen, da die Aktivkohle im Filter mit den Schadstoffen gesättigt ist und es zu einem Durchbruch der Schadstoffe kommt. Auf Deutsch gesagt: Sie atmen die Schadstoffe oder Erreger dann direkt ein, weil der Filter nicht mehr filtern kann. Als grober Anhaltspunkt für einen zwingend notwendigen Filterwechsel gilt: Wird das Atmen durch den Filter immer schwerer, ist dieser mit Partikeln oder Schadstoffen gesättigt. An diesem Punkt sollte der Filter gewechselt werden. Auch bei Durchbrüchen von Schadstoffen muss man ihn sofort wechseln. Ein relativ schwieriges Unterfangen, da manche Schadstoffe oder schädliche Mikroorganismen weder vom Geschmack noch vom Geruch her wahrnehmbar sind. Idealerweise wechselt man den Filter immer rechtzeitig, bevor eine der beiden beschriebenen Situationen eintrifft. Aber ob das in der Praxis immer so machbar ist, ist die Frage. Ich war noch keinem Giftgasangriff oder einer biologischen Bedrohung ausgesetzt, sonst würde ich Ihnen gerne von meinen Erfahrungen berichten.

Bitte beachten Sie: Vollmasken mit anschraubbaren Filtern schützen keineswegs gegen nitrose Gase (Atemgift mit Reiz- und Ätzwirkung, bestehend aus einem Gemisch aus Stickstoffmonoxid (NO) und Stickstoffdioxid (NO_2)) oder Kohlenmonoxid. Sie können ihren Zweck nur dort erfüllen, wo ein ausreichender Sauerstoffgehalt vorhanden ist. Kohlenmonoxidgefährdete Umgebungen sind immer zu meiden. In brennenden Gebäuden, Brunnen, Schächten oder geschlossenen Räumen ohne Sauerstoffzufuhr dürfen Vollmasken hiergegen auf keinen Fall als Schutz verwendet werden.

Der Maskenfilter ist auch dann unbrauchbar, wenn dieser Aktivkohlepartikel freigibt, rasselt oder innen feucht geworden ist.

Die Schutzmaske sollten Sie immer griffbereit, in einer Tasche oben auf dem Gepäck oder direkt am Körper befestigt, aufbewahren. Der Filter sollte bereits aufgeschraubt sein. Denn je nach Szenario kann es sein, dass Sie schnell darauf zugreifen müssen. Es ist wenig zielführend, wenn Sie dann noch minutenlang im Rucksack kramen müssten. Ich kann nur immer wieder betonen: Üben Sie mit Ihrer Schutzmaske verschiedenste Szenarien!

Atomare Gefahren mit radioaktiver Strahlung

Wir alle nutzen Kernenergie, wenn auch vom einen mehr, vom anderen weniger gewollt. Sie ist berechtigterweise umstritten. Kernkraftwerke bergen ein großes Gefahrenpotenzial, wie man bei der jüngsten Katastrophe in Fukushima erkennen konnte. Damit möchte ich mich nicht grundsätzlich gegen die Kernkraft aussprechen. Aber es dürfte klar sein, dass das Risiko eines (Reaktor-)Unglücks allgegenwärtig ist. Und dabei muss es noch nicht einmal zu einem Super-GAU kommen. Jeden Tag können kleinere Vorkommnisse in einem Kernkraftwerk einen großen Schaden für die Umwelt bedeuten. Viele Menschen wissen nicht, dass dort täglich radioaktives Material wie z. B. Strontium-89, Strontium-90, Eisen-55 und Jod-131 durch den Abluftkamin in die Luft und über den Kühlwasserkanal in die Flüsse gelangt (Quelle: *http://bit.ly/2zWa2Mh*). Das Bundesamt für Strahlenschutz (BfS) überwacht diese Vorgänge, damit die Grenzwerte eingehalten werden. Für mich stellt sich jedoch die Frage: Was ist, wenn die technischen und elektronischen Schutzmechanismen aus irgendeinem Grund einmal versagen? Im Regelbetrieb laufen diese ja sehr sicher. Aber was passiert im Fall einer Katastrophe oder eines Hackerangriffs? Was, wenn sich Terroristen irgendwo zu schaffen machen oder es einfach nur zu menschlichem Versagen kommt? Das sind alles Situationen, die man schlecht simulieren und infolgedessen auch nicht üben kann.

Käme es in einem Reaktor in Deutschland oder im benachbarten Ausland aus irgendwelchen Gründen zu einer Kernschmelze, wären die Folgen für die Bevölkerung, aber auch für Flora und Fauna verheerend. Ebenfalls denkbar wäre: Im Falle einer schwerwiegenden und teilweise tödlichen Pandemie würden die Mitarbeiter des Kernkraftwerkes aus Eigenschutzgründen vielleicht nicht mehr vollzählig oder überhaupt nicht mehr in der Arbeit erscheinen. Oder Sie könnten es gar nicht mehr, weil Sie bereits erkrankt sind. Wer würde sich dann um die Anlage kümmern und die Prozesse überwachen? Ein Szenario mit verheerenden Folgen!

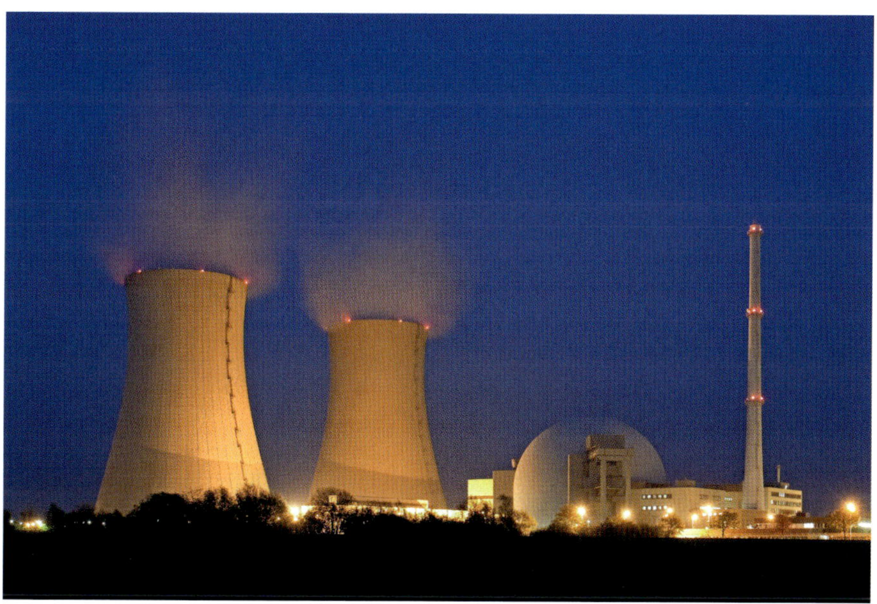

Kernkraft: hohes Gefahrenpotenzial, Gesundheitsrisiken und Atommüll

Natürlich ist auch eine kriegerische Auseinandersetzung mit dem Einsatz einer Atomwaffe nicht auszuschließen oder, was scheinbar immer mehr in greifbare Nähe rückt, ein Terrorakt mit einer schmutzigen Bombe. Ich möchte keine Ängste schüren, denn jeden Tag könnte auch ein Komet bei uns einschlagen und es wäre zu Ende. Aber ich glaube, wenn man sich einmal mit den Gefahren der Kernkraft auseinandersetzt, wird einem einiges bewusst.

Die künstliche Strahlung, die bei Unglücken oder Angriffen freigesetzt werden kann, ist, je nach Strahlungstyp, für den Menschen hochgefährlich. Strahlung kann über weite Distanzen hinweg durch radioaktiven Niederschlag (auch bekannt als »Fallout«) für den Menschen riskant werden. Radioaktiver Niederschlag entsteht, wenn aufgrund eines Reaktorunfalls oder eines atomaren Angriffs durch die Explosion radioaktiv verseuchter Staub in die Atmosphäre gelangt. Radioaktiver Niederschlag kann, wenn dieser in konzentrierter Form auftritt, die Strahlenkrankheit verursachen oder großflächig Gebiete radioaktiv verseuchen. Das Kernkraftunglück in Tschernobyl im Jahre 1986 hat gezeigt, dass dabei Distanzen von fast 2000 Kilometern und mehr kein Hindernis sind.

Drei Strahlungsarten der Radioaktivität

Bei den Strahlungsarten unterscheidet man zwischen Alpha-, Beta- und Gammastrahlung.

Alphastrahlung hat eine äußerst geringe Eindringtiefe, weswegen man keine Angst haben muss, dass sie durch die Haut in den Körper eindringt. Ihre Reichweite liegt deutlich unter einem halben Meter. Bekleidung oder ein Blatt Papier schirmen diese bereits sicher ab, auch die Haut ist ein zuverlässiger Blocker dieser Strahlungsart. Atmet man jedoch mit dieser Strahlung verseuchte Partikel ein, kommt es zu schwerwiegenden Zellschädigungen. Zellen teilen sich nicht mehr oder sterben ab. Ebenfalls problematisch ist Nahrung, die mit Alphastrahlung verseucht ist. In einem Krisen- oder Katastrophenfall, bei dem mit Strahlung zu rechnen ist, dürfen keine offenen, draußen gelagerten Lebensmittel verzehrt werden. Dazu zählen Gartengemüse oder Wildpflanzen, und logischerweise auch Wild.

Betastrahlung kann bereits einige Meter durch die Luft zurücklegen. Leider durchdringt sie auch ein paar Hautschichten der menschlichen Haut und kann zu schweren Verbrennungen führen. Das Hautkrebsrisiko steigt enorm an. Diese Strahlung verursacht im Körper schwerwiegende Zellschädigungen. Bekleidung bietet hier, im Gegensatz zur Alphastrahlung, leider keinerlei Schutz. Lediglich Metalle mit einer Dicke von mehreren Millimetern blocken die Betastrahlung sicher ab.

Schlimme gesundheitliche Folgen, um nur mal ein Beispiel zu nennen, werden durch verschiedene Isotope verursacht. Zur Erklärung: Chemische Elemente haben immer die gleiche Anzahl an Protonen, aber die Neutronen kommen in unterschiedlicher Anzahl vor. Die Atomkerne sind also nicht alle gleich. Diese Varianten werden Isotope genannt. Isotope sind also die Varianten eines Elements. Jod-Isotope kommen bei Nuklearexplosionen im Fallout (also im Niederschlag) vor oder befinden sich im Reaktor von Kernkraftwerken. Radioaktives Jod-131 lagert sich, wenn es eingeatmet wird, in der Schilddrüse ein und kann dort schwere Krebserkrankungen auslösen. Man kann Schädigungen durch Jod-131 unter bestimmten Bedingungen durch die Einnahme von Jodtabletten vorbeugen (siehe Abschnitt »Erste-Hilfe-Kit« auf Seite 45).

Gammastrahlung ist die gefährlichste Strahlung. Durch ihre große Reichweite und vor allem die hohe Durchdringstärke durch verschiedene Materialien ist sie für den Menschen ein großes Risiko. Zur Abschirmung von Gammastrahlung werden dickes Blei oder dicke Betonschichten benötigt. Hauswände, ein Hausdach, KFZ-Bleche oder Bekleidung werden von dieser Strahlung mühelos durchdrungen.

Verhalten bei Gefahr von radioaktiver Strahlung

Vorab: Es gibt weder ein Patentrezept noch *die* Lösung für den Fall der Fälle. Selbst wenn Sie im Besitz einer Schutzmaske und anderer Schutzausrüstung sind, stehen Ihnen draußen nur begrenzte Möglichkeiten zum Kampf gegen die radioaktive Strahlung zur Verfügung. Allerdings können Sie sich durch einfache Maßnahmen behelfen und so das Risiko einer Kontamination verringern oder vielleicht sogar komplett ausschließen. Damit steigern Sie Ihre Überlebenschancen und darauf kommt es an!

Unmittelbar nach einem Ereignis ist es schwierig, das Strahlungsproblem direkt und sicher zu handhaben. Die Schwierigkeit besteht darin, radioaktive Strahlung zu erkennen, denn sie ist nicht riech-, fühl-, schmeck- oder sichtbar. In den meisten Fällen würden Sie zunächst überhaupt nicht bemerken, dass Sie Strahlung ausgesetzt sind oder verseuchte Partikel einatmen bzw. mit der Nahrung oder Flüssigkeiten aufnehmen. Die meisten Menschen, die nicht im Besitz eines Dosisleistungsmessgerätes sind, könnten also vorerst gar nicht feststellen, ob eine Gefahr besteht.

Zwar wird Deutschland durch ein sehr ausgeklügeltes und zuverlässiges Netz an Sensoren überwacht (ODL-Messnetz = Ortsdosisleistungs-Messnetz). Aber es stellt sich immer die Frage, ob die komplette Bevölkerung rechtzeitig gewarnt werden kann oder ob es die Anweisung gibt, dies vorerst nicht zu tun, um einer Massenpanik oder Massenflucht vorzubeugen. Und bei den eingeschränkten oder komplett ausgefallenen Informationsmöglichkeiten bekommt der Bürger im Krisen- und Katastrophenfall vielleicht sowieso gar nichts mit. Schaffen Sie sich also ein Messgerät an, egal was andere darüber sagen. Denken Sie an sich und Ihre Familie und machen Sie sich unabhängig von anderen! Wenn Sie also draußen Strahlung vermuten, schalten Sie sofort Ihr Messgerät ein. Schlägt dieses an und es besteht Strahlungsgefahr, müssen Sie unverzüglich handeln. Am besten wäre natürlich, das Gefahrengebiet unverzüglich zu verlassen, nachdem Sie möglichst die im Folgenden empfohlenen Schutzmaßnahmen durchgeführt haben. Hier besteht aber ein großes Problem: Bestimmt kann Ihnen keiner sagen, wo strahlungsfreies Gebiet ist und in welche Richtung Sie fliehen sollten. Der richtige Ansatz wäre hier sicherlich, sich grundsätzlich aus der Hauptwindrichtung zu begeben und eine größtmögliche Distanz zurückzulegen. Währenddessen müssen Sie immer wieder mit dem Messgerät die Strahlung messen. Sobald Sie eine Verringerung der Dosis feststellen, können Sie davon ausgehen, in die richtige Richtung zu laufen oder zu fahren. Soweit die Theorie. In der Praxis darf man nicht vergessen, dass es aufgrund der geografischen Gegebenheiten vor Ort immer wieder zu Windrichtungswechseln kommen kann.

Die folgenden Maßnahmen sollten möglichst vor dem Strahlenereignis durchgeführt werden!

Man kann nicht sagen, ob man das Gefahrengebiet, für das ein Strahlungsrisiko droht, zeitgerecht bzw. überhaupt verlassen kann. Um in diesem Fall dennoch das Risiko einer Kontamination zu verringern und verhältnismäßig optimale Schutzbedingungen zu schaffen, sollten Sie im Vorfeld ein paar Dinge erledigen.

Also noch einmal: Strahlung kann sehr gefährlich sein, wenn sie in den Körper gelangt. Die erste Maßnahme sollte daher sein, Ihre Atemwege und Augen vor radioaktiv verseuchten (Staub-)Partikeln zu schützen. Setzen Sie daher, wie zuvor beschrieben, schnellstens die Atemschutzmaske auf.

Trinken Sie vorher ausreichend und verrichten Sie Ihre Notdurft. Schutz geht vor Durst – nur falls hier Zweifel bestünden. Bleiben Sie vor Ort, berücksichtigen Sie die Witterung, die in den nächsten Stunden zu erwarten ist. Isolieren Sie sich bei Bedarf, indem Sie erst Ihre Bekleidung anlegen und anschließend Ihre Gummi-Regenbekleidung darüberziehen, die Verschlüsse der Arm- und Beinbünde fest verschlossen. Wenn Sie eine Flucht zu Fuß planen, empfehle ich Ihnen, darunter eine Bekleidungsschicht weniger zu tragen, damit Sie während Ihres Marsches nicht zu stark schwitzen. Darüber sollten Sie noch den Poncho ziehen. Haben Sie keine Gummi-Regenbekleidung, ziehen Sie nur den Poncho über. Ziehen Sie dann auf jeden Fall die (Einmal-)Handschuhe an, um Ihre Hände zu schützen. Wenn möglich, sollten Sie auch angebrochene Nahrung staubdicht verschließen und wegpacken. Würde diese mit kontaminiertem Staub in Berührung kommen, wäre sie zum Verzehr nicht mehr geeignet. Das Gleiche gilt natürlich auch für Getränke.

Packen Sie alle Ausrüstungsgegenstände ein oder decken Sie sie staubdicht ab. Verschließen Sie Ihr Zelt und die Belüftungsöffnungen und versuchen Sie, sollte noch Zeit dafür sein, das Zelt an seinen offenen Stellen am Boden mit Erdwülsten gegen eindringenden Staub zu sichern.

Schnelle Schutzmaßnahmen bei Strahlungsgefahr

- 1 Schutzmaske aufsetzen
- 2 Regenhose anziehen
- 3 Regenjacke schließen
- 4 Kapuze zuschnüren
- 5 Handschuhe anziehen
- 6 Ärmelbünde dicht verschließen
- 7+8 Poncho überziehen
- 9 Offene Nahrungsmittel staubdicht verschließen und verpacken
- 10 Ausrüstung zusammenräumen, staubsicher abdecken und verpacken
- 11 Zelt verschließen
- 12 Notdurft verrichten und ausreichend trinken

Kommt es zum Ernstfall, heißt das nicht, dass Sie den Kopf in den Sand stecken und nichts mehr tun sollten. Es muss regelmäßig, so gut und gründlich wie möglich, behelfsmäßig entstrahlt werden. Unter »Entstrahlen« versteht man die Beseitigung radioaktiver Partikel von Oberflächen, Geweben, der Haut usw. Die behelfsmäßige Entstrahlung wird idealerweise in einer Umgebung durchgeführt, die nicht verstrahlt ist. Dass dies realistischerweise in der

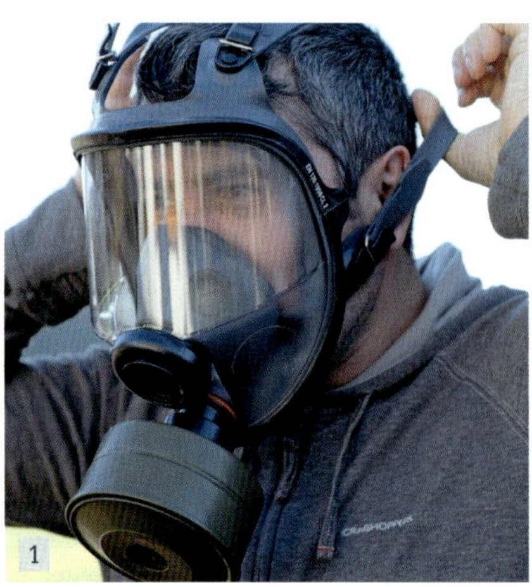

1

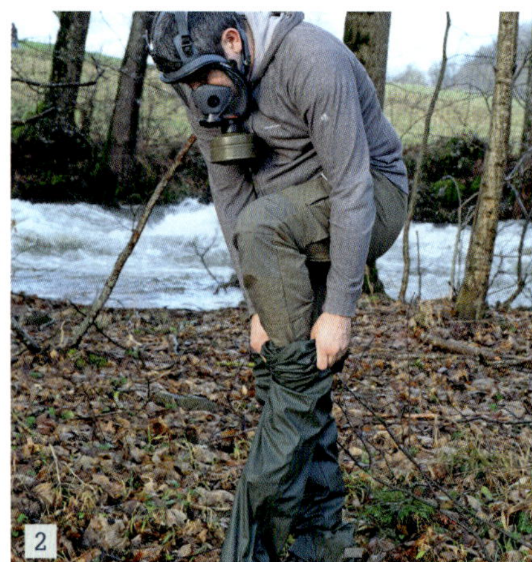

2

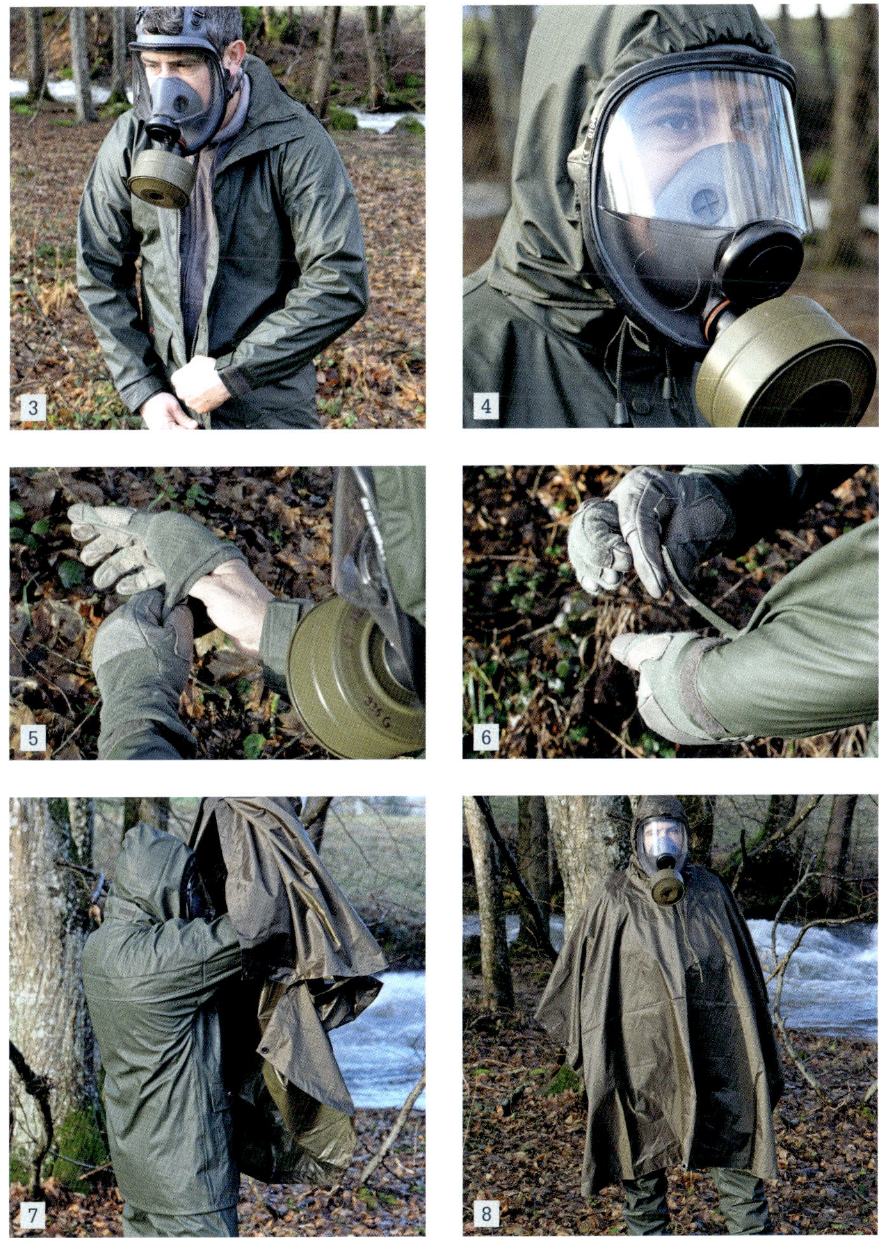
3
4
5
6
7
8

Natur aber nur schwer umzusetzen ist, versteht sich von selbst. Trotzdem sind die folgenden Maßnahmen nicht umsonst: Jede noch so kleine Entstrahlungsmaßnahme senkt das Risiko einer Erkrankung! Die Entstrahlung sollte so früh wie möglich durchgeführt werden, um die Belastung so gering wie möglich zu halten.

Bei der Entstrahlung beginnt man immer zuerst mit der Ausrüstung. Tragen Sie hierbei unbedingt die Vollmaske sowie die Schutzbekleidung und die Handschuhe, um sich nicht noch schwerer zu gefährden. Wichtig ist, beim Putzen stets von oben nach unten zu arbeiten. Kontaminierte Teilchen werden so in Richtung Boden gebürstet oder gewischt. Idealerweise hat man dabei noch den Wind im Rücken, sodass man nicht in der selbst verursachten Kontaminationswolke steht. Achten Sie auch darauf, dass Sie bei der Entstrahlung Spalten, Ritzen oder Einkerbungen an der Ausrüstung nicht vergessen. Dort setzt sich kontaminierter Staub besonders gerne ab. Für die Reinigung macht es durchaus Sinn, abschließend ein feuchtes Tuch zu verwenden. Vielleicht sind Sie in der glücklichen Lage und haben, falls Sie sich in einem Gebirge befinden, Zugang zu einem Quellbach. Dieses Wasser ist wahrscheinlich noch nicht kontaminiert und kann für die Entstrahlung von Ausrüstungsgegenständen verwendet werden. Der nächste Schritt wäre die Reinigung des Ponchos. Diesen schüttelt man vollständig und gründlich aus und bürstet bei Bedarf festsitzende Verschmutzung ab.

Bei der Bekleidung geht man genauso vor. Achten Sie auch hier darauf, dass beim Ausklopfen aus der Bekleidung austretender Staub von ihrem Körper wegfliegt.

Ziehen Sie jetzt die Handschuhe aus und beginnen Sie mit der Entstrahlung Ihrer Vollmaske. Seien Sie dabei vorsichtig. Es darf kein Staub in das Maskeninnere gelangen und die Maske von innen kontaminieren. Wischen Sie daher zuerst die Außenseite der Maske mit einem trockenen, anschließend mit einem feuchten Tuch ab. Falls vorhanden, messen Sie die Radioaktivität an der Ausrüstung mit Ihrem Dosisleistungsmessgerät so lange, bis ein Wert erreicht ist, der unter dem Grenzwert liegt.

Das Bundesamt für Strahlenschutz gibt an, dass der Grenzwert für die effektive Dosis zum Schutz von Einzelpersonen der Bevölkerung 1 Millisievert im Kalenderjahr betragen darf (§ 46 Strahlenschutzverordnung).

Schwellenwerte für akute Strahlenschäden (Quelle: BfS, *http://bit.ly/2iWN7K3*):

- **100 mSv:** Unterer Schätzwert des Schwellenwerts für Schädigungen des Ungeborenen.
- **500 mSv:** Bei akuter Exposition treten ab diesem Schwellenwert Hautrötungen auf.
- **1000 mSv:** Bei akuter Exposition treten ab diesem Schwellenwert akute Strahleneffekte auf, wie Übelkeit und Erbrechen.
- **3000 – 4000 mSv:** Ohne medizinisches Eingreifen sterben bei dieser Dosis 50 Prozent der exponierten Personen nach 3 bis 6 Wochen, wenn es sich um eine in kurzer Zeit erfahrene Strahlenbelastung handelte (LD50).
- **> 8000 mSv:** Ohne entsprechende medizinische Behandlung bestehen nur geringe Überlebenschancen, wenn es sich um eine in kurzer Zeit erfahrene Strahlenbelastung handelt.

Ist die Gefahr vorüber, entstrahlen Sie sich selbst: Schütteln Sie Ihre Haare sorgfältig aus und kämmen oder bürsten Sie diese gründlich durch. Schließen Sie Augen und Mund und wischen Sie mit einem feuchten Lappen Ihr Gesicht ab. Vergessen Sie dabei nicht die Ohren und vor allem hinter den Ohren zu reinigen. Wenn Sie ausreichendes, nicht kontaminiertes Wasser zur Verfügung haben, waschen Sie Ihren ganzen Körper.

Bleiben Sie in dem Gebiet, müssen Sie möglichst Maßnahmen ergreifen, um die Strahlungswerte dauerhaft zu senken. Daher muss auch die Umgebung um Sie herum entstrahlt werden. Entstrahlen Sie zuerst sorgfältig Ihr Zelt und bauen es dann komplett ab. Tragen Sie anschließend den Untergrund in einem Radius von 12 Metern etwa 10 Zentimeter tief ab. Das Erdreich, das Sie abtragen, kippen Sie außerhalb des Radius auf einen Haufen. Ist die Maßnahme abgeschlossen, bauen Sie Ihr Zelt mittig im Radiusbereich wieder auf.

Bitte beachten Sie, dass Materialien, die durch die Anfangsstrahlung radioaktiv geworden sind, nicht mehr entstrahlt werden können! In diesem Fall kann Ihnen nur das Dosisleistungsmessgerät Aufschluss geben.

Während Ihres Aufenthaltes in verstrahltem Gebiet dürfen Sie nur verpackte Lebensmittel verzehren. Die Verpackungen sind vorher unter fließendem Wasser zu reinigen oder notfalls abzubürsten. Wenn Sie Komprimatverpflegung oder andere Lebensmittel in fester Form öffnen, legen Sie diese zwischenzeitlich bitte nirgendwo ab. Es besteht die Gefahr, dass der Untergrund radioaktiv verstrahlt ist und Sie das Essen dadurch kontaminieren. Verwenden Sie daher nur Ihr Kochgeschirr, das Sie sicher verpackt haben, oder eine Unterlage, von der Sie sich sicher sein können, dass sie nicht kontaminiert ist. Die Lebensmittel sollten entweder ganz verzehrt oder danach wieder staub- und wasserdicht verpackt werden.

Die Einnahme von Kaliumiodidtabletten wird übrigens nur empfohlen, wenn mit dem Durchzug einer radioaktiven Wolke zu rechnen ist. Allerdings ist es bei keinem atomaren Zwischenfall vorhersehbar, wo das Wetter hinzieht und ob man überhaupt betroffen wäre. Hier müssen Sie selbst entscheiden, ob Sie die Tabletten vorbeugend einnehmen und eventuell auftretende Nebenwirkungen in Kauf nehmen. Wichtig für Sie ist zu wissen, dass die Jodtabletten nur vor dem radioaktiven Jod schützen, nicht vor Plutonium-239 oder Cäsium-137.

Abschließend möchte ich noch kurz auf die Strahlenkrankheit eingehen. Diese tritt auf, wenn man direkter Strahlung ausgesetzt war, was bei Kernwaffenexplosionen, Terrorakten oder Strahlungsunfällen passieren kann. Die Dosis der Strahlung spielt für den Krankheitsverlauf eine große Rolle. Kleine Dosen führen zwar zu langfristigen gesundheitlichen Schäden, mit denen Sie aber sogar glücklich weiterleben können. Hohe Dosen hingegen führen innerhalb von wenigen Tagen zum Tod. Kommt es zu einer Bestrahlung des Körpers, gibt das Bundesamt für Strahlenschutz für einen Dosisbereich von 1 bis 6 Sievert die Symptome Übelkeit, Erbrechen, Durchfall, Haarausfall und Fieber an. Liegt der Wert zwischen 6 und 20, sind Blutungen im Mund, im Darm, unter der Haut, Schock, Koma und Kreislaufversagen die Folge.

Biologische Gefahren

Gefährliche Mikroorganismen, wie manche Viren, Bakterien, Schimmelpilze usw. können zu einer großen Gefahr für den Prepper werden, da im Krisen- und Katastrophenfall in Ballungsräumen, Städten oder Ortschaften mit typischen Krisenerkrankungen zu rechnen ist. Aber auch außerhalb einer Krise können Epidemien oder Pandemien auftreten. Leider kann nicht nur der Mensch Überträger von ansteckenden Krankheiten sein, sondern jedes andere Lebewesen, mit dem man in der Natur zu tun hat. Es ist denkbar, dass biologische Kampfstoffe entweder durch ein militärisches Ereignis oder durch die gezielte Verbreitung durch Terroristen freigesetzt werden. Bei den Eigenschaften dieser Kampfstoffe gibt es viele Unterschiede, aber das soll hier nicht Thema sein. Für Sie ist wichtig zu wissen: Die Wirksamkeit biologischer Kampfstoffe oder krank machender Mikroorganismen kann durch das Wetter aufgehoben, abgemildert oder verstärkt werden. Die Lebensdauer der Mikroorganismen ist aber nicht zwingend von den Umweltbedingungen abhängig, genauso wenig wie ihre Wirkung, was sie zu einer großen Gefahr für Menschen und Tiere werden lässt. Ich möchte jetzt keineswegs unnötige Ängste schüren, aber meiner Meinung nach ist es nur noch eine Frage der Zeit, bis wieder einmal eine Seuche einen Teil der Weltbevölkerung dahinrafft. Ein gutes Beispiel dafür ist die H7N9-Viruserkrankung, die Vogelgrippe, die seit ein paar Jahren in China grassiert. Dieses Virus ist äußerst gefährlich, da es sich immer wieder verändert und anpasst. Aus erster Hand weiß ich, dass einige Kliniken in der Schweiz 2015 extra für den Fall eines Ausbruchs umfassende Pandemiepläne erstellt haben, die der Öffentlichkeit vorenthalten wurden, um eine Panik zu vermeiden. Laut einem WHO-Bericht bei einer Beobachtung des H7N9-Virus von Mai bis Juni 2017 geht hervor, dass in China 1533 bestätigte Infizierte bekannt wurden, von denen mindestens 592 Personen gestorben sind (Quelle: *http://bit.ly/2zWTunO*). Falls dieses Virus mutiert, sagte mir ein fachkundiger Pathologe, könnte das eine Pandemie, ähnlich der Spanischen Grippe, mit verheerenden Folgen und Millionen von Toten in Europa, vielleicht sogar weltweit, auslösen. Und vielleicht haben Sie selbst schon festgestellt, dass die grassierenden Grippeerkrankungen mittlerweile bei uns Menschen immer langsamer heilen.

Im Zeitalter des Terrorismus ist der Einsatz von Biokampfstoffen leider wieder sehr wahrscheinlich geworden. Was passieren würde, wenn ein halbwegs kluger Terrorist einen hochansteckenden Kampfstoff in der Bahn oder in einem öffentlichen Gebäude freisetzen würde, brauche ich Ihnen nicht auszumalen. Der Kampfstoff würde sich in kürzester Zeit verbreiten.

Außerhalb der Krise haben wir schon einiges an Infrastruktur geschaffen, mit der manche Erreger erfolgreich durch die Tierwelt verteilt werden könnten. Die Tigermücke, die auch das Q-Fieber verbreitet, ist mittlerweile in manchen Teilen Deutschlands und in nicht wenigen Kantonen der Schweiz regional heimisch geworden. Aus einem Infektionsbericht des Landesgesundheitsamtes Baden-Württemberg von 2015 geht hervor, dass es in diesem Jahr fünf Ausbrüche von Q-Fieber mit bis zu 44 Erkrankten gegeben hat. Das ist bei guter medizinischer Versorgung außerhalb einer Krise sicherlich kein Problem. Aber stellen Sie sich einmal einen Ausbruch in einer Krisensituation vor, wo wir mit Störungen in der Infrastruktur oder der medizinischen Versorgung rechnen müssen.

Die hochgradig ansteckende Infektionskrankheit Pest wird bekanntlich über den Biss der Flöhe von Ratten übertragen, Lungenpest sogar über die Atmung. Was wäre, wenn es in einer Krise oder einer Katastrophe irgendwann zu einer Rattenplage käme? Hiervor hatten die Menschen in deutschen Städten nach dem Zweiten Weltkrieg furchtbare Angst, denn man war sich der Konsequenzen bewusst. Glücklicherweise haben sich diese Befürchtungen nicht bewahrheitet. Und schließlich sind sogar in der jüngsten Vergangenheit einige exotische und hochansteckende Krankheiten aus dem Ausland zu uns eingeschleppt worden. Da es aber anscheinend verboten ist, darüber zu berichten, sickern solche Fälle fast überhaupt nicht an die Öffentlichkeit durch.

Man muss sich also auch mit den Szenarien von biologischen Gefahren befassen, wenn man richtig Krisenvorsorge betreiben möchte. Und das gilt insbesondere für die Bewohner dicht bevölkerter Gebiete. Das Beste im Fall einer Massenansteckung ist sicherlich, den Kontakt zu anderen Menschen zu meiden.

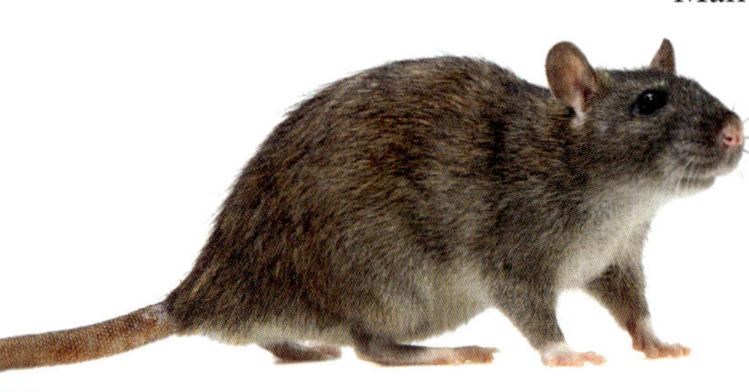

Anders ausgedrückt: Flüchten Sie unbedingt aus der Stadt, solange Sie noch können! Dass Sie sich alleine draußen in der Natur anstecken, halte ich für unwahrscheinlich.

Verhalten bei Gefahr von biologischen Risiken

Wie schon bei Radioaktivität besteht auch bei biologischen Gefahren das Problem der Erkennung. Mikroorganismen sind nicht spürbar und auch nicht mit bloßem Auge wahrzunehmen, weswegen es in diesem Fall schwierig ist, richtig zu handeln. Dennoch muss etwas getan werden, um das Ansteckungsrisiko zu senken. Beachten Sie, dass biologische Risiken nur schwer ohne wirksame Desinfektion zu behandeln sind. Die hier vorgestellten Techniken sind lediglich Notlösungen. Der Idealfall sieht anders aus. Nur spezielle Entseuchungsstationen können Sie, Ihre Bekleidung und Ihre Ausrüstung vollkommen sicher desinfizieren. Dennoch möchte ich ein paar überlebenswichtige Hinweise geben. Es muss ja irgendwie weitergehen und eins sollte ganz klar sein: Aufgeben gilt nicht!

Grundsätzlich müssen in so einem Fall als erste Maßnahme sämtliche »Eintrittspforten« für krank machende Erreger in den Körper verschlossen werden. Auch hier schützt Sie Ihre Vollmaske, denn sie verhindert das Einatmen von Erregern sowie deren Eindringen über die Augen. Die Ohren sollten Sie hermetisch mit Ohrstöpseln verschließen, was man im Übrigen beherrschen muss. Es ist nicht damit getan, sich einfach die Stöpsel ins Ohr zu stecken. Lesen Sie sich die Gebrauchsanleitung genau durch. Offene Wunden müssen sicher abgedeckt und im Notfall an den Verbandrändern noch hermetisch zugeklebt werden, damit hierüber keine Erreger in den Körper gelangen. Anschließend sollten Sie Ihre Gummi-Regenbekleidung anziehen. Ziehen Sie, wenn es die Zeit noch zulässt, überflüssige Bekleidungsschichten vorher aus, damit Sie unter der Gummibekleidung keinen Hitzestau bekommen. Haben Sie keine Gummi-Regenbekleidung, ziehen Sie alternativ Ihren Poncho über. Ziehen Sie auf jeden Fall die Handschuhe an. Dann erst folgt der Poncho mit hochgeschlagener Kapuze.

Schnelle Schutzmaßnahmen bei biologischen Gefahren

- 1 Schutzmaske aufsetzen
- 2 Ohrstöpsel in die Ohren stecken
- 3 Wunden abdecken / abkleben
- 4 Handschuhe anziehen
- 5+6 Regenbekleidung oder Poncho anziehen

Falls Sie Kontakt mit erkrankten Menschen hatten oder vermuten, dass Sie sich eine Zeit lang in verseuchtem Gebiet aufgehalten haben, müssen Sie jetzt tätig werden und entseuchen. Zu der Entseuchung zählen alle Maßnahmen, mit denen Sie sich selbst, Ihre Bekleidung und Ihre Ausrüstung von krank machenden Mikroorganismen befreien.

Wie bei radioaktiver Strahlung beginnen Sie mit Ihrer Ausrüstung. Waschen oder spülen Sie, wenn möglich, Ausrüstungsgegenstände mit kochend heißem Wasser ab. Graben Sie dazu vorher ein Loch in die Erde, in das Sie ein Tarp oder einen Müllsack auslegen, sodass das Loch als eine Art Waschbecken dient. Führen Sie die Tätigkeiten über dem Loch durch, damit Sie das Brauchwasser danach immer wieder zum erneuten Aufkochen verwenden können. Bei starkem Sonnenschein legen Sie die Ausrüstung auf dem Boden aus, damit diese großflächig von den UV-Strahlen getroffen wird. Diese Maßnahme kann, wenn auch nur in geringem Maße, etwas bei der Entseuchung helfen, da einige krank machende Keime abgetötet werden. Wiederholen Sie, wenn möglich, beide Vorgänge mehrmals hintereinander. Steht Ihnen Flächendesinfektionsmittel zur Verfügung, können Sie dieses natürlich benutzen. Es können auch Präparate verwendet werden, die für die Hautdesinfektion gedacht sind.

Der nächste Schritt wäre dann die Entseuchung der Kleidung. Auch Ihre Wäsche sollte gekocht werden. Problematisch wird dies bei Bekleidungsteilen, die zu einem großen Teil oder gänzlich aus Kunstfasern bestehen. Diese können durch das heiße Wasser eingehen. Versuchen Sie in diesem Fall, die Bekleidung zumindest mit 70 °C heißem Wasser zu waschen. Diesen Vorgang wiederholen Sie bitte mehrfach.

Jetzt ist Ihr Körper an der Reihe. Bestimmt führen Sie nicht genug Hautdesinfektionsmittel mit sich, um den gesamten Körper damit zu benetzen. Falls doch, entkleiden Sie sich vollständig und reiben Sie alle Hautoberflächen damit ein. Tun Sie das auch auf den geschlossenen Augenlidern sowie im Ohr. Steht Ihnen kein Hautdesinfektionsmittel zur Verfügung, waschen Sie den gesamten Körper gründlich mit Seife. Das reduziert die Zahl der krank machenden Mikroorganismen auf Ihrer Haut deutlich. Schon damit kann man seine Chancen, nicht zu erkranken, deutlich verbessern. Präventiv sollten Aktivkohletabletten eingenommen werden, die im Magen-Darm-Trakt Erreger binden können, die Sie mit der Nahrung oder Flüssigkeiten aufgenommen haben.

Vergraben Sie ab sofort Ihre Exkremente in der Erde. Richten Sie im Idealfall eine Art Latrine für die Notdurft ein. Dafür genügt ein etwa 20 Zentimeter tiefes Loch, den Erdaushub nutzen Sie zum Abdecken. So kann die Grube mehrmals verwendet werden. Abfälle müssen verbrannt werden. Die bei der Verbrennung entstehende Hitze tötet krank machende Keime ab.

Trinkwasser sollte ab jetzt nur noch abgekocht oder erst dann genossen werden, wenn es mit einer Wasserfiltertechnologie aufbereitet wurde, die auch Viren sicher zurückhält.

Chemische Gefahren

Es ist nicht auszuschließen, dass im Krisen- und Katastrophenfall chemische Stoffe austreten, die die Umgebungsluft vergiften und deswegen eine Gefahr für die Menschen darstellen. Falls der Fall eintritt, dass durch Unglücke, Naturereignisse oder (terroristische) Angriffe chemische Stoffe bzw. Kampfstoffe freigesetzt werden, muss der Prepper auch hier Schutzmaßnahmen ergreifen – vorausgesetzt er bekommt überhaupt etwas von dem Vorfall mit. Zwar sind in der Industrie bei der Verarbeitung von hochgefährlichen chemischen Substanzen immer mehrere technische sowie menschliche Sicherheitsmechanismen zum Schutz eingerichtet und in der Regel funktionieren diese auch zuverlässig. Aber es kommt immer wieder vor, dass gefährliche Substanzen durch menschliche

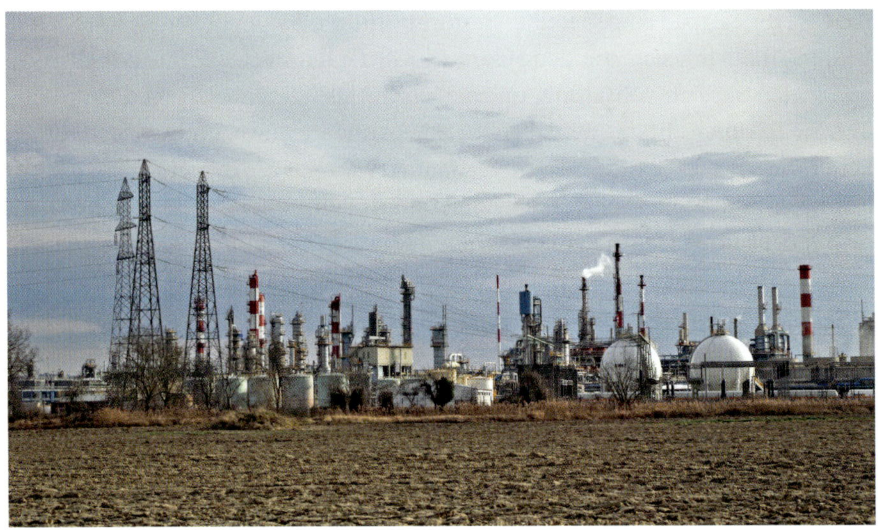

Sind Chemiefabriken für den Notfall gewappnet?

Bedienungsfehler oder durch das Versagen von Sicherheitsmechanismen in die Luft gelangen. Im Jahr 2010 ist es in einem Chemieunternehmen in Heilbronn zu einer Freisetzung von Chlorwasserstoff gekommen. Ursache: ein Bedienfehler des Personals. Dadurch gab es sieben Verletzte in der Bevölkerung. Zum Glück sind bei solchen Unfällen in der Regel die Feuerwehr und das Technische Hilfswerk schnell vor Ort. Im Krisen- oder Katastrophenfall aber werden diese unter Umständen an mehreren Unglücksstellen gleichzeitig benötigt oder kommen überhaupt nicht mehr durch. Es ist interessant zu beobachten, was alle Jahre wieder um uns herum passiert. Alle Unfälle, bei denen chemische Substanzen austreten, werden auf der Webseite *http://bit.ly/2ofZDUU* in einer Datenbank behördlich erfasst und katalogisiert. Hier können Sie in der Suchmaske Ihr Bundesland und den Zeitraum eingeben, für den Sie sich interessieren. Stöbern Sie mal darin, es lohnt sich!

Zum Glück ist bei uns die Zahl von Unfällen oder Unglücken mit dem Austritt gefährlicher chemischer Substanzen immer noch relativ gering. Denkbar wäre aber, dass im Fall einer Krise oder Katastrophe durch ein schwerwiegendes Ereignis große Mengen von gefährlichen Stoffen in die Luft gelangen und die Bevölkerung diesem Problem schutzlos ausgeliefert wäre. Sobald die Substanzen in der Luft sind, können sie sich unter Umständen verdünnen oder neutralisieren. Aber je nach Wetterlage könnte auch das Gegenteil eintreten, und es wäre möglich, dass das Gebiet, in dem Sie sich befinden, über einen mittelfristigen Zeitraum verstärkt betroffen wäre. So etwas kann man beispielsweise bei Smog oder Inversionswetterlagen im Winter nicht ausschließen. Eine Inversionswetterlage ist ein Wetterphänomen, bei dem eine Zeit lang die oberen Luftschichten wärmer sind als die unteren. Das führt zu einer Verstärkung der Schadstoffe in der Luft, da diese nicht mehr »abziehen« können. Vor allem in Ortschaften und Städten, die in Tälern liegen oder durch Berge eingekesselt sind, wäre es kritisch, wenn es bei so einer Wetterlage zu einem Austritt von oder einem Angriff mit gefährlichen chemischen Substanzen käme.

Verhalten bei Gefahr von chemischen Risiken

Wie schon bei radioaktiven oder biologischen Gefahren ist es nicht immer einfach, eine chemische Gefährdung (rechtzeitig) in der Luft wahrzunehmen. In manchen Fällen ist das schlichtweg nicht möglich, denn manche Substanzen sind überhaupt nicht sichtbar, vielleicht sogar geruchs- und geschmacklos. Dennoch dürften chemische Schadstoffe durch natürliche Indikatoren angezeigt werden, denn die Pflanzen- und Tierwelt reagiert mitunter sehr empfindlich auf chemische Einflüsse. Das ist bei Strahlung oder bei krank machenden Mikroorganismen nicht der Fall. Anzeichen für chemische Schad- oder Kampfstoffe in der Luft kann z. B. eine größere Zahl sterbender und toter Tiere sein, aber auch die Verfärbung der Botanik. Vor allem dann, wenn sich auffallend viele Pflanzen ungewöhnlich verfärben, den Kopf hängen lassen oder insgesamt nicht mehr besonders vital wirken. Die Ursache hierfür könnte natürlich biologischer Natur sein – was wir als Nichtexperten aber nicht unterscheiden können. Das spielt jedoch keine Rolle, denn die Schutzmaßnahmen sind ja die gleichen. Sollten chemische Kampfstoffe eingesetzt worden sein, müssen Sie auf Auffälligkeiten achten. Ölig und dunkel schimmernde Tropfen sowie unnatürlich feuchte Stellen auf dem sonst trockenen Untergrund können Indikatoren für Kampfstoffe sein.

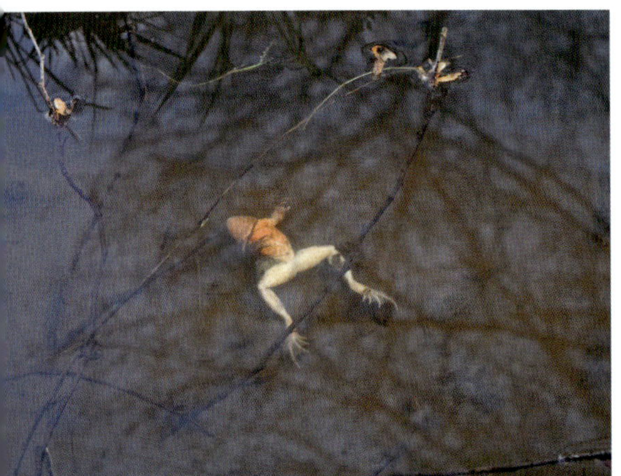
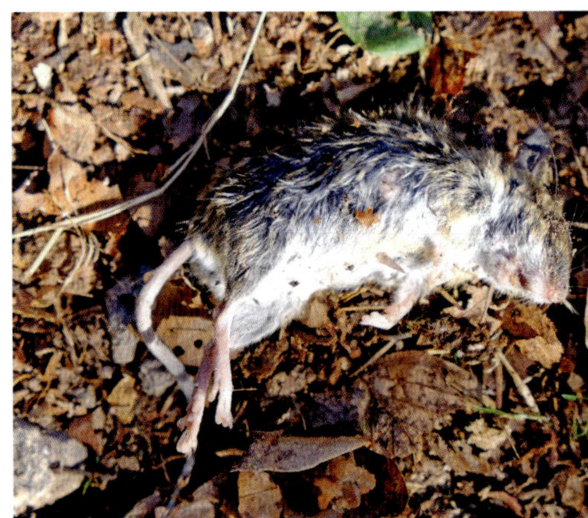

Tote Tiere als Anzeichen für chemische Schad- oder Kampfstoffe

Sie sollten aber auch nach oben in den Himmel schauen, denn es könnte der Fall sein, dass Sie eine ungewöhnlich gefärbte Wolke sichten, die in Ihre Richtung zieht. Versuchen Sie zu fliehen! Je nach Substanz kann man nicht ausschließen, dass sich eine Wolke knapp über dem Boden bewegt. Es gibt Stoffe, die schwerer sind als Luft. In solchen Fällen sollten Sie froh sein, denn Sie können den Schadstoff sehen.

Denkbar wäre auch der Fall, dass chemische Stoffe die Luft trüben und die Sicht stark einschränken. Dann kann es für Sie zu Orientierungsproblemen kommen und im Extremfall müsste sogar der Kompass zum Entkommen eingesetzt werden.

Mögliche körperliche Anzeichen für einen Angriff oder mit chemischen (Kampf-)Stoffen vergiftete Luft sind beispielsweise folgende: Sehstörungen, starker Tränenfluss, Verengung der Pupillen, Brennen der Augen, Laufen der Nase sowie verstärkter Speichelfluss, Atemprobleme, Atemnot und rasselnde Atemgeräusche.

Wenn Sie auch nur im Geringsten mit vergifteter Luft rechnen, sind sofort Schutzmaßnahmen zu treffen. Ziehen Sie als allererstes Ihre Schutzmaske auf und anschließend die gummierte Regenbekleidung über Ihre reguläre Bekleidung. Im Idealfall sollte diese nicht zu dick unter der Regenbekleidung sein, da-

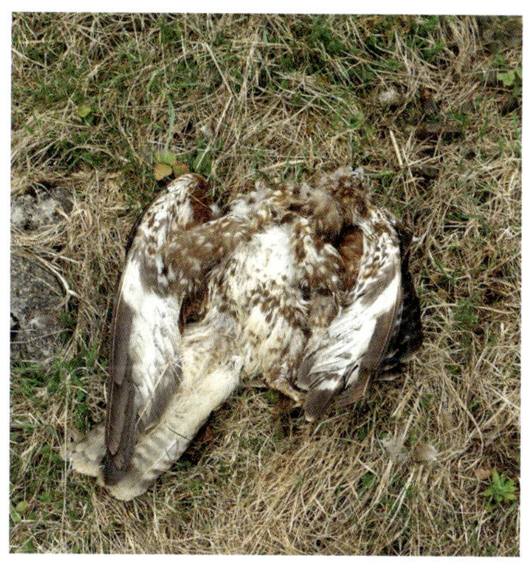

mit ein Wärmestau vermieden wird. Ziehen Sie jetzt den Poncho über und Ihre Handschuhe an.

Auch in diesem Fall sollten Sie zügig angebrochene Nahrung und Getränke staubdicht verschließen und wegpacken. Alle herumliegenden Ausrüstungsgegenstände sollten Sie einpacken oder wasserdicht abdecken.

Chemische Stoffe können unter Umständen zur völligen Zerstörung von Flora und Fauna führen und regional zur Vergiftung von Oberflächenwasser. Je nach Intensität können sie sogar das Wasser im Boden vergiften. Das könnte Ihren weiteren Aufenthalt vor Ort unmöglich werden lassen, denn Sie können nicht alle Chemikalien aus dem Wasser filtern, selbst mit einem Filter mit Aktivkohleschaltung nicht.

Schnelle Schutzmaßnahmen bei chemischen Gefahren

1. Schutzmaske aufsetzen
2. gummierte Regenbekleidung anlegen
3. Handschuhe anziehen
4. Zelt verschließen
5. Poncho überziehen
6. offene Nahrungsmittel und Getränke wasserdicht verschließen und verpacken

Sie könnten vorsorglich versuchen, sich RSDL© *(Reactive Skin Decontamination Lotion Kit)* zu besorgen. Dabei handelt es sich um einen kleinen grünen Beutel, in dem eine Lotion enthalten ist, die auf die Haut aufgetragen wird und chemische Kampfstoffe sowie einige Toxine neutralisiert. RSDL gehört seit Jahren in einigen Armeen zur Standardausstattung. Die Anwendung ist denkbar einfach: Nach dem Öffnen des Beutels entnehmen Sie einfach das Pad mit der Lotion. Der Beutel ist so gefertigt, dass er auch mit taktischer Ausrüstung (Handschuhe usw.) einfach geöffnet werden kann. Dann reiben Sie die kontaminierten Hautpartien damit ab, lassen die Lotion etwa 2 Minuten einziehen und spülen die Haut anschließend mit sauberem Wasser ab. Ob RSDL für Sie Sinn macht, müssen Sie selbst beurteilen. Auf jeden Fall sollten Sie sich hierzu gründlich informieren, denn RSDL hat mitunter auch Nebenwirkungen.

Leider können Sie sich als Prepper nicht so ausstatten, wie ein Dekontaminationstrupp des Militärs oder des THW. Da Ihnen keine professionellen Hilfsmittel zur Verfügung stehen, bleibt Ihnen bei der Ankunft in einem sicheren Gebiet nichts anderes übrig, als die Regenbekleidung unter fließendem Wasser abzuwaschen, natürlich ohne Hautkontakt. Behalten Sie die Atemschutzmaske noch auf. Wenn Sie ein Textil entbehren können, unterstützen Sie die Reinigung, indem Sie mit dem nassen Textil die Oberfläche abwaschen. Reinigen Sie immer von oben nach unten. Wenn Sie in der Gruppe unterwegs sind, lassen Sie sich von jemandem mit sauberem Wasser abduschen.

Falls Sie die Möglichkeit haben, ein Feuer zu entfachen, wäre auch die Asche des Feuers zum Binden der chemischen Schadstoffe, die sich auf der Kleidung oder der Ausrüstung befinden, brauchbar. Hier kann man beispielsweise mit den Handschuhen auf die kontaminierten Stellen Asche auftragen und diese kreisförmig verreiben. Den Vorgang sollte man dann mehrfach wiederholen und die Stelle zur Sicherheit im Anschluss mit sauberem Wasser spülen. Auch Komprimatverpflegung könnte dazu verwendet werden, wenn man die Riegel vorher mit den Händen fein zerbröselt.

Für den kritischen Leser möchte ich noch einmal betonen, dass all dies lediglich eine improvisierte Behelfslösung darstellt und niemals einer Dekontamination von professioneller Seite gleichgesetzt werden kann!

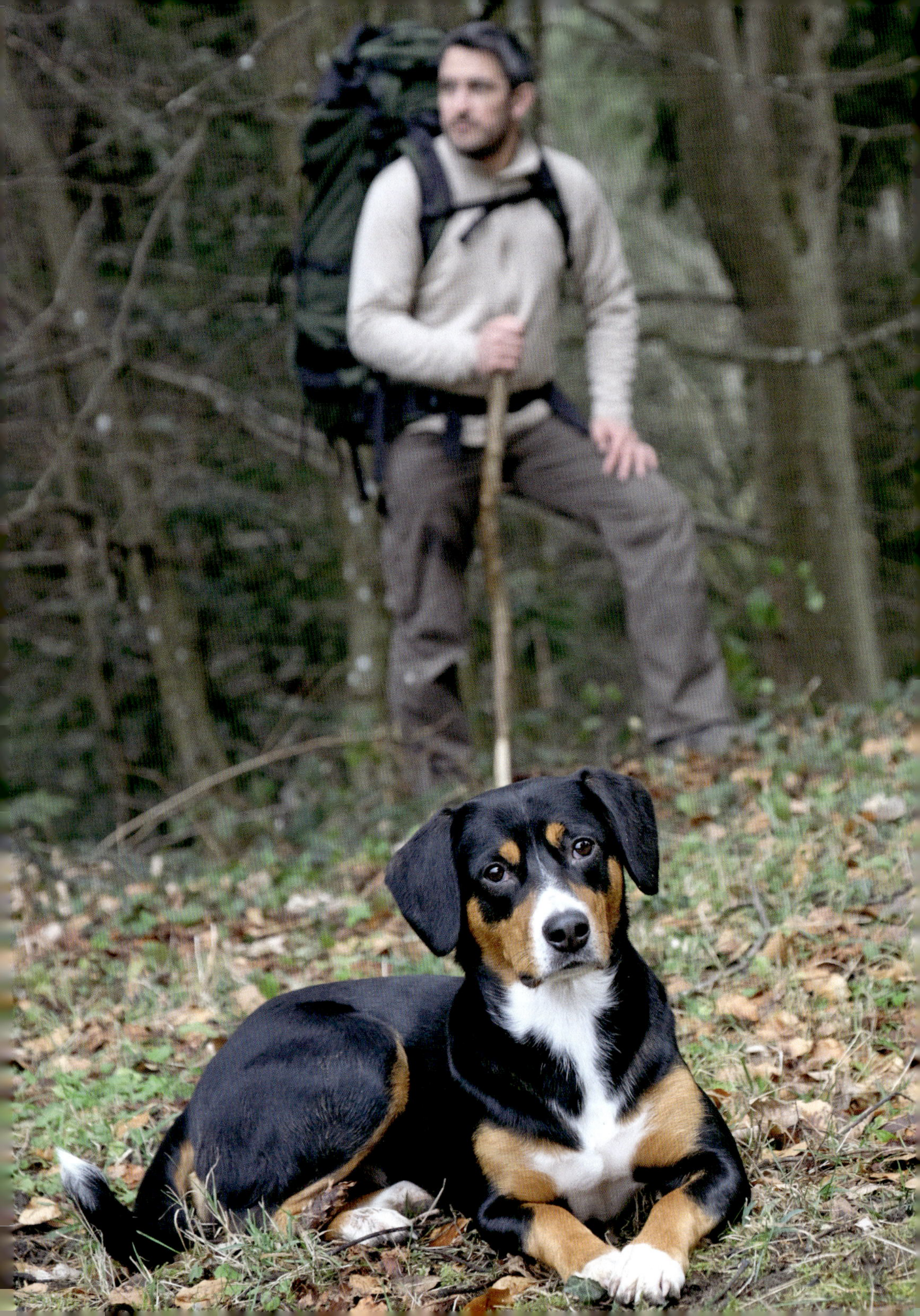

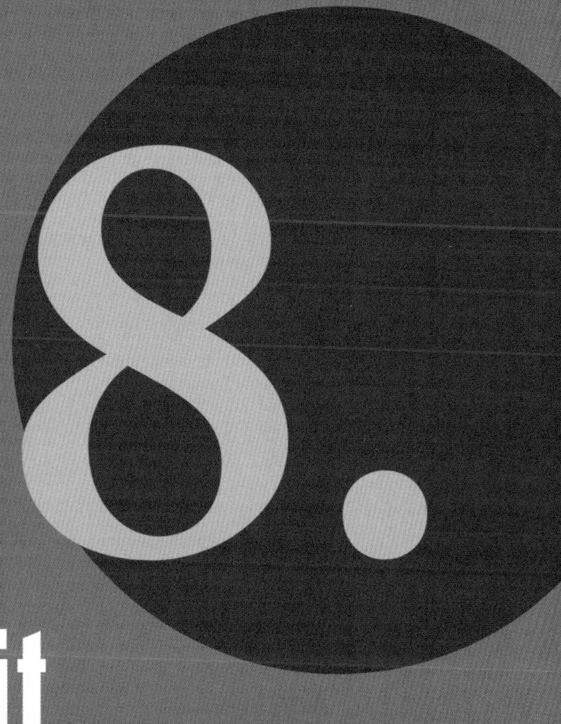

8. Flucht mit dem Hund

Packtaschen | Wasser | Nahrung | Identifikation

Bestimmt haben sich diejenigen unter Ihnen, die mit ein paar wundervollen Tieren zusammenleben, auch schon einmal mit dem Gedanken auseinandergesetzt, was im Krisen- und Katastrophenfall mit Ihren Tieren passieren würde, angenommen Sie müssten tatsächlich die Flucht antreten. Auch ich besitze einen Hund und es ist völlig klar, dass ich mein Tier nicht zu Hause zurücklasse. Aber was macht man, wenn noch andere Tiere, wie z. B. Katzen dazugehören? Hier kann ich Ihnen leider keinen Rat geben. Ich kenne mich nur mit Hunden aus.

Wer sich intensiv mit dem Thema Krisenvorsorge auseinandersetzt und seinen Hund mitnehmen möchte, wird dafür ein paar Vorbereitungen treffen müssen. Es ist falsch zu denken, dass man im Fluchtfall einfach schnell das Tier anleint und los geht's. Ihr Hund bekommt ja genauso wie Sie Durst, Hunger und je nach Rasse friert er mehr oder weniger schnell. Ein Hund kann in der Krise sehr nützlich für Sie sein. Wenn Sie alleine unterwegs sind, kann der Hund ein treuer Begleiter sein und in einsamen Momenten Trost spenden. Bei einem Familien-Bug-out wäre das Tier besonders für die Kinder eine wichtige Ablenkung und ein möglicher Trost.

Ich stelle immer wieder fest, dass düstere Gestalten einen Bogen um mich machen, wenn ich meinen Hund ausführe. Je nach Rasse und Aussehen Ihres Hundes hat dieser eventuell abschreckendes Potenzial und hält Ihnen den ein oder anderen ungebetenen Gast vom Hals. Für Ihre Sicherheit ist zusätzlich gesorgt, denn Hunde sind äußerst aufmerksam und schlagen bei jedem verdächtigen Geräusch im Wald sofort an. Sie könnten daher beruhigt die Nacht draußen verbringen, Ihr Hund passt in den meisten Fällen zuverlässig auf Sie auf.

Aber nicht jedes Tier ist Outdoor-tauglich. Und damit meine ich eher das Wesen des Hundes. Es gibt Kandidaten, die ihrem Herrchen kein bisschen gehorchen. Daran sollten Sie arbeiten, denn ein Hund, über den Sie keinerlei Kontrolle haben, kann im schlimmsten Fall zur Gefahr für Sie werden. Nutzen Sie die Gelegenheit jetzt und trainieren Sie mit

Ihrem Hund die wichtigsten Kommandos wie »Fuß«, »Sitz«, »Platz« und »Aus«. Ich möchte hier jetzt keine Erziehungstipps geben, das können nur Hundeexperten. Und davon gibt es nicht so viele, denn nicht jeder, der sich Hundetrainer nennt, ist auch ein guter Trainer.

Sie brauchen einen echten Fachmann, der Hunde versteht, lesen kann und über Erfahrung verfügt. Der Hundetrainer meines Hundes ist mehrfach ausgezeichnet, übt Hundesport professionell aus und bildet Tiere für Behörden usw. aus. Schon allein das spricht Bände, denn die von ihm ausgebildeten Hunde sind sehr gefragt.

Die Ausbildung von Hunden ist nicht immer einfach, auch für einen selbst nicht. Nicht selten haben mich Hundetrainer während der Ausbildung meiner Hündin Kira angeschnauzt, denn meist ist der Mensch mit seinem Verhalten selbst das Problem und nicht der Hund. Und Sie müssen wissen, dass ein Hundetrainer Ihnen nur Werkzeuge mit auf den Weg geben kann. Üben müssen Sie schon alleine. Bei mir hieß das, jeden Tag über Wochen mehrmals raus zum Training. Auch heute trainiere ich noch mit Kira und sie hat sichtbar Freude daran. Denn viele Hunderassen wollen und müssen gefordert werden. Aus meiner verspielten Hündin ist eine treue Gefährtin geworden, die perfekt erzogen ist. Übrigens kann man in einer Hundeschule auch wunderbar Kontakte knüpfen. Denn dort geht ja – von der Hausfrau bis zum Arzt – jeder hin, der einen Hund hat.

Auch ältere Hunde kann man noch »formen«, und wenn man den richtigen Hundetrainer findet, geht das sogar ziemlich schnell. Aber Sie müssen wissen, dass Sie mit Ihrem Tier regelmäßig üben müssen. Viele Hunde können Sie bis zu einem gewissen Grad wildfest machen, trotz Jagdtrieb. Auch hier gilt: Üben, üben, üben!

Manche Hunde bellen viel. Das kann verräterisch sein. Auch hier können Sie Abhilfe in einer Hundeschule schaffen.

Sind diese Dinge geklärt, müssen Sie aber noch die Versorgung Ihres Tieres unterwegs sicherstellen und für den Notfall vielleicht das ein oder andere einpacken.

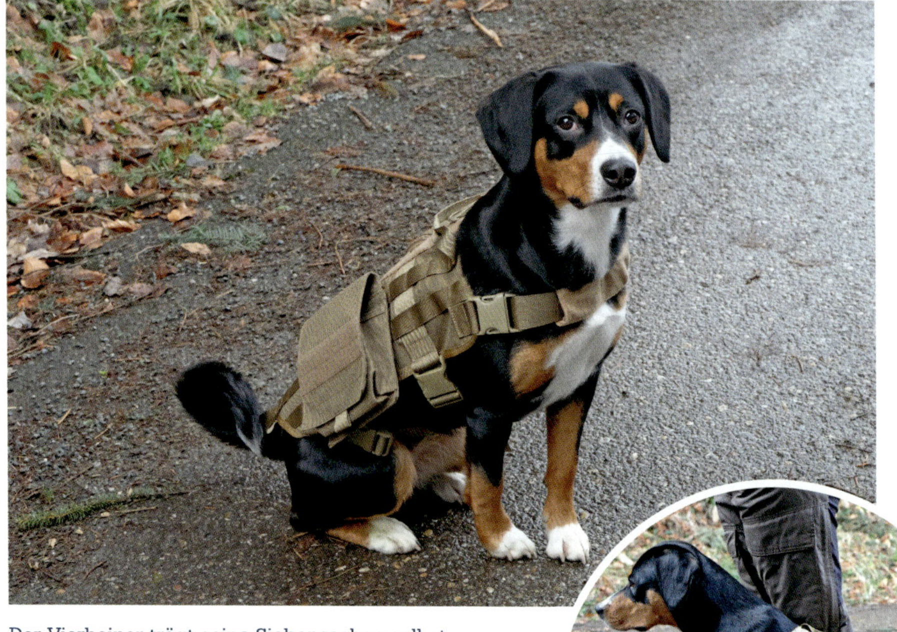

Der Vierbeiner trägt seine Siebensachen selbst

Packtaschen

Es ist nicht so, dass Sie alles, was Sie für Ihr Tier brauchen, selbst tragen müssen. Auch Ihr Hund kann ab einer gewissen Körpergröße Gepäck mitnehmen. Jeder, der gut auf den Beinen ist, muss was tragen. Spezielle Taschen für diesen Zweck gibt es im Fachhandel. Diese kauft man in der richtigen Größe und schnallt sie dem Tier um. Wichtig ist, dass Sie Ihr Tier daran gewöhnen und dem Hund bei Spaziergängen immer wieder das Taschensystem anziehen. Ich habe schon gehört, dass manche Hunde versuchen, die Taschen mit allen Mitteln wieder loszuwerden. Hier sollten Sie geduldig sein und es immer wieder üben. Erst dann packen Sie etwas in die Taschen und trainieren weiter mit dem Tier.

Wasser

Sollten Sie Ihren Hund mitnehmen, müssen Sie auch die Versorgung Ihres Tieres mit Wasser und Nahrung sicherstellen. Zwar kann man seinen Hund ohne Bedenken aus einer Pfütze trinken lassen, ohne dass sich dieser sofort mit irgendwelchen krankmachenden (Mikro-)Organismen infiziert (Hunde haben übrigens immer irgendwelche Parasiten, die ihnen jedoch nicht schaden). Je nach Szenario muss man aber damit rechnen, dass das Oberflächenwasser eventuell gefährlich verkeimt oder sogar durch chemische Substanzen verunreinigt ist.

Ein großer Hund benötigt mehr Wasser als ein kleiner, und an einem heißen Tag kann das schon eine beträchtliche Menge sein. Immer, wenn Sie eine Trinkpause machen, sollten Sie auch Ihren Hund mit ausreichend Flüssigkeit versorgen. An heißen Tagen schadet auch ein Bad in einem Bach, Fluss, See oder Teich nicht – vorausgesetzt natürlich, das Wasser ist nicht kontaminiert.

Es macht keinen Sinn, den Hund aus der Trinkflasche zu versorgen. Das ist reine Wasserverschwendung. Besser packen Sie hierfür einen zusammenfaltbaren Napf ein. Er nimmt nicht viel Platz weg, wiegt kaum etwas und kann zum Portionieren und Füttern verwendet werden.

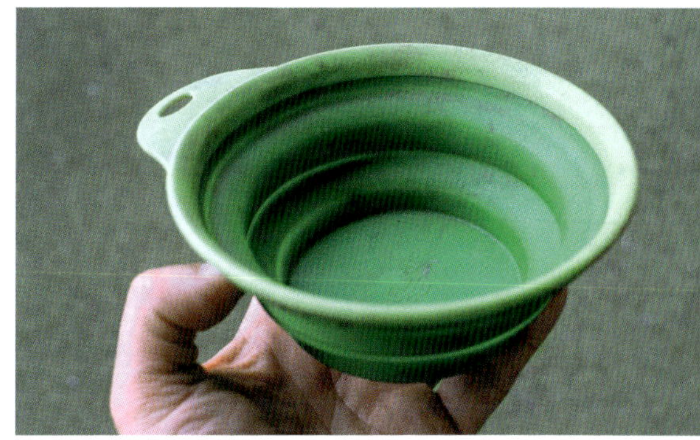

Biegsam, leicht und unverwüstlich: ein faltbarer Hundenapf

Nahrung

Die ideale Bug-out-Nahrung für den Hund ist leichtgewichtig, hat ein geringes Packmaß und verfügt über eine hohe Nährstoffdichte. In 72-stündigen Szenarien spielt Nahrung aber eine äußerst untergeordnete Rolle – und jetzt denken Sie bitte nicht, dass ich ein Tierquäler bin. Ein Hund kann problemlos ein paar Tage ohne Nahrung auskommen, ohne dadurch Schaden zu nehmen oder gar zu sterben. Zwar verträgt mancher die erzwungene Fastenkur nicht so gut und erbricht sich hin und wieder, schlimm ist das aber nicht. Auch ein Wolf findet in der Natur nicht jeden Tag Nahrung. Und vielen Tieren geht es ja im normalen Leben aufgrund übertriebener Tierliebe oder fehlendem Tierwissen sowieso viel zu gut. Bitte verstehen Sie mich nicht falsch! Wenn Sie Platz und Ressourcen haben, füttern Sie Ihren Hund natürlich! Aber wenn das einmal nicht gehen sollte, macht das auch nichts.

Identifikation

Es ist wichtig, dass Sie für Ihr Tier Ausweisdokumente und Impfbescheinigungen mitführen oder Ihren Hund mit einem Chip ausstatten. Sie wissen nie, was kommt. Und gerade, wenn Sie in der Nähe zum benachbarten Ausland wohnen, kann das nicht schaden. In Freiburg haben wir einen, was das Thema »Tiere über die Grenze« betrifft, relativ strengen Nachbarn, die Schweiz. Ohne gültige Tollwutimpfung kommt man nicht über die Grenze! Ausweispapiere oder Chip wären außerdem hilfreich, um Ihnen das Tier im Falle einer Trennung wieder zuordnen zu können.

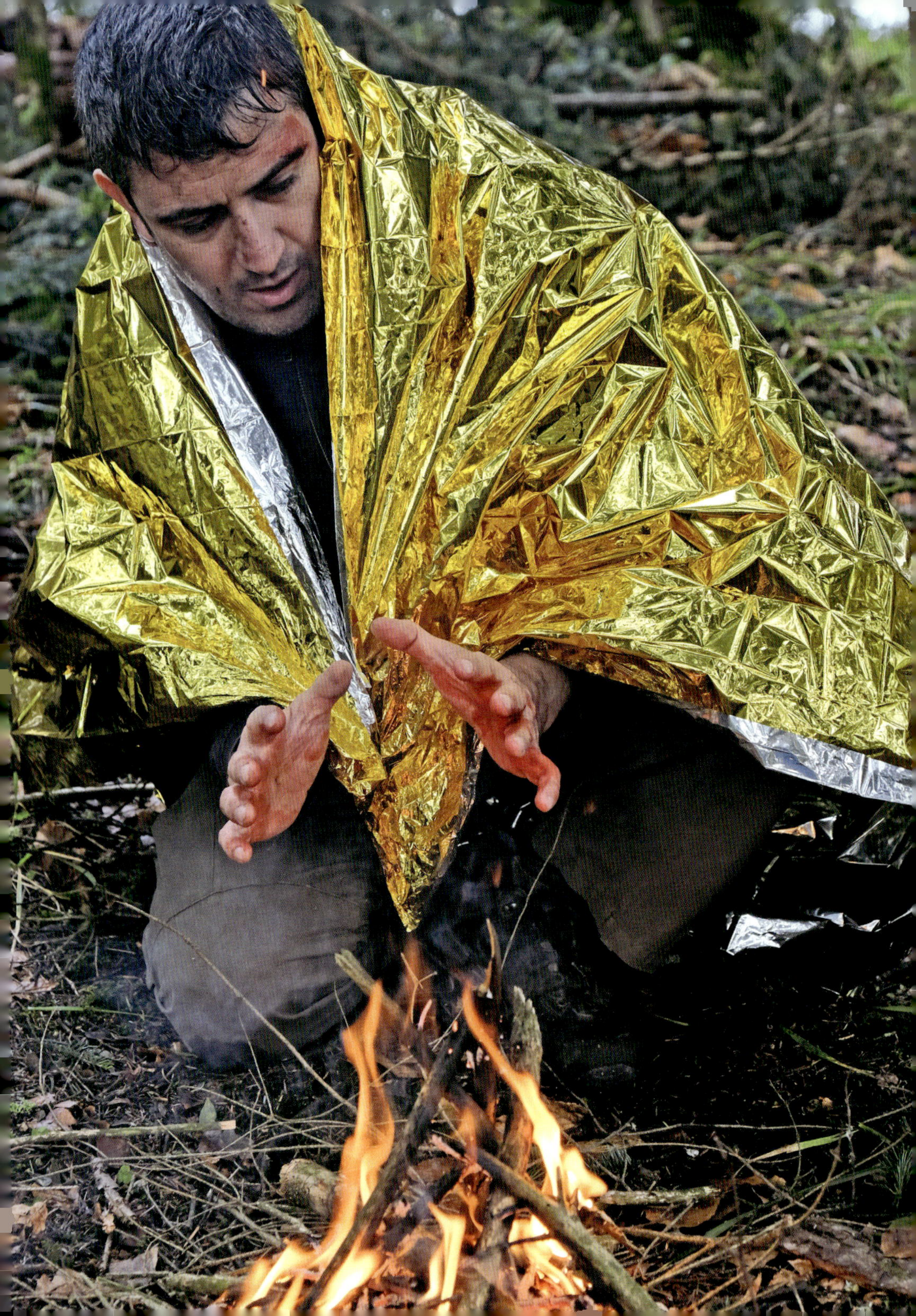

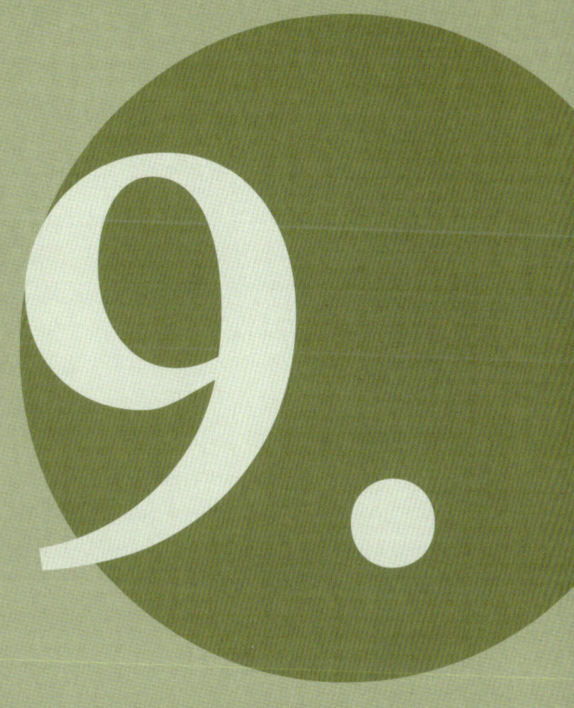

Survival

Rettungsdecken | Poncho | PET-Flaschen | Gewebeband | Tüten

Es ist wunderbar, wenn Sie über eine hochwertige Ausrüstung verfügen und alles für Ihre Flucht vorbereitet haben. Damit unterscheiden Sie sich schon von einem Großteil der anderen Prepper, die bei einigen Themen steckenbleiben. Aber auch hier gilt: Ausrüstung ist nicht alles! Nur wenn man über ein paar grundlegende Survival-Techniken verfügt, ist man in der Lage, seine Überlebenschancen deutlich zu verbessern bzw. etwas komfortabler unterwegs zu sein. Dazu genügt es natürlich nicht, sich irgendwelche YouTube-Filmchen anzusehen. In meinen Trainings bekomme ich ganz oft zu hören: »Das war in dem Video aber deutlich einfacher!« Meiner Meinung nach gibt es auf YouTube nicht immer hilfreiche Anleitungen. Zumal der Betrachter dieser Filme oftmals nicht dazu kommt, das Ganze in der Praxis auszuprobieren. Die bloße Theorie ersetzt jedoch keine Praxis! Sie müssen üben, üben und nochmals üben! Es ist wichtig, dass Sie dabei Ihre eigenen Erfahrungen machen und diese im Idealfall auch den Leuten, mit denen Sie eine Flucht planen, mitteilen.

In diesem Kapitel geht es daher um ein paar wichtige Outdoor- und Survival-Skills. Bitte beachten Sie, dass es sich hierbei nur um ein paar wenige, ausgewählte Techniken handelt. Wenn Sie diese beherrschen, sind Sie leider noch lange kein Survival-Profi.

Versuchen Sie unbedingt, Ihr Wissen auch in Kursen bei professionellen Anbietern auszubauen oder zu vertiefen. Ich biete bei meinen Überlebenstrainings eine Grundlage dafür. Sie finden diese Kurse auf meiner Webseite *www.larskonarek.de* In vielen Fällen vernetzen sich die Teilnehmer meiner Kurse auch miteinander. Das hat für Sie den Vorteil, dass Sie Gleichgesinnte finden und außerdem bereits während des Trainings sehen können, wie jemand tickt. Hier sind schon Freundschaften fürs Leben entstanden.

Rettungsdecken

Diese beschichteten Folien sind eine tolle Erfindung. Das kleine Packmaß und die Vielzahl der Anwendungsmöglichkeiten machen sie zu einem unverzichtbaren Helfer, nicht nur in der Krise. Rettungsdecken sind enorm günstig in der

Anschaffung. Der Preis für ein Exemplar liegt etwa bei 0,50 Euro und dürfte für jedermann erschwinglich sein.

Aber um eine Rettungsdecke fachgerecht einzusetzen, sollte man verstehen, wie sie funktioniert. Eine Rettungsdecke ist im Grunde nichts anderes als eine transparente, mit Aluminium beschichtete Folie. Sie funktioniert nach dem Reflexionsprinzip. Das bedeutet, dass sie nicht die Körperwärme isoliert, wie es z. B. Bekleidung oder ein Schlafsack tun. Dort wird die Luft zwischen dem Gewebe oder dem Füllmaterial gehalten und isoliert die Körperwärme von der kalten Umgebung. Eine Rettungsdecke funktioniert völlig anders. Hier wird die Wärmestrahlung des Körpers reflektiert und zum Körper zurückgestrahlt. Spannt man eine Rettungsdecke 10 Zentimeter über einer Glut und hält dann die Hand über die Rettungsdecke, spürt man von der Wärme unter der Rettungsdecke nahezu nichts. Senkt man die Rettungsdecke aber über der Glut ab und legt gleichzeitig seine Hand drauf, würde man sich verbrennen. Genauso verhält es sich bei Kälte. Würde man sich in einer Rettungsdecke eingehüllt auf einen kalten Boden legen, würde einen die Bodenkälte unterkühlen, weil sowohl die Decke als auch der Körper direkten Kontakt zum Boden haben und die Kälte weitergeleitet wird. Das ist auch der Grund, warum Rettungsdecken im Erste-Hilfe-Fall nie zu eng am Verletzten anliegen sollten bzw. warum dieser nicht darin eingewickelt werden darf. Es ist immer besser, die Rettungsdecke (wenn es um das Abwenden von Unterkühlung geht) locker auf den Körper zu legen und an einigen Stellen zu fixieren, damit sie nicht wegfliegt. Ein Verletzter, der auf dem Boden gelagert werden muss, sollte unbedingt unter dem Körper gegen Bodenkälte isoliert werden. Leider bekommt man das in manchen Erste-Hilfe-Kursen falsch beigebracht.

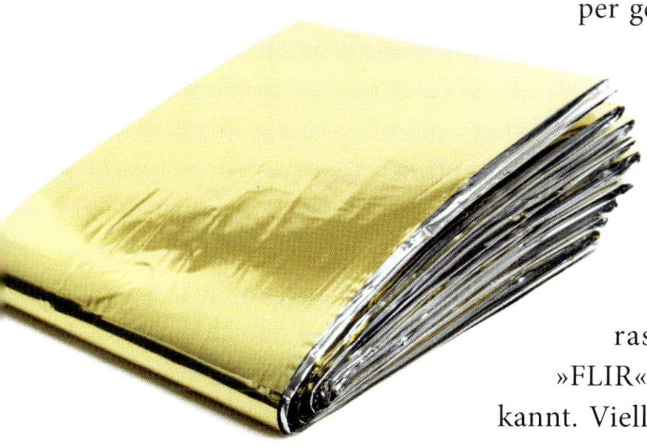

Bleiben wir einmal bei der Reflexion der Körperwärmestrahlung. Rettungsdecken schützen vor Wärmebildkameras, auch unter der Abkürzung »FLIR« *(Forward Looking InfraRed)* bekannt. Vielleicht kennen Sie Wärmebildkameras aus zivilen Anwendungen, wenn Sie beispielsweise der stolze Besitzer eines eigenen Hauses sind und dort Probleme mit Ihrer Wärmedämmung haben. Hier kann ein Fachmann mithilfe eines solchen Gerätes sehr schnell feststellen, wo sich an der Fassade Kältebrücken bilden. Dementsprechend können Sie dann baulich reagieren. Natürlich sind Wärmebildkameras nicht nur für den zivilen Bereich interessant. Sie sind mittlerweile auf vielen militärischen Land- und Luftfahrzeugen vorhanden und machen durch Infrarotstrahlung Objekte und Körper sichtbar. Hierbei spielt es keine Rolle, ob es draußen hell oder dunkel ist, neblig oder ob sich dichter Rauch in der Luft befindet. Eine Wärmebildkamera kann z. B. aus einem Hubschrauber heraus durch die Laubkrone in den Wald »hineinsehen« und eine Person anzeigen, die sich dort versteckt, selbst wenn das menschliche Auge nicht durch die Baumkronen hindurchsehen könnte. Bei Nacht kann man mit einer Wärmebildkamera Menschen, Tiere, Fahrzeuge und andere Dinge erkennen, die eine eigene Wärmesignatur haben und daher von der Kamera angezeigt werden. Was weder das bloße Auge noch Nachtsichtgeräte bei Dunkelheit sehen können, das erfasst die Wärmebildkamera. Da gibt es mit normalen Hilfsmitteln fast kein Entrinnen. Natürlich hat eine solche Technologie auch ihre Grenzen. Zum Glück können diese Geräte (noch) nicht durch Hauswände oder Baumstämme hindurchschauen. Dicke Hindernisse schützen also vor Sicht. Aber die Chance, dass man Sie mit so einem Gerät entdeckt, ist natürlich bedeutend höher. Panzer, Kampf- und Suchhubschrauber und auch Spezialeinheiten beispielsweise sind mit Wärmebildgeräten ausgestattet. Eine grandiose Unterstützung bei der Feinderkennung.

Sie sollten daher wissen, wie man sich davor schützen kann, mithilfe dieser Technologie entdeckt zu werden. Das ist beileibe keine Hexenkunst – denn dazu genügt eine einfache Rettungsdecke! Hierbei ist es wichtig, dass Sie die Rettungsdecke nur locker um oder über sich legen und sich am besten noch hinter einem Baum oder Ähnlichem verstecken. Dann stehen Ihre Chancen, nicht entdeckt zu werden, gar nicht schlecht. Die Rettungsdecke macht Sie zwar nicht hundertprozentig unsichtbar, verschleiert aber doch weitestgehend die Körpersignatur bzw. die Silhouette. Falls man keine Rettungsdecke dabeihat, findet man möglicherweise in der Zivilisation eine. Rettungsdecken sind ja vom Gesetzgeber in jedem (Kfz-)Verbandkasten vorgeschrieben und die Wahrscheinlichkeit, im Krisen- oder Katastrophenfall ein Exemplar aufzutreiben, dürfte doch ziemlich hoch sein.

Rettungsdecken eignen sich aber auch zur Wasseraufbereitung. Sie fragen sich jetzt sicher, wie das funktionieren soll. Es ist im Grunde genommen ganz einfach: Die Decke wird als wasserdichtes Behältnis genutzt. Dazu graben Sie ein Loch in die Erde oder nutzen eine bereits vorhandene Mulde. Man geht nun an die Wasserquelle, deren Wasser man aufbereiten möchte, und füllt die Decke damit. Hierfür knicken Sie die Rettungsdecke an allen vier Ecken nach oben und bekommen so eine Art Transportsack, den man behutsam transportieren kann. Dann bringt man die mit Wasser gefüllte Decke zu dem Loch und legt sie vorsichtig hinein. Entfachen Sie jetzt ein Feuer und erhitzen Sie etwas größere Steine darin. Am besten immer mehrere, denn je nach Wassermenge kann es sein, dass Sie für die von mir beschriebene Methode mehrere Steine benötigen. Die Steine müssen so heiß sein, dass Sie im folgenden Arbeitsschritt ein dauerhaft stark zischendes Geräusch abgeben. Sind die Steine auf die richtige Temperatur gebracht, entnehmen Sie diese mit einer selbst gebauten Holzzange oder einem Spaten aus dem Feuer und legen sie dann vorsichtig in das Wasser, das von der Rettungsdecke gehalten wird. Sie können unbesorgt sein. Solange Sie mit dem Spaten achtsam umgehen, passiert der Decke überhaupt nichts. Sobald Sie einen Stein ins Wasser legen, sollte es laut zischen und das Wasser um den Stein herum stark sprudeln. Dann haben Sie alles richtig gemacht! Lassen Sie den Stein nun im Wasser liegen und warten Sie ein paar Minuten. Die Hitze des Steines erhitzt nun das Wasser. Warten Sie so lange, bis das Wasser so heiß ist, dass Sie einen starken Schmerz verspüren, wenn Sie mit der Spitze des kleinen Fingers hineinfassen. Dann hat es die richtige Temperatur erreicht. Falls es noch nicht heiß genug ist, wiederholen Sie den Vorgang mit den anderen Steinen, die Sie noch im Feuer haben. Jetzt müssen Sie nur noch eine Weile warten. Die Hitze des Wassers tötet alle schädlichen Mikroorganismen sicher ab.

Mit einer Rettungsdecke können Sie auch Wasser aufbewahren. Dazu legen Sie die Decke in Ihrem geleerten Rucksack aus und ziehen den Rucksack durch ein Gewässer. Jetzt können Sie Ihren Wasservorrat überallhin transportieren. Sie können den Rucksack mit dem Wasser abstellen und sich so lange aus dem Wasserreservoir bedienen, bis es vollständig entleert ist. Als Aufbewahrungsort

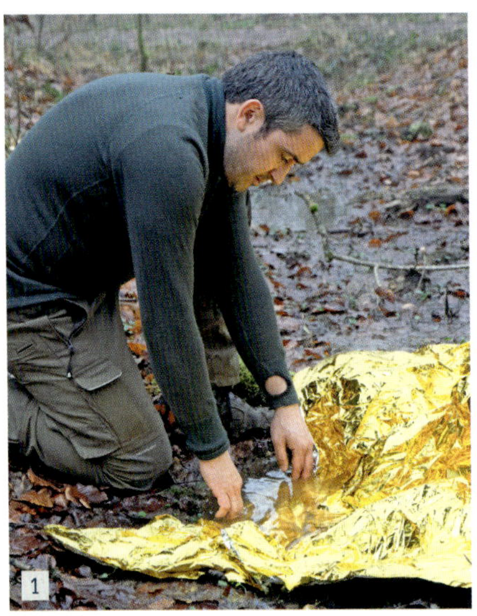

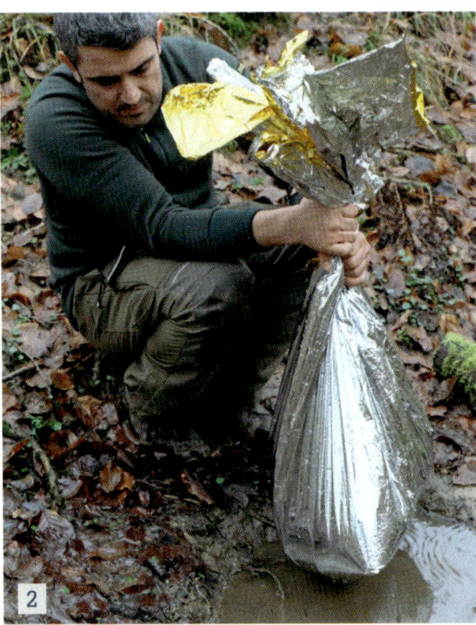

1. Mit der Rettungsdecke in einer Mulde Schmutzwasser auffangen // 2. An allen vier Ecken zusammengenommen, bekommen Sie so eine Art Transportsack

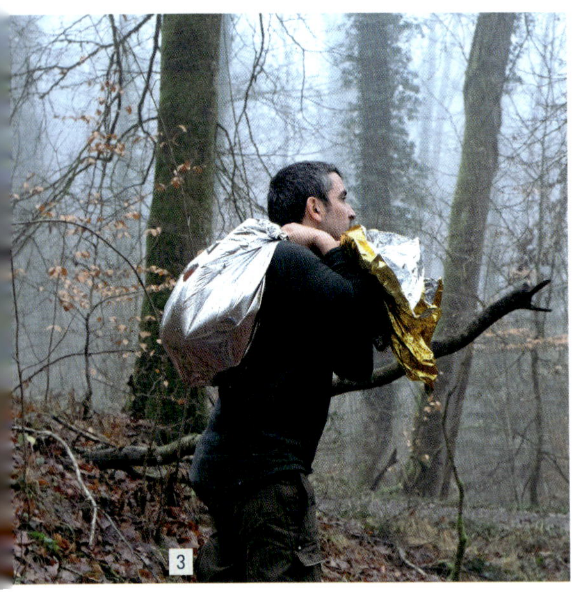

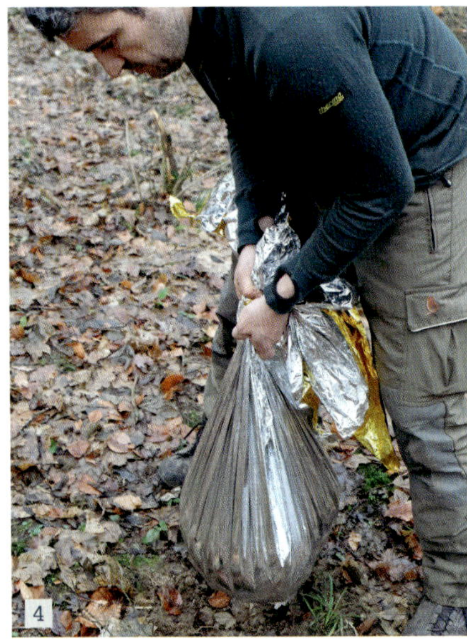

3. Bringen Sie die mit Wasser gefüllte Decke … // 4. … zu dem Loch und …

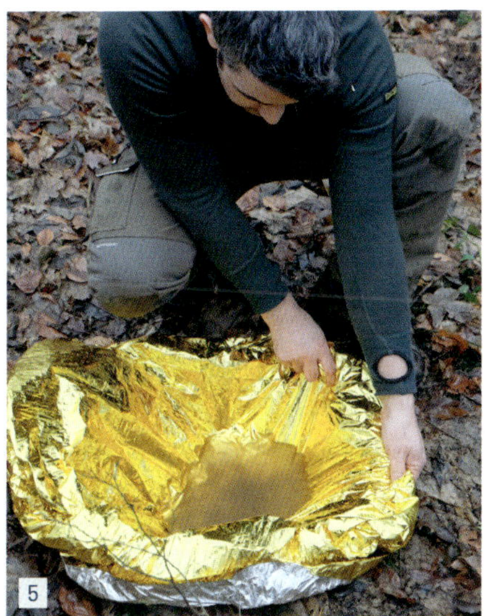

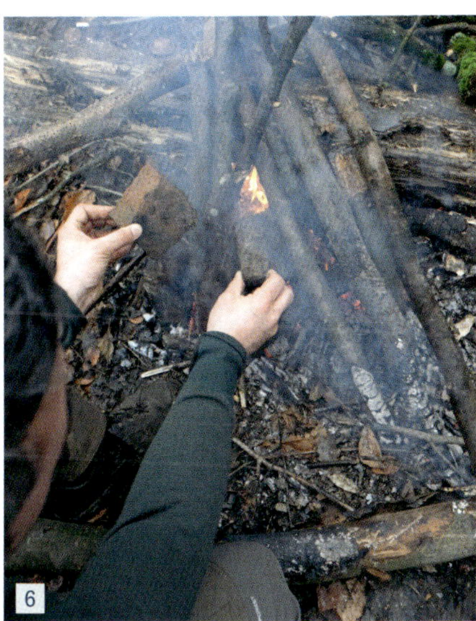

5. … legen Sie sie vorsichtig hinein // 6. Entfachen Sie jetzt ein Feuer und erhitzen Sie etwas größere Steine darin

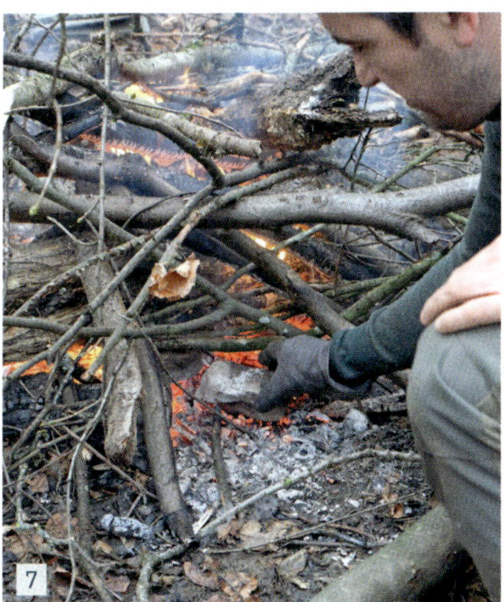

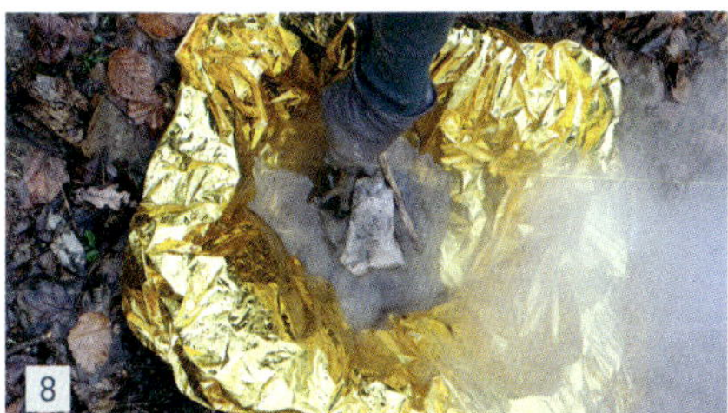

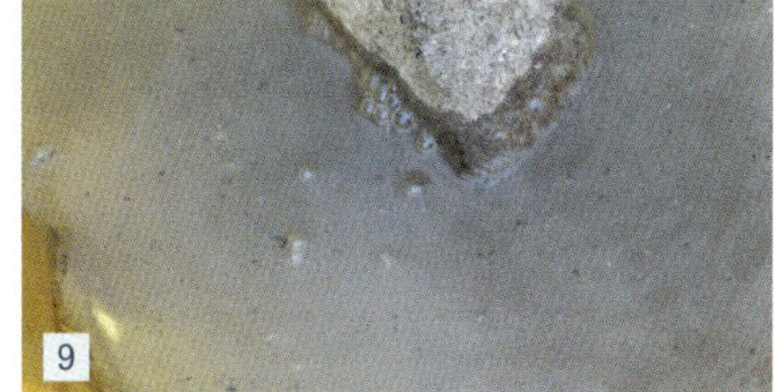

7. Nehmen Sie die Steine mit einer selbst gebauten Holzzange, einem Spaten oder Handschuhen aus dem Feuer … // 8. … und legen Sie sie dann vorsichtig in das Wasser, das von der Rettungsdecke gehalten wird // 9. Es sollte laut zischen und das Wasser um den Stein herum stark sprudeln

anbieten würde sich z. B. die Apside eines Zeltes oder ein Tarp. Pumpen Sie das Wasser dann bei Bedarf mit Ihrer Wasserfilterpumpe heraus oder bereiten Sie es anderweitig auf.

Darüber hinaus ist die Rettungsdecke auch für den Transport von Verletzten geeignet. Um sie nicht zu beschädigen, muss man sie aber erst vorbereiten. Legen Sie die Rettungsdecke auf dem Boden aus. Falten oder rollen Sie am besten gleichzeitig von beiden Seiten die Ränder gleichmäßig zur Mitte zusammen, sodass eine etwa 50 Zentimeter breite Mittelfläche frei bleibt. Auf diese Mittelfläche können Sie jetzt den Verletzten legen. Greifen Sie nun mit mehreren Personen vorsichtig (Achtung bei langen Fingernägeln, diese zerstören die Rettungsdecke!) die gefalteten Ränder und heben Sie den Verletzten gleichmäßig an. Jetzt können Sie ihn transportieren.

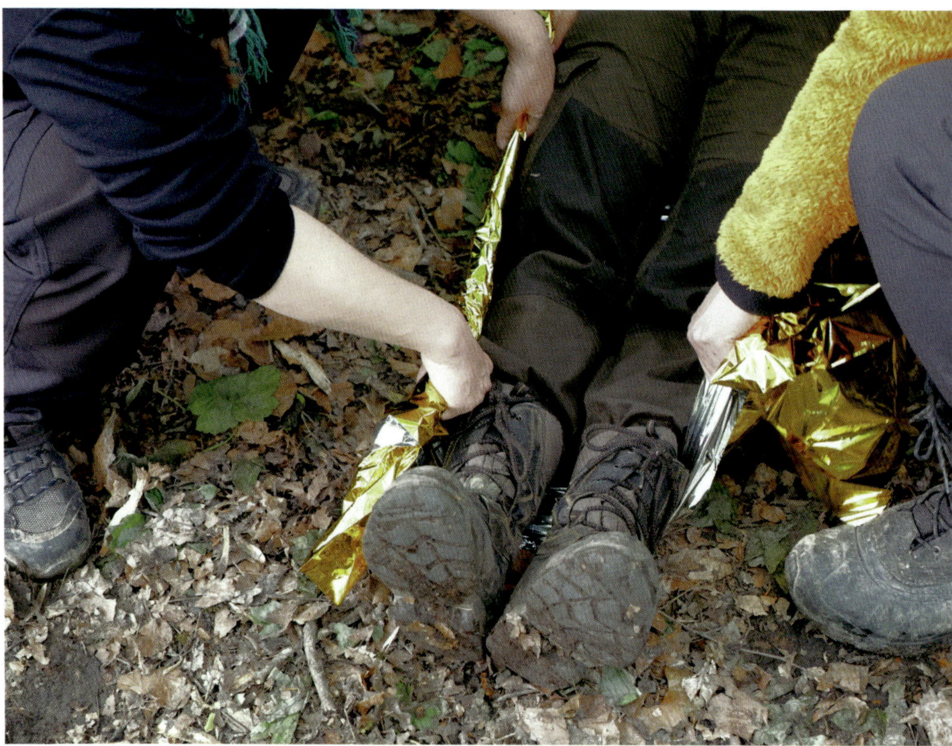

Transport eines Verletzten

Kleine Anmerkung: Die Qualität von Rettungsdecken kann von Hersteller zu Hersteller schwanken und ist auch vom Alter und den Lagerungsumständen abhängig. Wundern Sie sich also nicht: Die Methode funktioniert vielleicht nicht mit jedem Modell!

Die Rettungsdecke kann auch als Tarp eingesetzt werden. Zwar hat sie keine Ösen, durch die man zum Aufspannen ein Seil ziehen könnte, aber das spielt für uns keine Rolle. Wir benötigen nur zwei Seile. Alles andere ist ganz einfach. Verknoten Sie die beiden Ecken auf den langen Seiten. Der Knoten bildet nun eine dicke Wulst. Darum binden Sie jetzt das Seil. Der Knoten ersetzt dabei die Öse eines richtigen Tarps und sorgt dafür, dass man das Ende spannen kann und es nicht aufreißt. Befestigen Sie das Rettungsdecken-Tarp nun zwischen zwei aufgestellten Stöcken oder Bäumen und legen Sie zur Beschwerung Erde auf das untere Ende. Fertig!

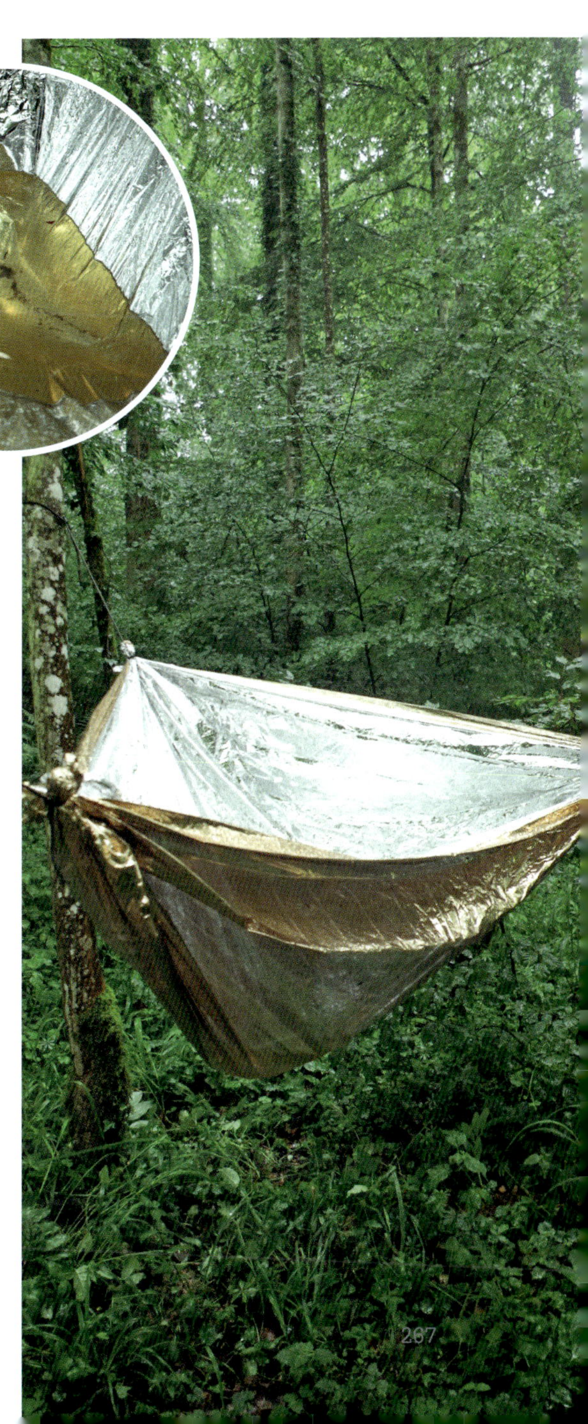

Mithilfe einer aufgespannten Rettungsdecke können Sie kostbares Regenwasser auffangen

Auch zum Auffangen von Regenwasser können Sie eine Rettungsdecke verwenden. Richtig aufgespannt oder in einer Mulde ausgelegt, hat sie ein Fassungsvermögen von mehr als 100 Litern. Falls es die taktische Lage erlaubt, macht es immer Sinn, im Fluchtversteck eine Rettungsdecke so anzubringen. Aber denken Sie bitte daran, dass Rettungsdecken wegen ihrer Farbe und ihres Glanzes im Wald schnell entdeckt werden oder bei Sonnenschein zu ungewünschten Reflexionen der Sonnenstrahlen führen können, was Sie und Ihre Begleiter verraten könnte.

Mit einer Rettungsdecke können Dinge zudem wasser- oder staubdicht abgedeckt werden. Das ist unter Umständen bei atomaren, biologischen oder chemischen Bedrohungen sinnvoll. Lesen Sie dazu mehr im Kapitel »ABC-Schutz« ab Seite 221. Beim Abdecken sollte man die Rettungsdecke dann mit Holzstückchen, Erde oder Steinen beschweren.

Wichtig zu wissen ist außerdem, dass die Rettungsdecke als improvisierte Dampfsperre in einem Schlafsack genutzt werden kann. Eine Dampfsperre verhindert, dass der Körperschweiß in das isolierende Füllmaterial Ihres Schlafsacks gelangt und sich dadurch die Isolationsleistung verschlechtert. Das ist vor allem bei Aufenthalten bei kühlerem Wetter in der Natur, die mehrere Tage dauern, sinnvoll. Schlagen Sie die Rettungsdecke ein und legen Sie die Ränder bündig übereinander. Sie können die Rettungsdecke falls vorhanden mit Gewebeband oder mit weichem Baumharz zusammenkleben.

Und was man natürlich nicht vergessen darf: Ihr Hauptzweck ist neben dem Verhindern von Unterkühlungen auch die Wind- und Wetterabwehr. In Marschpausen kann die Rettungsdecke ebenfalls wertvolle Dienste leisten, wenn man über keinen Poncho verfügt. Einfach übergelegt, bremst sie die Auskühlung des Körpers und schützt Sie vor dem Wetter.

Poncho

Es gibt zwei Outdoor-taugliche Möglichkeiten, sich vor Niederschlag zu schützen: Regenbekleidung oder ein Poncho. Mit Regenbekleidung sind Sie zwar mobiler und können je nach Bedarf entweder die komplette Regenkleidung, also Hose und Jacke unabhängig voneinander tragen. Bei ABC-Gefahren können Sie sich so besser schützen. Das waren aber auch schon die Vorteile einer Regenbekleidung. Im Survival-Kontext kommt eher der Poncho mit seinen universellen Anwendungsmöglichkeiten zum Zug.

Ein Poncho in Kraxenausführung ist einfach genial. Er kann während des Tragens zusätzlich über den Rucksack gezogen werden. Das ist zwar etwas Fummelei, hat man ihn aber komplett übergezogen, bleibt man auch mit Rucksack trocken. Bei Regenbekleidung läuft nämlich trotz Rucksacküberzug der Regen immer in den Zwischenraum zwischen Rücken und Rucksack. So wird am Ende auch der Rucksack nass, mitsamt allen Gegenständen, die darin nicht wasserfest verpackt sind.

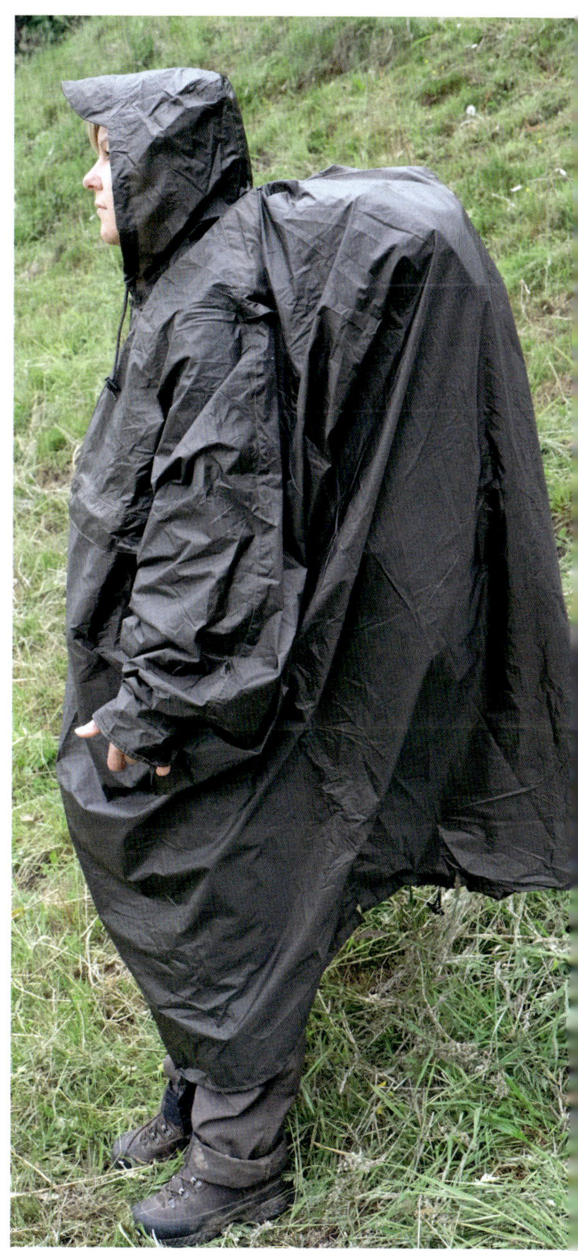

Ein Kraxenponcho schützt auch den Rucksack

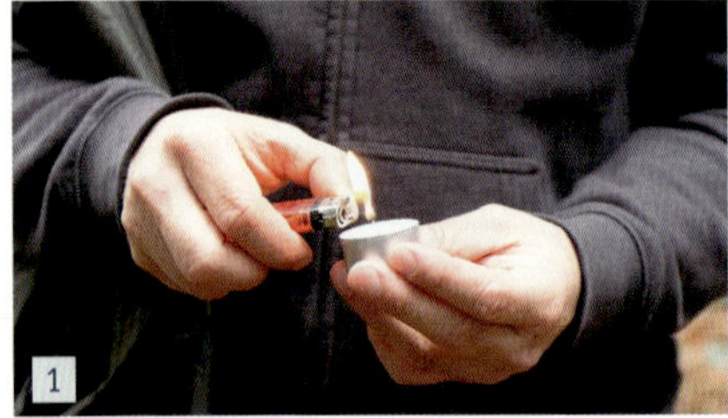

Ein Teelicht anzünden …

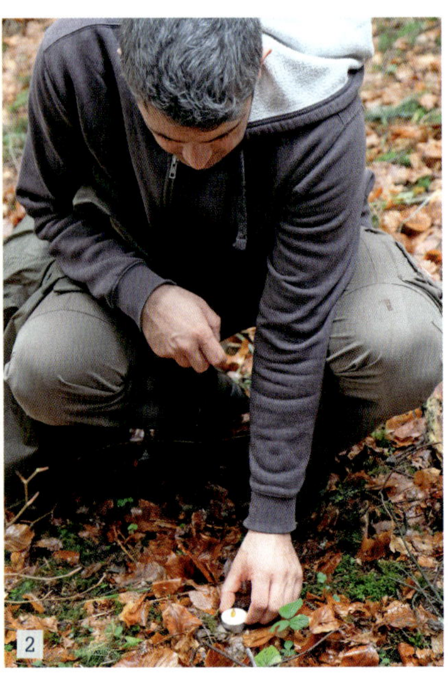

… und auf den Boden stellen

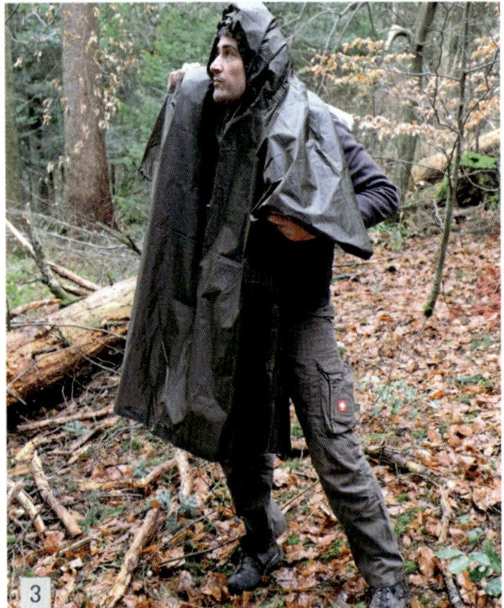

Den Poncho überziehen …

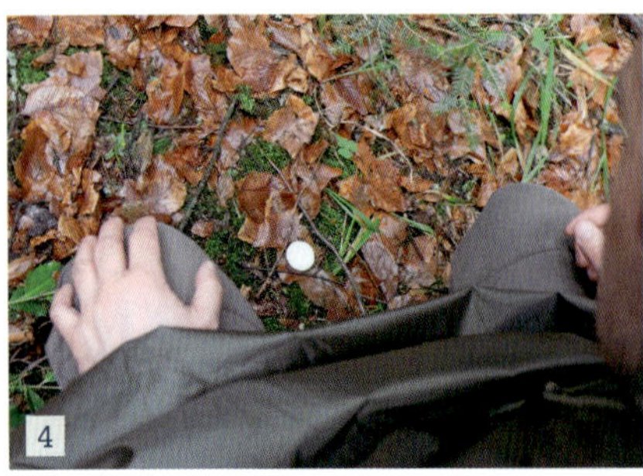

… und sich auf Höhe des Teelichts niederknien

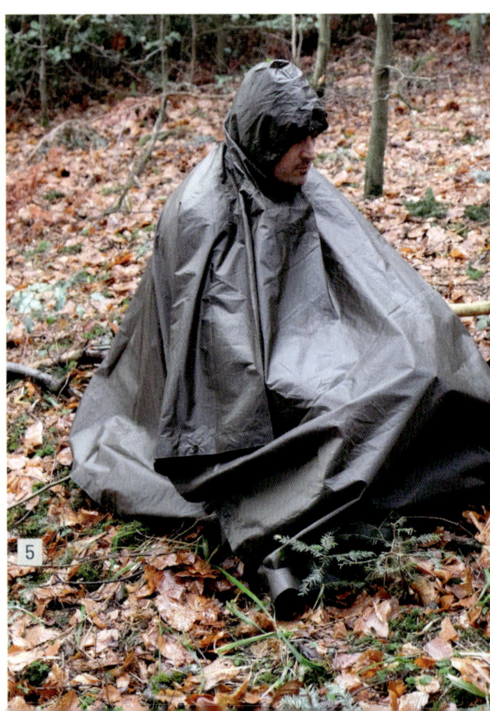

Am beeindruckendsten finde ich die Möglichkeit, mit einem Poncho eine Notheizung zu errichten. Hierfür wird eine Hitzequelle, wie z. B. eine Kerze, ein Teelicht, eine Brenntablette oder ein glimmender Baumpilz, benötigt. Ziehen Sie dafür den Poncho über den Körper, sodass Ihr Kopf durch die Öffnung herausschaut. Belassen Sie die Arme dabei unter dem Poncho, stecken Sie sie nicht durch die Öffnungen. Jetzt entzünden Sie die Hitzequelle und stellen diese auf den Boden. Hocken Sie sich nun so davor, dass Ihre Oberschenkel, die Sie auseinanderspreizen, zusammen mit der Querlinie der Hitzequelle ein Dreieck bilden. Halten Sie den Poncho bei Bedarf mit den Händen etwas von der Hitzequelle weg, sodass er nicht anschmort, die Hitzequelle aber von der Außenluft abschirmt. Achten Sie darauf, dass der Poncho rund um Sie herum aufliegt und keine Außenluft eindringt. Ziehen Sie die Halsöffnung bei Bedarf etwas zu, damit dadurch keine Wärme entweichen kann. Nach kurzer Zeit werden Sie bemerken, wie es unter dem Poncho verdammt warm wird. Diese Methode habe ich übrigens beim Militär gelernt. Im Rahmen einer Winterkampfausbildung im Hochgebirge habe ich damals viele mollig warme Nächte mit brennenden ESBIT-Tabletten zwischen meinen Knien genossen, während einige meiner Kameraden furchtbar gefroren haben. Es ist wichtig, dass Sie nicht im Poncho atmen, falls Sie einmal versucht sein sollten, auch Ihren Kopf einzuziehen. Hier bestünde die Gefahr einer Kohlenmonoxidvergiftung.

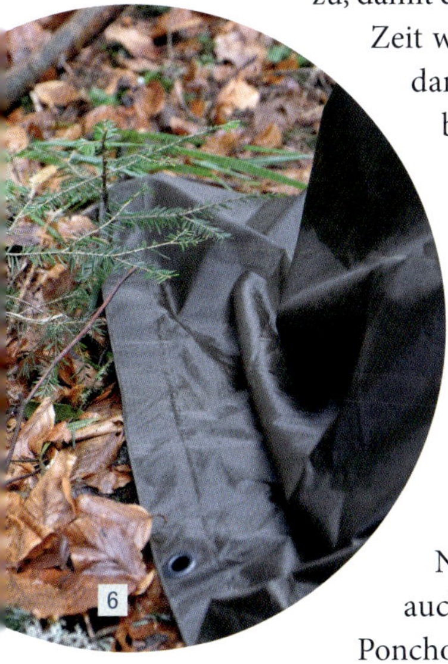

Natürlich können Sie, wie schon die Rettungsdecke, auch einen Poncho als Tarp verwenden. Die meisten Ponchos sind dafür an den Ecken mit stabilen Ösen versehen und lassen sich hervorragend mit Seilen abspannen. Mit dem im Folgenden aufgezeigten Knoten können Sie Ihren Poncho ganz einfach als Tarp aufbauen und nach Belieben abspannen.

6

Den Poncho sollten Sie um sich herum ausbreiten und darauf achten, dass er überall auf dem Boden aufliegt

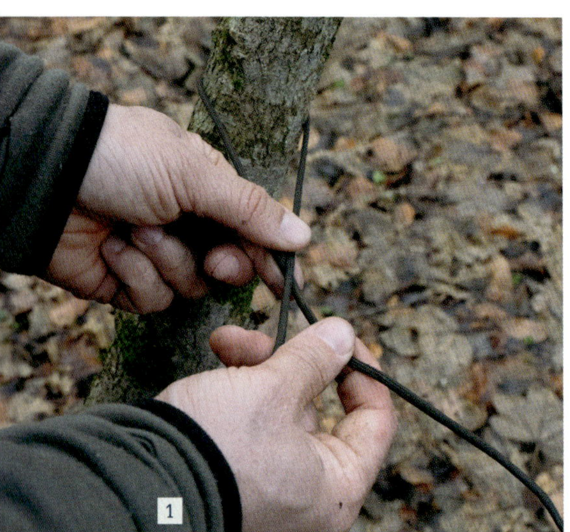

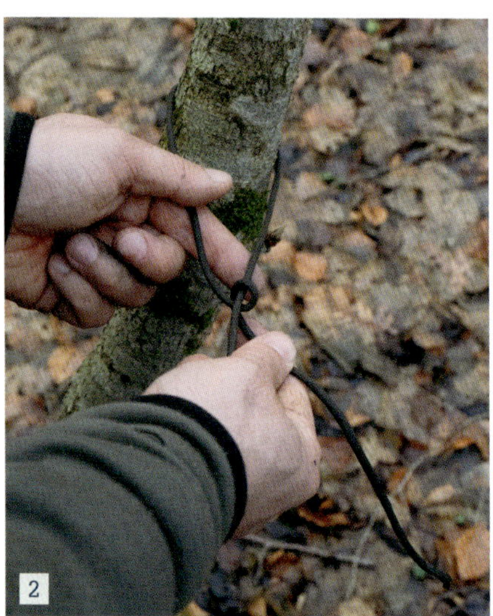

1. Die Schnur um einen Stamm legen. Das rechte Seil ist das Spannseil, an dem das Tarp bzw. der Poncho befestigt ist. Das linke Seil (loses Ende) unter dem rechten Seil durchführen. // 2. Das lose Ende (linke Schnur) um das Spannseil (rechte Schnur) wickeln … // 3. … und das zweimal wiederholen. Sie haben jetzt drei eng sitzende Wickelungen. // 4. Mit dem losen Ende nach links über den linken Strang ein Dreieck

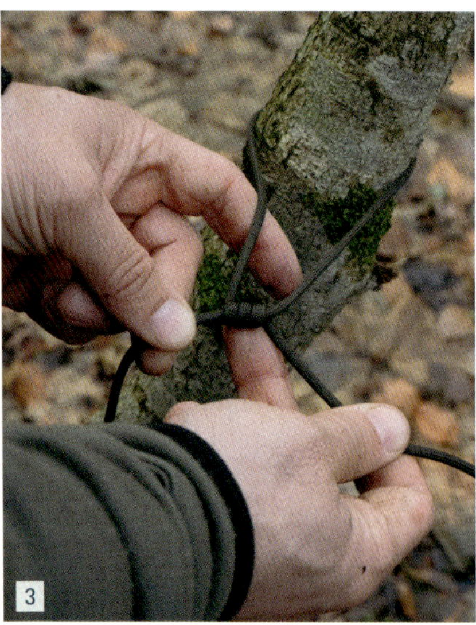

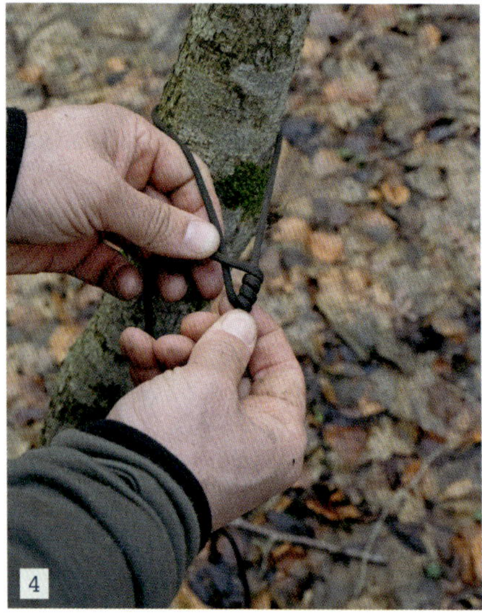

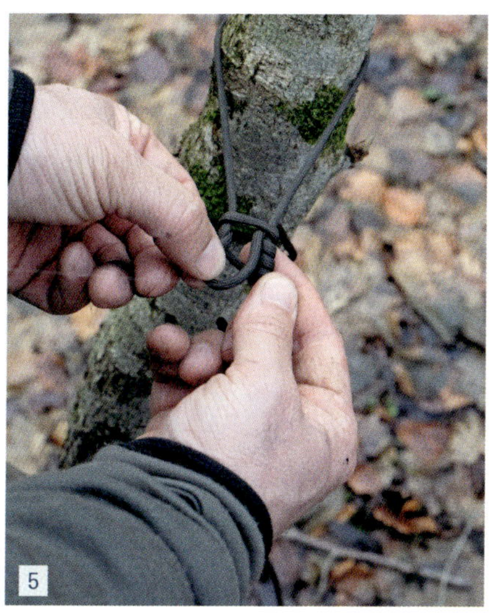

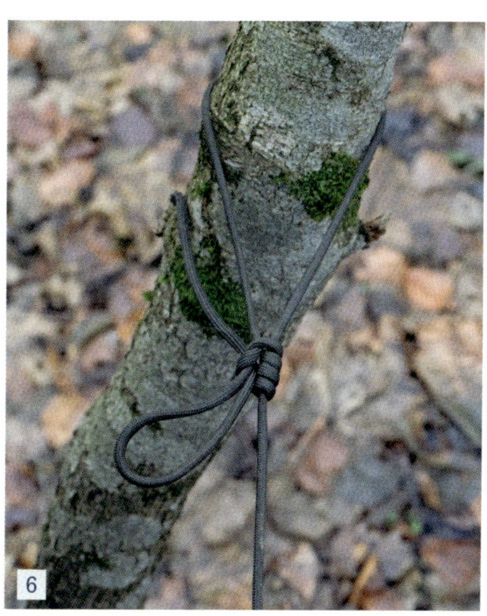

formen // 5. Mit dem Zeigefinger eine Schlaufe (des losen Endes) durch das Dreieck führen, ohne die Schlaufe ganz durchzuziehen // 6. Den Knoten um die Schlaufe festziehen // 7. Zum Spannen der Abspannleine kann der Knoten ganz einfach verschoben werden // 8. Zum Öffnen einfach am Ende ziehen … // 9. … und schon kann man die Schnur wieder anderweitig verwenden

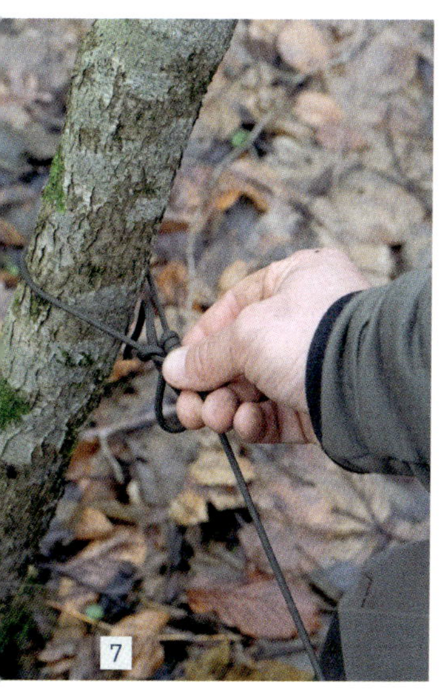

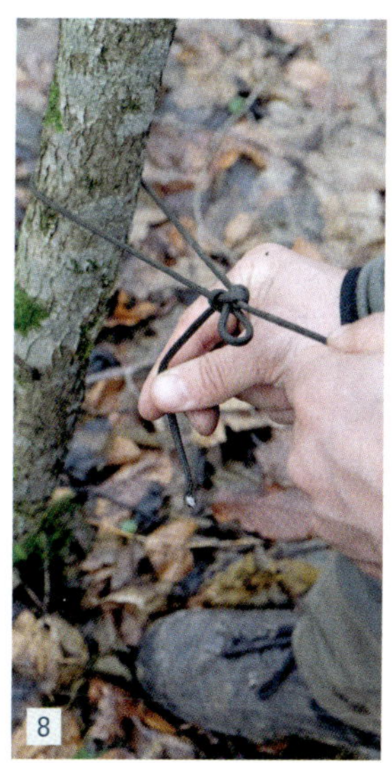

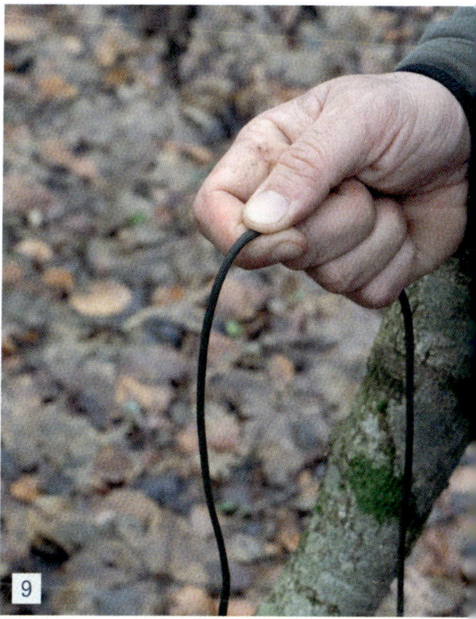

Die im Rettungsdeckenabschnitt beschriebene Methode, Wasser abzukochen, ist ebenfalls mit einem Poncho möglich. Sie brauchen dabei keine Angst zu haben, dass die heißen Steine den Poncho beschädigen, denn das Wasser kühlt immer ausreichend, selbst wenn es kurz vor dem Kochen ist.

Und wussten Sie, dass man mit einem Poncho auch ein Notboot bauen kann? Das ist natürlich mit etwas Aufwand verbunden, aber funktioniert hervorragend.

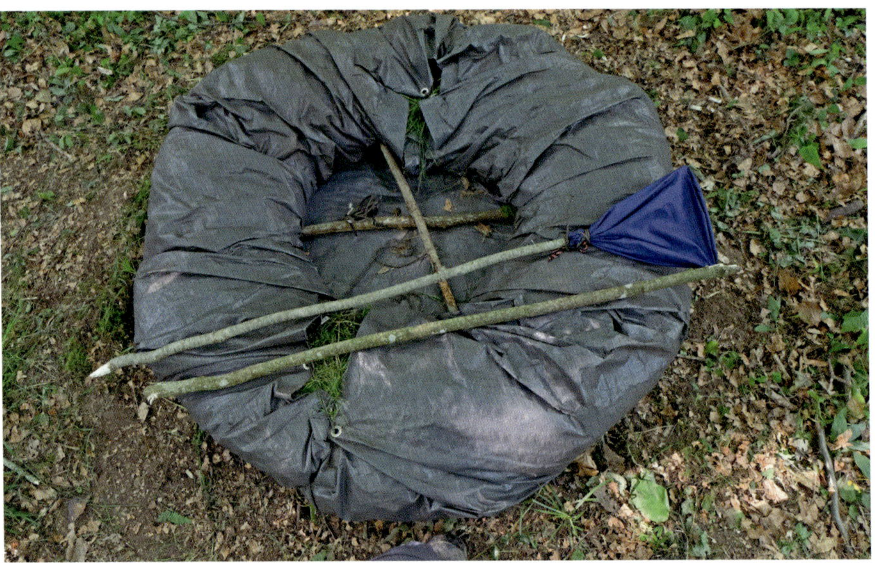

Aus einem Poncho kann man sogar ein Notboot bauen

PET-Flaschen

Mit großer Wahrscheinlichkeit finden Sie in der Natur achtlos weggeworfene PET-Flaschen. Wenn ich durch Wiesen und Wälder streife, wundere ich mich immer wieder, wo die alle herkommen. An Küsten-, Fluss- oder Seeufern stehen die Chancen, eine PET-Flasche zu finden, sogar noch besser. Leider ist es ja mittlerweile so, dass die Weltmeere jährlich etliche Tonnen PET-Flaschen an die Strände spülen.

Also halten Sie die Augen nach PET-Flaschen auf. Für uns Prepper ist die PET-Flasche im Krisen- und Katastrophenfall ein wertvoller Rohstoff für die Herstellung von Hilfsmitteln. Wir können PET-Flaschen auch direkt für manche wichtige Tätigkeiten verwenden. Ein paar kleine Anregungen dazu möchte ich Ihnen hier mitgeben. Mit Sicherheit kann man mit PET noch viel mehr machen. Vielleicht haben Sie zu dem Thema ja selbst ein paar gute Ideen?

Wasseraufbereitung

Mit einer PET-Flasche haben Sie ein hervorragendes, sicheres Hilfsmittel, um Schmutzwasser zu Trinkwasser aufzubereiten. Sie benötigen für den folgenden Arbeitsschritt eine PET-Flasche, Schmutzwasser und ein Feuer. Haben Sie noch eine zweite PET-Flasche zur Verfügung, fahren Sie wie folgt fort: Filtern Sie das Wasser, das Sie aufbereiten möchten, am besten mit einem Textil etwas vor, um die Trübung zu reduzieren. Lassen Sie dazu das Schmutzwasser aus der einen Flasche vorsichtig in die andere leere Flasche laufen, über die Sie ein Textil gespannt haben. In dem Textil bleibt ein Teil der Trüb- und Schwebstoffe hängen. Das Wasser wird so optisch »appetitlicher«. Wiederholen Sie den Vorgang bei Bedarf, bis das Wasser einigermaßen klar ist. Bedenken Sie bitte, dass »klar« nicht »trinkbar« bedeutet. In dem Wasser könnten sich noch große Mengen krank machender Mikroorganismen tummeln. Setzen Sie daher jetzt die randvoll (wichtig!) mit dem vorgefilterten Wasser gefüllte PET-Flasche vorsichtig in das Feuer bzw. stellen Sie diese alternativ dazu auf die heiße Glut. Auch wenn Sie keine Möglichkeit hatten, das Wasser vorzufiltern, gehen Sie weiter wie beschrieben vor. Befestigen Sie die Flasche mit einem Stück Holz, einem Stein oder Ähnlichem, sozusagen als »Gegenlager«, damit sie nicht umfällt, beschädigt wird oder im schlimmsten Fall sogar Ihr Feuer löscht. Sie können die PET-Flasche auch in die Glut eingraben, damit sie besser steht. Warten Sie jetzt einige Zeit. Die Hitze bringt das Wasser in der PET-Flasche allmählich zum Kochen. Wenn es so weit ist, fassen Sie die Flasche oben am Schraubverschluss und heben sie aus dem Feuer bzw. der Glut

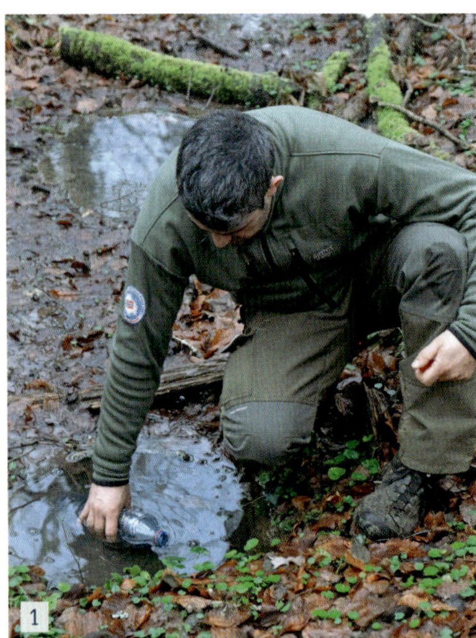

Füllen Sie möglichst klares Schmutzwasser in eine PET-Flasche

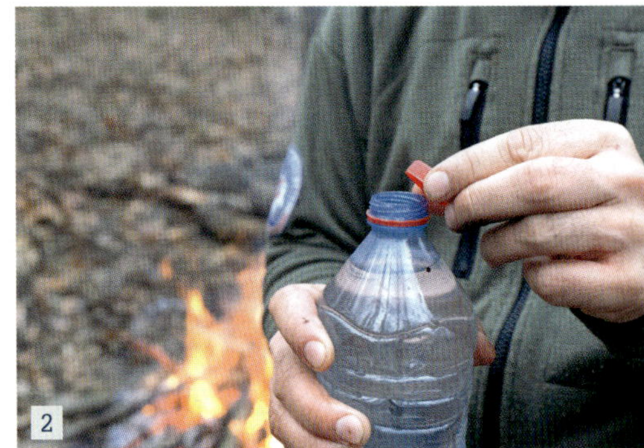

Den Deckel abnehmen und aufheben

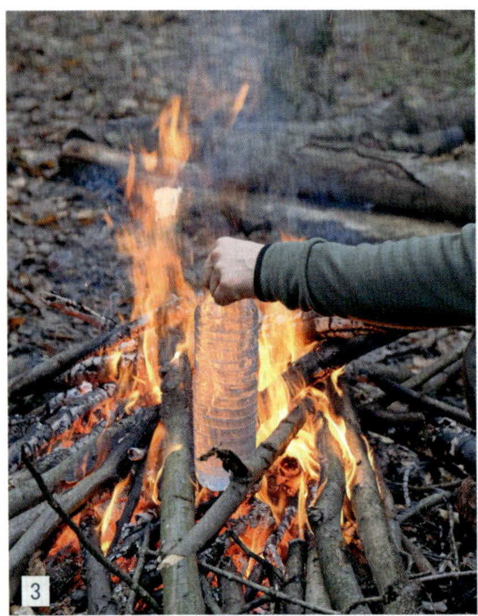

Die randvoll gefüllte Flasche vorsichtig ins Feuer stellen

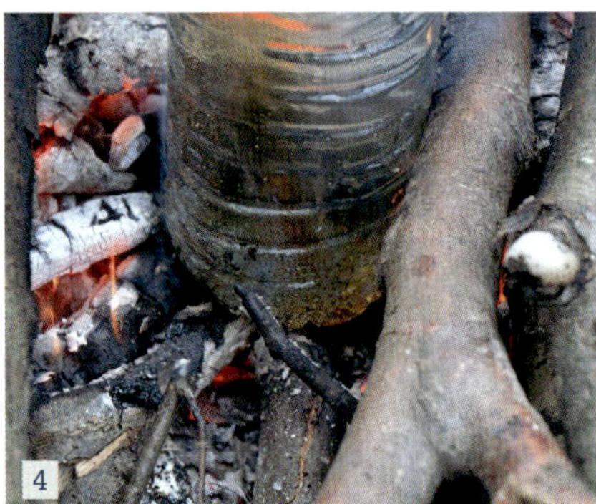

Keine Sorge! Das Wasser kühlt den Kunststoff ausreichend. Er schmilzt nicht.

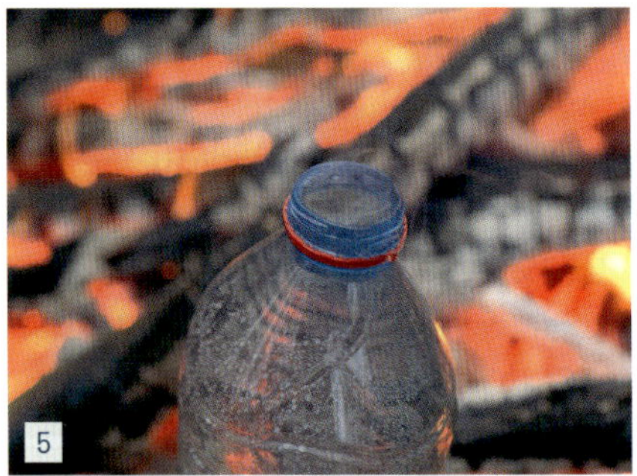

Nach kurzer Zeit kocht das Wasser und ist so sicher aufbereitet

heraus. Achtung! Die Flasche kann oben am Schraubverschluss sehr heiß sein. Lassen Sie das Wasser abkühlen. Danach ist es trinkbar. Durch die Hitze sind alle krank machenden Mikroorganismen sicher abgetötet! Wenn Sie dabei etwas vorsichtiger mit der Flasche umgehen, können Sie diese mehrfach zur Wasseraufbereitung verwenden. Es ist ganz normal, dass die Flasche bei der Aufbereitungsmethode etwas schrumpft oder verbeult. Die Flasche kann sogar beschädigt werden. Achten Sie darauf, dass Sie die Flasche immer komplett gefüllt halten, da das Wasser in der Flasche den Kunststoff kühlt. An den Stellen, wo kein Wasser vorhanden ist, aber die Hitze hingelangt, schmilzt die Flasche sofort. Bitte machen Sie sich keinen Kopf wegen der im PET vorhandenen Weichmacher und anderen Chemikalien – ich glaube das wäre in dieser Situation Ihr kleinstes Problem. Das Abwenden von akutem Verdursten steht immer im Vordergrund.

PET-Flaschen, die noch über einen Deckel verfügen, können außerdem als wasserdichter Behälter eingesetzt werden. Sie eignen sich zur Aufbewahrung von Anzündmaterialien, Lebensmitteln (Samen von Pflanzen, getrocknete Wildkräuter) und anderer Dinge.

Seilherstellung

Es kann vorkommen, dass Sie, um etwas fest- oder zusammenzubinden, ein Seil benötigen, Sie aber keines haben. Die wenigsten Leser dieses Buches werden, außer sie sind eingefleischte Bushcraft-Fans, imstande sein, Seile aus natürlichen Rohstoffen wie Pflanzenfasern zu fertigen. Das ist sowieso nur in der kalten Jahreszeit den absoluten Profis vorbehalten,

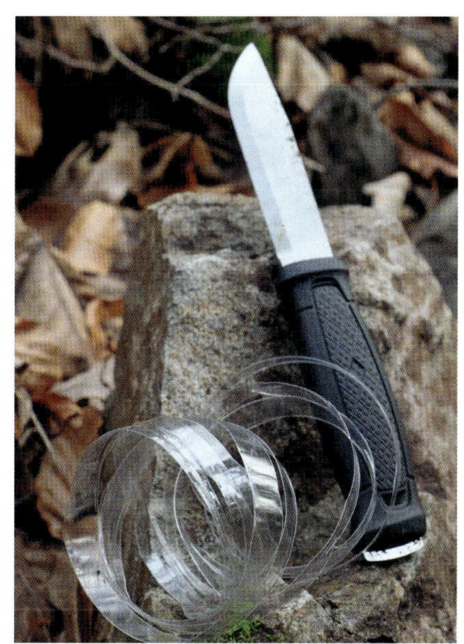

Schnur aus PET-Flaschen schneiden

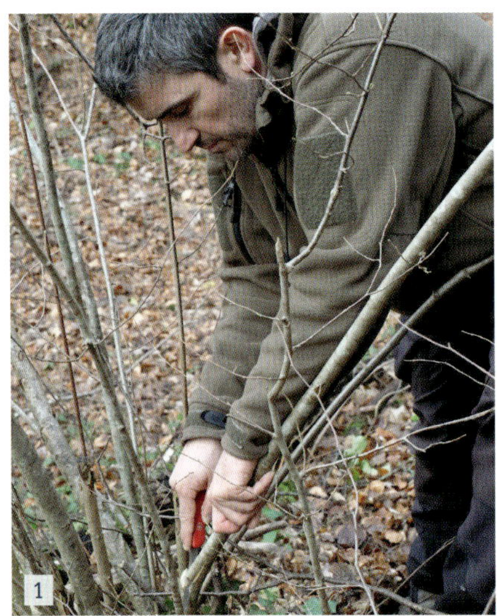

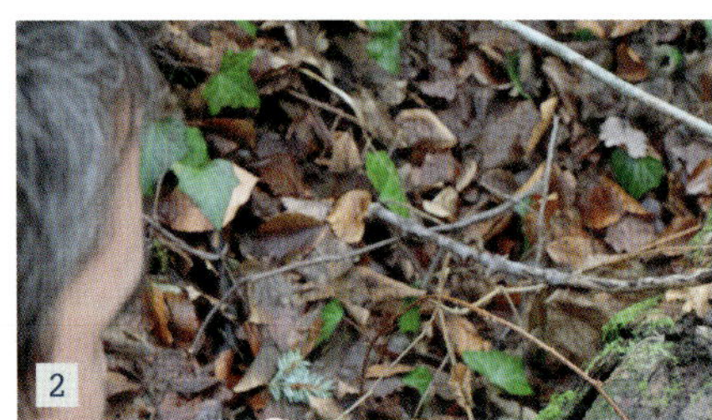

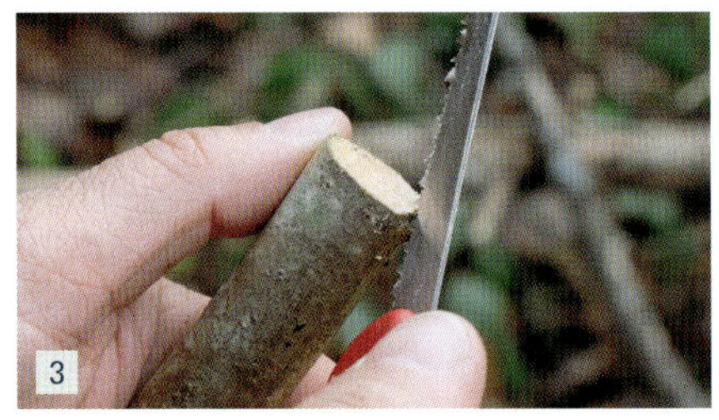

1. Sägen Sie von einem Haselstrauch einen möglichst geraden Trieb ab ... // 2. ... und kürzen ihn auf eine Länge von circa 50 Zentimeter // 3. Das eine Ende des Holzes sollte gerade und sauber abgesägt sein ... // 4. ... das andere schnitzen Sie spitz zu // 5. Spalten Sie den Stock mit dem Messer mittig circa 10 Zentimeter tief // 6. Stecken Sie als Abstandshalter ein Stück Holz in den Spalt // 7. Trennen Sie das untere Drittel der

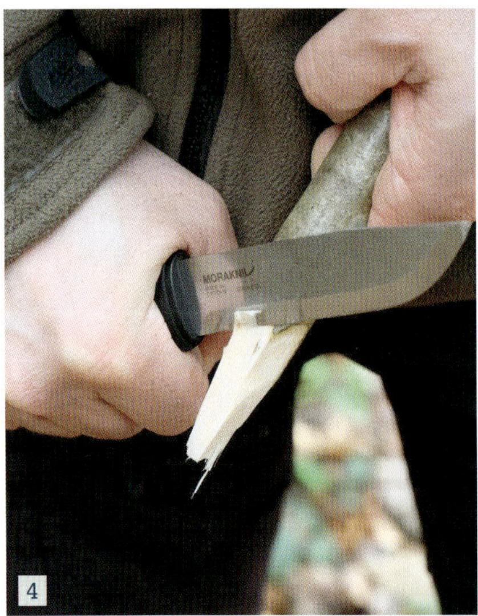

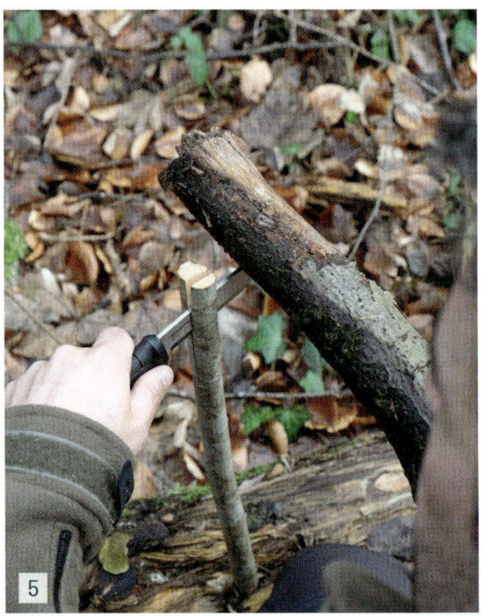

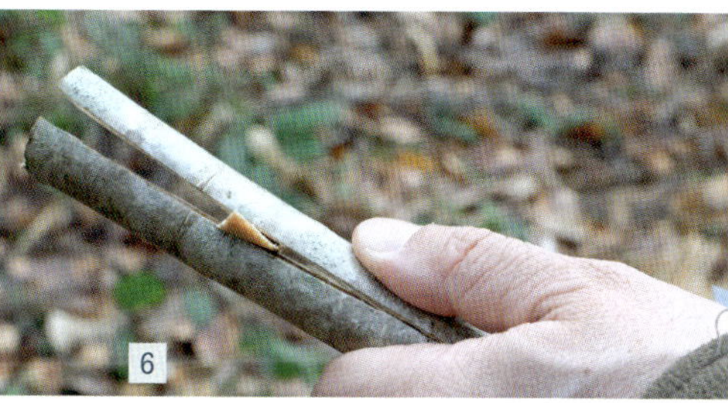

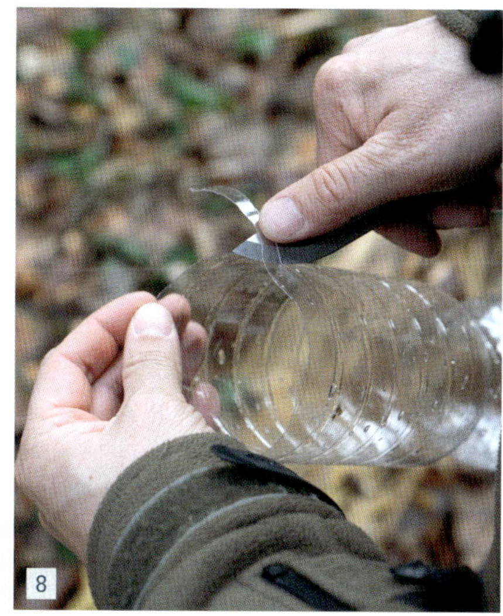

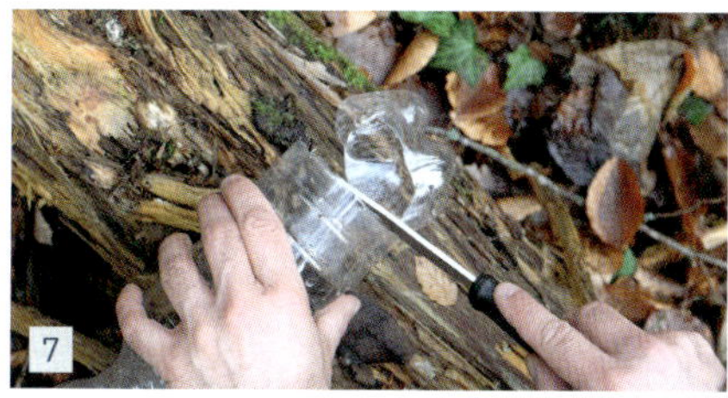

PET-Flasche sauber ab // 8. Schneiden Sie eine kleine Lasche in den Rand // 9. Schlagen Sie nun das Messer oberhalb des Abstandhalters quer zur Wuchsrichtung ein und treiben Sie es ein Stück in das Holz // 10. Die Lasche der PET-Flasche zwischen Messerklinge und Abstandhalter durchführen. Den Stock in den Boden stecken und vorsichtig an der Lasche ziehen. Fertig ist die »Seilmaschine«!

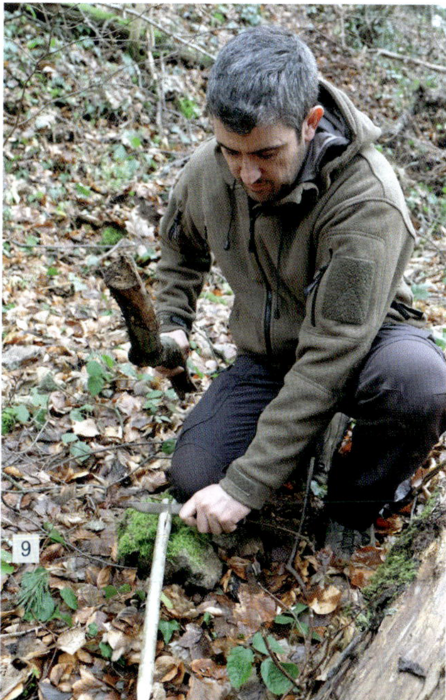

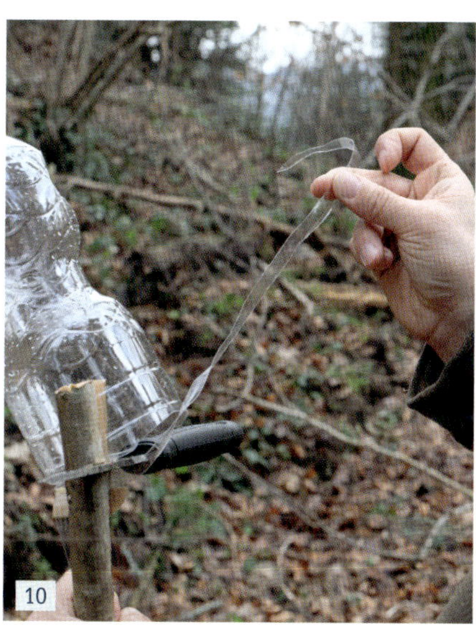

denn hierfür muss man sich richtig gut auskennen. Auch hier kommt wieder die PET-Flasche zum Einsatz. Man kann sie nämlich ebenso zur Herstellung von belastbaren »Schnurbändern« einsetzen. Sie brauchen eine PET-Flasche, ein Messer und zusätzlich ein Stück gerade gewachsenes Holz, etwa 50 Zentimeter lang und ungefähr 3 bis 5 Zentimeter dick. Hier eignen sich idealerweise Hölzer vom Haselstrauch, da dessen jüngere Triebe in der Regel fast senkrecht wachsen. Um das Holz für die beschriebene Methode nutzen zu können, muss es an einem Ende angespitzt werden, damit es sich später besser in den Boden stecken lässt. Das andere Ende des Holzes sollte gerade und sauber abgesägt sein. Treiben Sie anschließend Ihr Messer mit einer Spalttechnik mittig von oben in das Holz hinein, sodass es sich auf eine Länge von circa 10 Zentimeter spaltet. Jetzt brauchen Sie einen Abstandshalter. Das kann ein flaches Steinchen sein oder auch ein etwas dickerer Schnitzspan, den Sie etwa 5 bis 8 Zentimeter tief in den Spalt stecken. Jetzt können sich die auseinander gespaltenen Seiten nicht mehr berühren. Bitte seien Sie bei den Zentimeterangaben nicht zu penibel. Das sind lediglich Richtwerte, um Ihnen den Bau Ihrer ersten »Seilmaschine« zu erläutern. Sie müssen das Ganze erst einmal testen und können es dann immer noch optimieren. Nun kommt die PET-Flasche zum Einsatz: Hier schneiden Sie bitte das untere Drittel ab. Geben Sie sich Mühe dabei, denn die Flasche sollte, wenn sie umgedreht mit Trinköffnung und Deckel nach oben zeigt, bündig auf dem Boden aufsitzen. Ist das nicht der Fall, können Sie später die Schnurbänder nicht abziehen und müssen diesen Arbeitsschritt wiederholen. Anschließend schneiden Sie eine etwa 5 Zentimeter lange Lasche in den abgetrennten Rand des oberen Flaschenteils hinein. Damit der nächste Arbeitsschritt funktioniert, sollten Sie jetzt das Holzstück auf einen festen Untergrund legen. Schlagen Sie nun mithilfe eines anderen Holzstückes Ihr Messer quer zur Wuchsrichtung des batonierten Holzes auf den Schlitz ein. Setzen Sie dafür die Klinge im 90-Grad-Winkel zum Werkstück an. Das Messer sollte dann fest im Holz sitzen. Das Holzstück darf dabei auf keinen Fall durchtrennt werden. Stecken Sie nun den Stock in den Boden und passen Sie auf, dass Sie sich dabei nicht an dem am Werkstück sitzenden Messer verletzen. Der Rand des abgesägten PET-Flaschenendes muss jetzt in den Spalt des Holzes gesteckt werden und zwar so, dass man die Lasche zwischen Messerklinge und Abstandhalter durchführen kann. Fertig ist Ihre »Seilmaschine«! Ziehen Sie nun vorsichtig an der

Lasche. Jetzt können Sie sehen, wie die Klinge des Messers in das sich drehende PET schneidet und so ein Band aus dem Kunststoff herausgeschnitten wird. Der Abstand zwischen Messer und Abstandhalter bestimmt Ihre Bandbreite. Je kleiner der Abstand ist, desto dünner wird das Band, je größer, desto dicker wird es. Am Anfang kann es sein, dass man ein paar Versuche braucht. Manchmal ist das PET der Flaschen auch etwas weicher, weswegen man ganz vorsichtig ziehen muss. Andere Flaschen hingegen lassen sich in 2 Minuten komplett an einem Stück zu einem robusten Bandseil aufziehen. Das gewonnene Seil ist sehr belastbar und, wenn man es dünner abtrennt, kann man ein paar tolle Sachen damit machen.

Gewebeband

Zu einer der vielseitigsten Erfindungen auf unserem Planeten zählt sicherlich das Klebeband. Sie kennen es aus dem Haushalt oder dem Büro unter dem Markennamen Tesafilm. Damit kann man allerdings draußen nicht so viel anfangen. Es gibt aber eine leistungsfähigere Variante, nämlich das Gewebeband, das für den Einsatz draußen geeignet ist. Hierbei handelt es sich um Klebebänder, die mit robustem Kunststoff verstärkt sind. Qualitativ hochwertige Ausführungen lassen sich ohne Schere stückweise sauber abtrennen, indem man sie in Querrichtung in der gewünschten Länge abreißt. Gewebeband zeichnet sich durch eine besonders hohe Reißkraft und gutes Haftvermögen aus. Deswegen ist es auch im Survival-Bereich so vielseitig verwendbar. Ein bekanntes US-amerikanisches Produkt

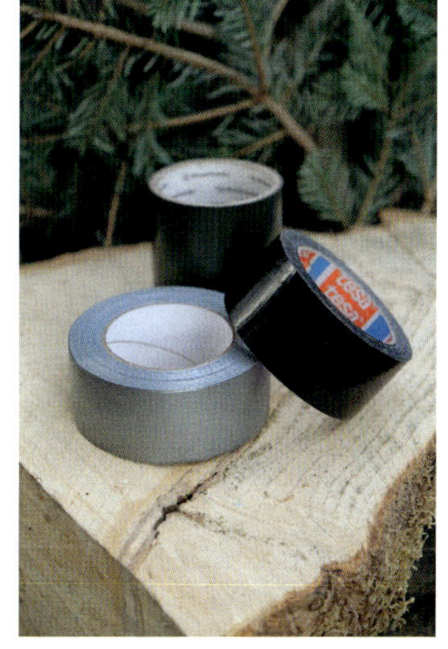

Vielseitiger Helfer in der Krise: Gewebeband

ist als »Duct Tape« bekannt. Ich möchte hier aus Gründen der Vollständigkeit auch das Gewebeband der Deutschen Bundeswehr erwähnen, das »Panzertape«. Dieses Gewebeband klebt deutlich besser als die meisten anderen. Teilweise klebt es mit gutem Ergebnis sogar auf manchen Steinsorten. Von der Farbgebung her ist es natürlich optimal für Prepper-Zwecke geeignet, denn sein Olivton fällt in der Natur nicht sonderlich auf.

Typische Anwendungsgebiete für das Gewebeband sind die Reparatur von Ausrüstung oder Bekleidung. Hier kann das Band seine vollen Stärken ausspielen, da es in seiner Struktur wasserdicht ist. Die hier beschriebenen Vorschläge sind nur Beispiele, damit Sie sehen, wie vielseitig man ein Klebeband einsetzen kann.

Reparatur

Klebeband eignet sich hervorragend für Reparaturen. Mit einem Klebeband kann man beispielsweise von Mäusen an- oder durchgefressene Zelt- oder Tarpkomponenten kleben. Oder bei Funktionsbekleidung mit Klimamembran Risse und Schnitte im Gewebe fachmännisch wieder gegen Nässe abdichten.

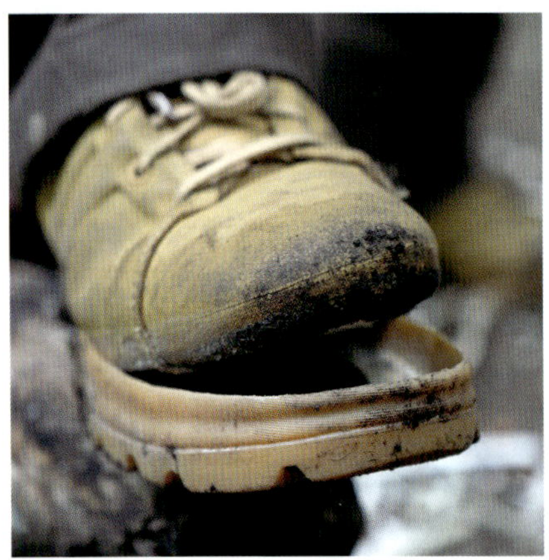

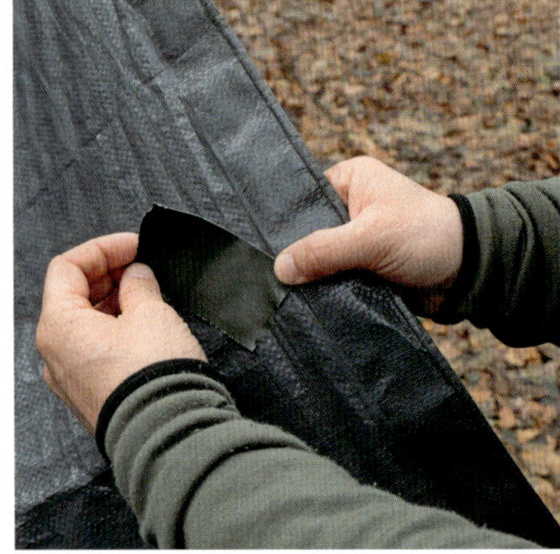

Reparatur-Ass: Egal ob die lose Sohle eines Schuhs oder ein Tarp – mit einem Gewebeband kann man fast alles reparieren

Man könnte damit aber auch eine Profilsohle, die sich von der Mittelsohle des Schuhs löst, fixieren, sodass man mit dem Schuh weitermarschieren kann. Da die meisten Wanderschuhe mittlerweile leider mit einer zwischen der Profilsohle und Schuh befindlichen PU-Schaumsohle ausgestattet sind, lässt der Sohlenverlust nach ein paar Monaten Lagerung der Schuhe im Schrank sowieso nicht lange auf sich warten.

Herstellung von Notschuhen

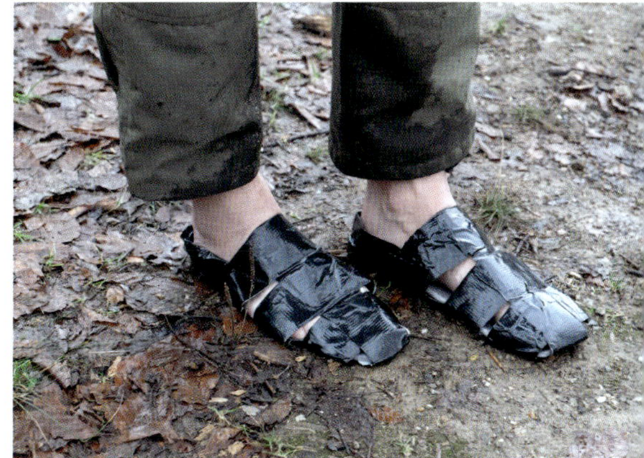

Besser als nichts: Notschuhe

Bei vollkommener Beschädigung oder Verlust der Schuhe kann man sich mit dem Gewebeband ein Paar Notschuhe herstellen. Ich beschreibe die Methode jetzt einmal am Beispiel noch vorhandener Einlegesohlen eines kaputten Schuhs. Mit den Innensohlen haben Sie eine perfekte Größenreferenz und die Form. Sie sind das Grundgerüst für Ihren Schuh. Ziehen Sie ein etwa 15 Zentimeter langes Stück Gewebeband ab, danach ein Stück, das nur etwa 10 Zentimeter lang ist. Kleben Sie das kürzere Band bündig und sorgfältig mit der Klebeseite auf die Klebeseite des längeren Stücks. Jetzt kleben Sie den Bereich des längeren Klebebandes, der überhängt, an die Unterseite der Einlegesohle. Stellen Sie dann Ihren Fuß passend auf die Sohle und legen das geklebte Bandstück über Ihren Fuß, sodass es aussieht wie bei einem Schlappen. Fixieren Sie dann, wenn Sie eine bequeme Länge eingestellt haben, das lose Ende des über den Fuß gelegten Bandes mit neuem Klebeband an der Sohle. Diesen Vorgang wiederholen Sie so lange, bis sich allmählich die Form eines Schuhs gebildet hat. Wenn Sie einen gut sitzenden Schuh möchten, fertigen Sie mit dem Gewebeband auch noch eine Ferse. Hierbei gehen Sie ähnlich vor, aber bestimmt müssen Sie etwas

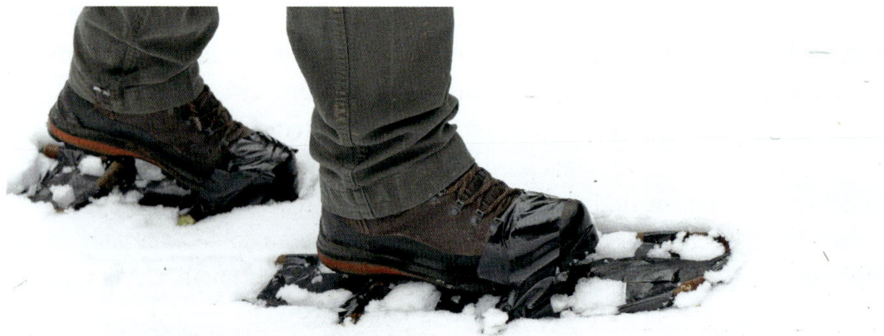

Sogar Schneeschuhe lassen sich anfertigen

herumprobieren. Das klingt vielleicht kompliziert, ist in der Praxis aber kinderleicht umzusetzen. Mit ein bisschen Geschick hat man so in weniger als 20 Minuten einen brauchbaren Notschuh hergestellt.

Auch im Winter ist Gewebeband sinnvoll, nämlich dann, wenn mit höherem Schnee in der Region zu rechnen ist. Mit zwei Stöcken lassen sich hervorragende Schneeschuhe fertigen. Mit diesen können Sie problemlos durch den Tiefschnee stapfen, ohne ständig einzusinken. Das verbessert Ihr Vorankommen

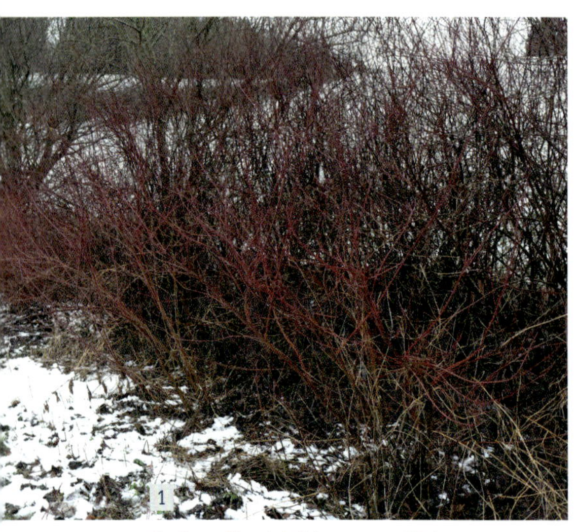

Suchen Sie sich biegsames Holz, z. B. Weide oder blutroten Hartriegel

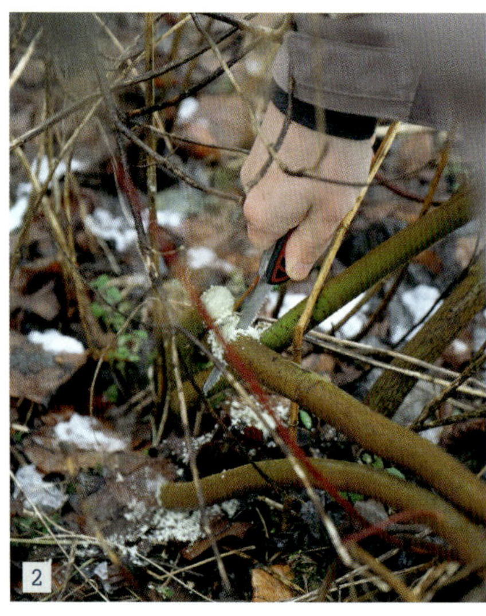

Sie benötigen etwa daumendicke Triebe

und Sie sparen eine Menge Zeit und Kraft. Sie benötigen biegsames Holz, wie Sie es etwa bei Weiden oder blutrotem Hartriegel finden. Sägen Sie sich zwei Stücke mit einer Länge von jeweils etwa einem Meter zurecht. Biegen Sie die Hölzer vorsichtig so, dass danach ihre Enden etwa in gleicher Höhe stehen. Die Enden müssen sich nicht berühren. Es genügt, wenn sie etwa eine Handbreit voneinander entfernt sind. Achten Sie darauf, dass das Holz beim Biegen nicht in der Mitte bricht. Falls Ihnen das mehrfach passieren sollte, könnten Sie das Holz, falls ein Gewässer in der Nähe ist, vorher ein paar Stunden wässern, damit es noch etwas flexibler wird. Verbinden Sie nun die beiden Enden mit einem Streifen Gewebeband, den bisher vorhandenen Abstand halten Sie weiterhin ein. Wiederholen Sie das im Abstand von circa 3 bis 5 Zentimetern wieder und wieder, bis die Grundfläche eines Schneeschuhs entsteht. Ziehen Sie dann von oben nach unten (also von der Spitze bis hin zu den zwei verbundenen Enden) einen oder zwei lange Streifen im rechten Winkel zu den anderen Gewebebandstreifen und kleben diese durch Andrücken fest. So verbessern Sie die Stabilität des Schuhs. Ziehen Sie jetzt einen neuen Streifen von etwa 50 Zentimeter Länge vom Klebeband ab und legen diesen auf die nicht klebende Oberfläche, sodass die klebende Seite nach oben in Richtung Himmel zeigt. Legen Sie anschließend

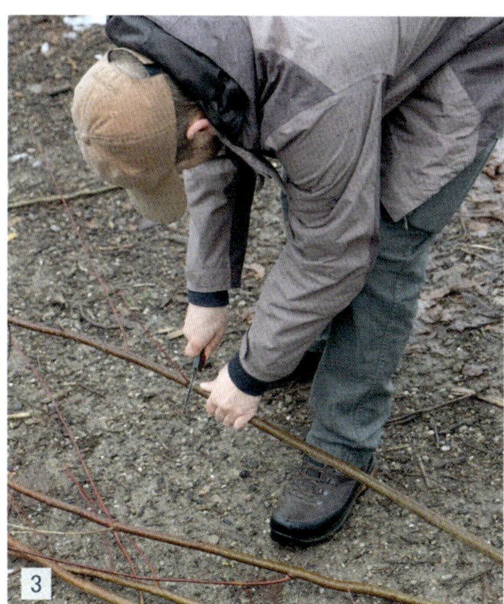

Schneiden Sie sich zwei etwa 1 Meter lange Stücke zurecht

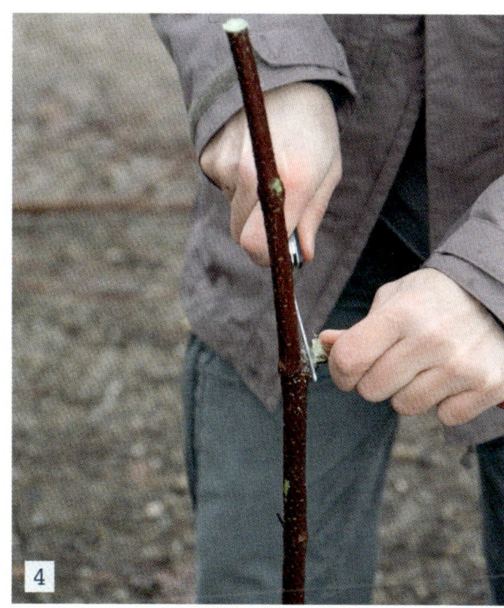

Abstehende Seitentriebe müssen entfernt werden

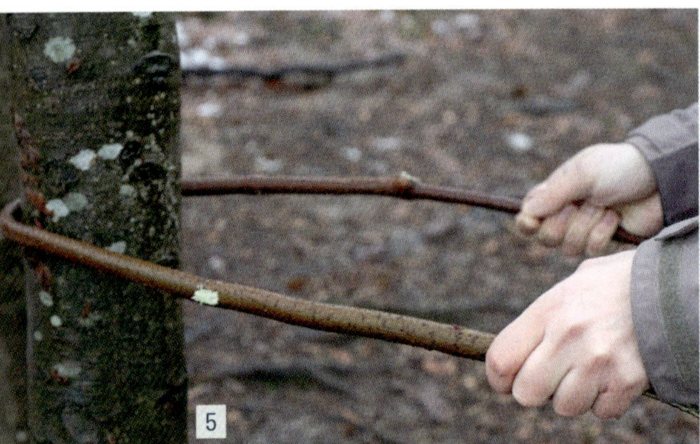

Das Holz vorsichtig vorbiegen

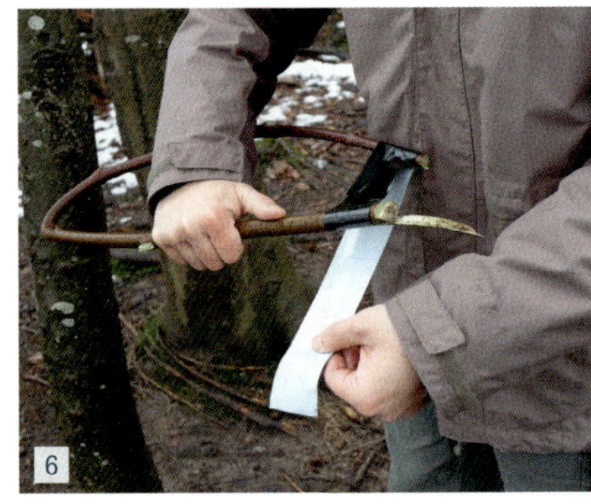

Die Enden mit dem Gewebeband verbinden

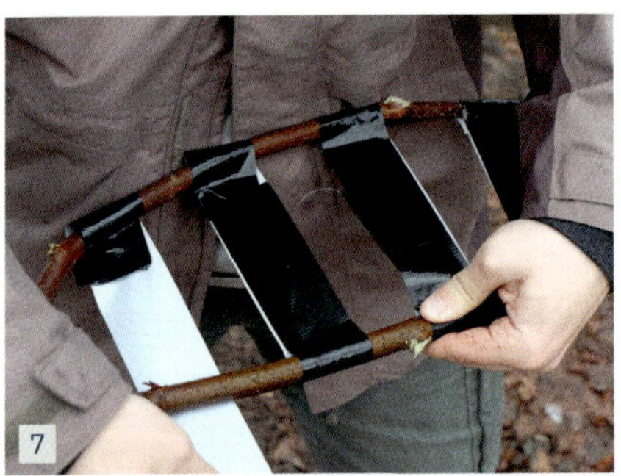

In regelmäßigem Abstand weitere Verbindungsstreifen anbringen

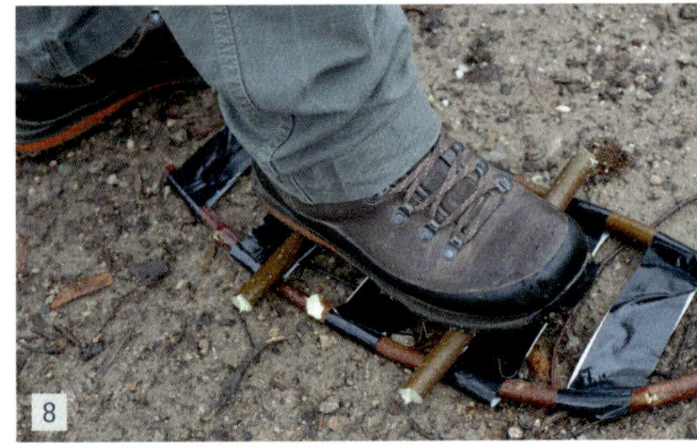

Zwei circa 20 Zentimeter lange Hölzer als Querstreben zurechtsägen …

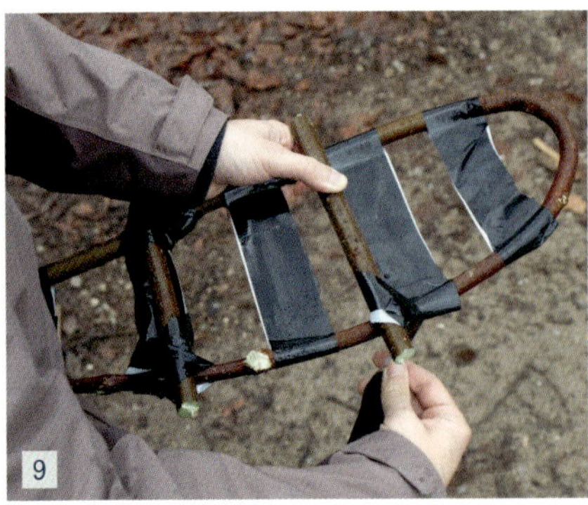

… und so befestigen, dass man den Fuß darauf stellen kann

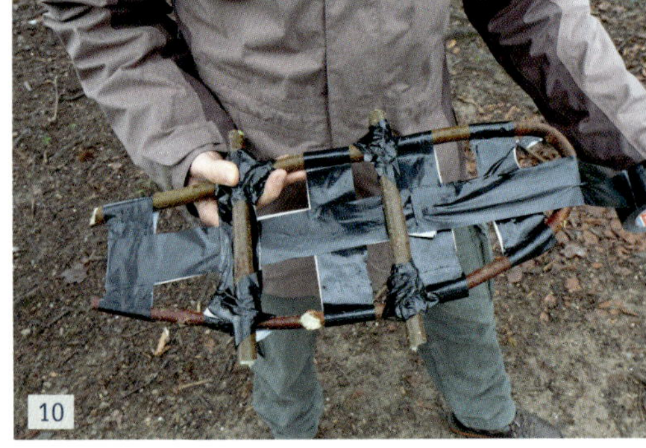

Ein letztes Verstärkungsband in Längsrichtung verkleben

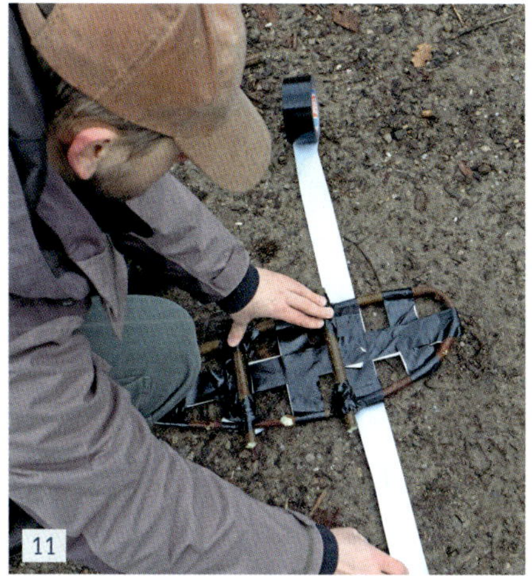

Etwa 40 Zentimeter Gewebeband abrollen und mit der Klebeseite nach oben unter den Schneeschuh legen

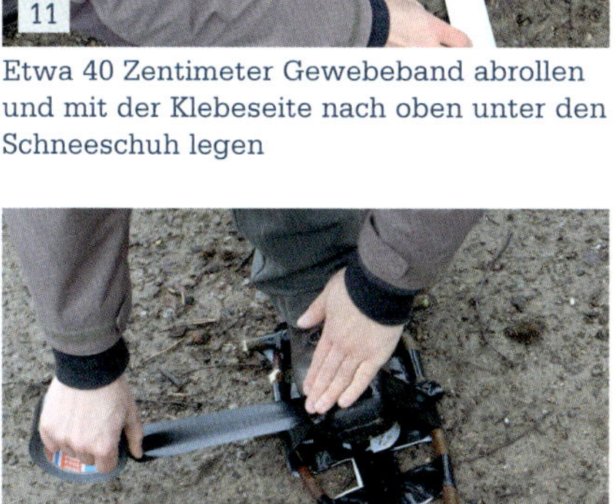

Dann den Schuh aufsetzen und mit dem Gewebeband befestigen

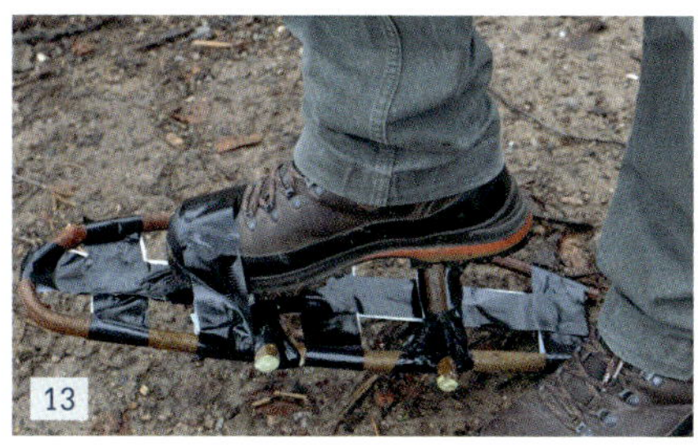

Fertig ist der Schneeschuh!

mittig den Schneeschuh vorsichtig auf das Band, sodass ein gleich langes Stück an beiden Seiten herausschaut. Jetzt stellen Sie sich mit einem Schuh genau in die Mitte des Schneeschuhs. Das an der Seite herausschauende Gewebeband legen Sie über Ihren Schuh und verkleben es. Am besten ungefähr in der Höhe, wo die Zehen in den Fuß übergehen. Der Schneeschuh soll so sitzen wie ein Latschen. Fertig sind Ihre Schneeschuhe!

Herstellung von Gefäßen

Auch einfache Gefäße oder Schalen können Sie mit Gewebeband provisorisch herstellen. Sogar Trinkgefäße, denn das Band ist ja wasserdicht. Das ist zwar sicherlich nicht die ästhetischste Variante eines Trinkgefäßes, aber darum geht es ja auch nicht. Um ein Gefäß herzustellen, können Sie ein Stück (tote) Baumrinde oder einen flachen Stein verwenden. Diese umwickeln Sie mit dem Klebeband. Das ist dann der Boden Ihres Gefäßes. Als Nächstes wickeln Sie kreisförmig und nach oben ansteigend das restliche Klebeband um den Boden herum, sodass ein Gefäß entsteht. Sie können

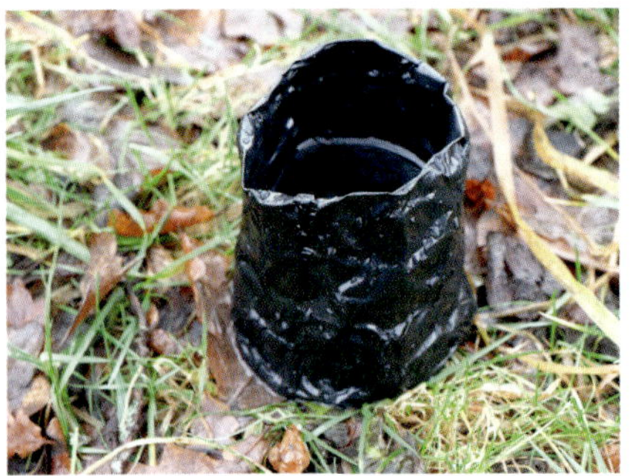

Ein Trinkgefäß aus Gewebeband

auch immer wieder Klebeband von der Rolle abtrennen und mit einem neuen Stück beginnen, falls Ihnen etwas nicht gefällt oder Sie etwas daran verbessern möchten. Sie sollten das Klebeband besonders an den Rändern immer wieder mit zwei Fingern zusammendrücken, damit es sauber miteinander verklebt, sonst ist Ihr Gefäß undicht.

Tüten

Leider findet man in deutschen Wäldern immer wieder Plastiktüten oder Beutel, die entweder von Menschen hinterlassen oder vom Wind dorthin geweht wurden. Nicht schön für die Umwelt, aber gut für uns Prepper. Mit dieser Art Zivilisationsmüll können Sie nämlich viel anfangen und mit etwas Glück findet

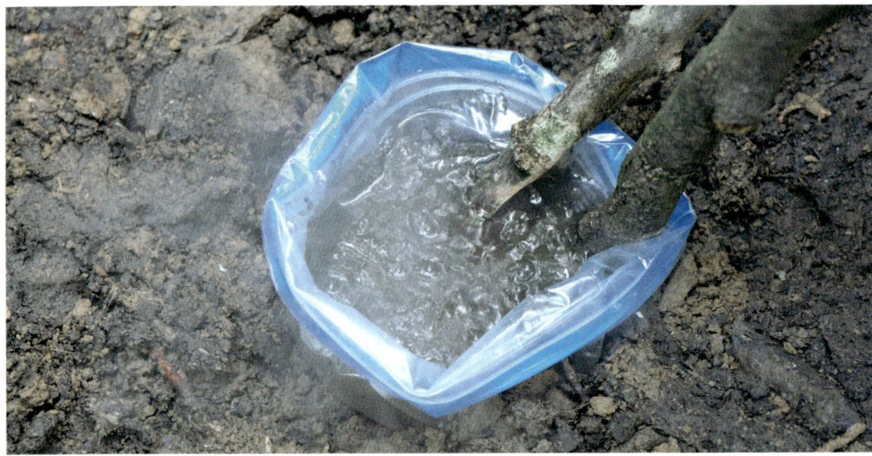

Wasseraufbereitung in einer Tüte

man in kurzer Zeit sogar mehrere Exemplare. Besonders viele Tüten findet man an Wegrändern in der Natur, an Böschungen oder in Straßengräben.

Wasseraufbereitung

Wie im Abschnitt »Rettungsdecken« auf Seite 264/265 beschrieben, kann in einem Plastikbeutel auch Wasser gekocht werden. Sie müssen sich keinerlei Sorgen machen, dass die Tüte durch die Hitze beschädigt würde, da das Wasser den Kunststoff auch in diesem Fall ausreichend kühlt.

Dampfsperren

Bei extrem tiefen Temperaturen kann man Erfrierungen oder Unterkühlungen vorbeugen, nämlich durch eine sogenannte Dampfsperre. Hierbei fungieren Plastiktüten an den Füßen als Dampfsperre. Diese Methode funktioniert nur bei längeren Aufenthalten draußen. Profis kennen diese Methode unter der Abkürzung »VBL«, was für *Vapour Barrier Liner* steht. Wichtig für das Gelingen dieser Methode ist, dass sich keine Löcher oder Risse im Kunststoff befinden, dieser folglich wasser- und luftdicht ist. Ziehen Sie nun ein paar Linersocken (dünne Funktions- oder Merinosocken) über den nackten Fuß. Darüber kommt dann der Beutel als Dampfsperre. Über die dünne Socke und den Beutel ziehen Sie dann eine dicke Wollsocke. Jetzt kann die Dampfsperre arbeiten, denn Sie verhindert, dass die dicke Socke sowie der Innenschuh durch den Fußschweiß feucht werden. Das hat zur Folge, dass die Isoliereigenschaft des Schuhs und der Socke bei 100 Prozent bleiben. Würden Sie keine Dampfsperre verwenden, würde durch die Schwitzfeuchtigkeit einiges an Isolierleistung verloren gehen. Die Füße werden schneller kalt bzw. das Risiko von Erfrierungen steigt.

Auch an den Händen können Plastikbeutel als Dampfsperre verwendet werden. Hier ziehen Sie dünne Fleecehandschuhe direkt über die Hände. Darüber kommt dann der Beutel bzw. die Tüte und als letzte, hochisolierende Schicht ein

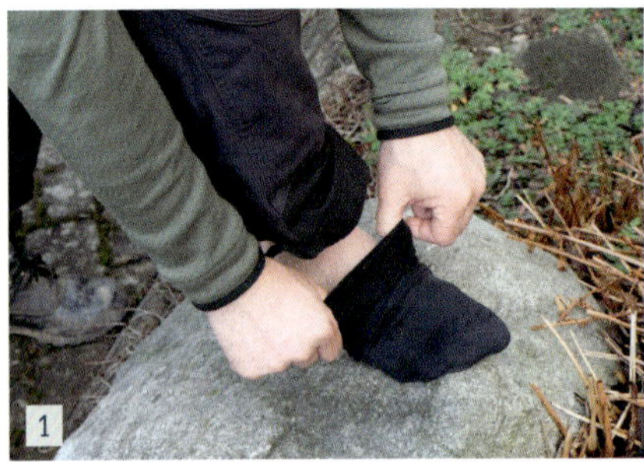
Ziehen Sie ein paar Linersocken über den nackten Fuß

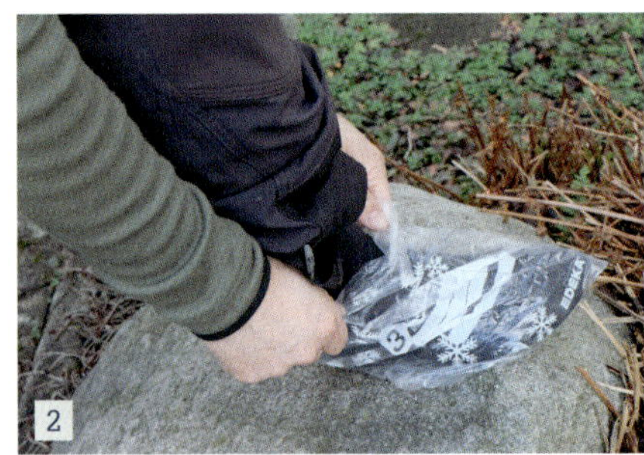
Darüber kommt der Beutel als Dampfsperre

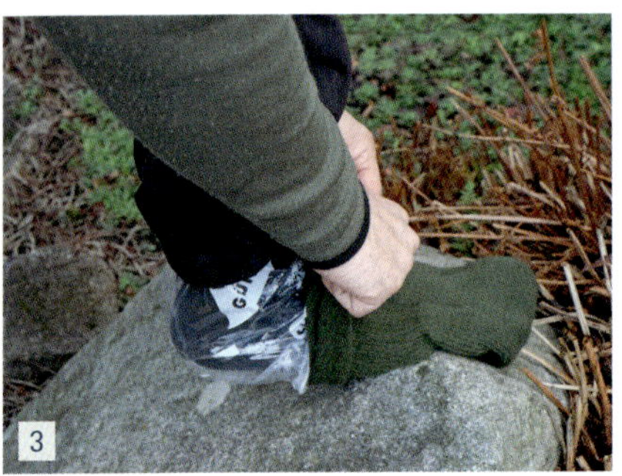
Über die dünne Socke und den Beutel ziehen Sie jetzt eine dicke Wollsocke

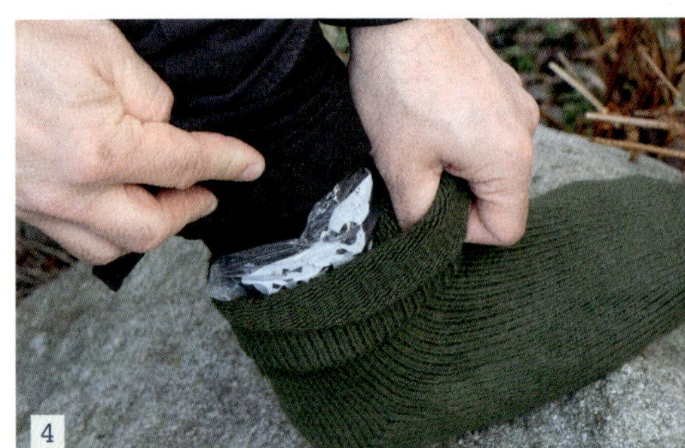
Fertig ist die Dampfsperre!

dicker Handschuh, idealerweise ein Fäustling. Die bessere Alternative zur Tütendampfsperre wären OP- oder Untersuchungshandschuhe, die man über der ersten Schicht, dem Fleecehandschuh, trägt.

Diffusor für Leuchten

Sie können eine Tüte auch als Lichtdiffusor verwenden und damit den Strahl Ihrer Taschenlampe zu einer Rundumleuchte modifizieren. Das klappt am besten mit weißen oder milchigen Tüten. Stülpen Sie dazu ein Stück Tüte, das Sie ein bisschen wie einen Ballon aufgeblasen haben, über Ihre Taschenlampe und fixieren Sie diese mit einem Stück Schnur. Wenn Sie jetzt die Taschenlampe anschalten, wird der stark gebündelte Lichtstrahl zu großen Teilen zu einem diffusen Streulicht umgewandelt, womit Sie ein fast 360-Grad-Rundumlicht erhalten.

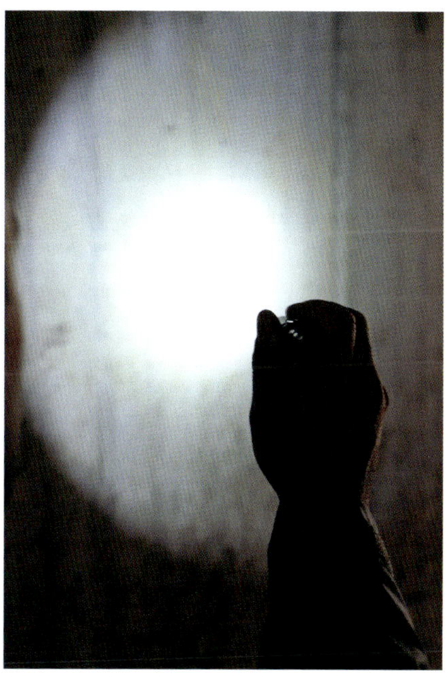

Der stark gebündelte Lichtstrahl einer Taschenlampe …

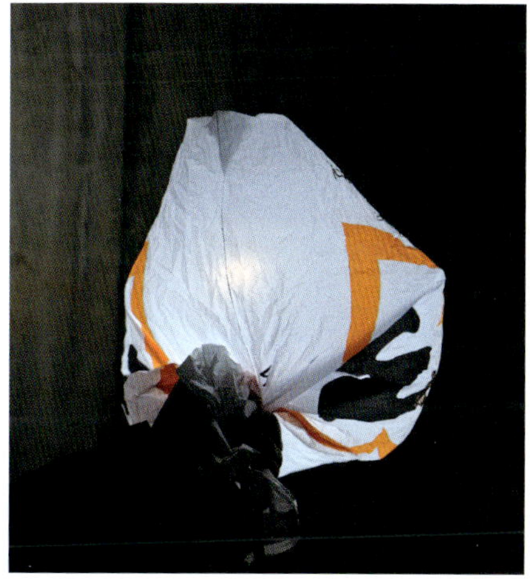

… wird durch eine Tüte zum angenehmen Rundumlicht

Herstellung von Seilen

Plastiktüten, Beutel oder (große) Folien bilden die perfekte Grundlage für die Herstellung von Schnüren oder Seilen. Auch wenn sich vielleicht nicht jeder praktisch mit dieser Methode auseinandersetzen möchte, empfehle ich es einfach mal auszuprobieren. Wenn man etwas geschickt ist, kann das sogar ziemlich Spaß machen.

Der erste Schritt wäre, das Werkstück auf dem Boden auszubreiten und bei Bedarf mit den Händen glatt zu streichen. Zerschneiden Sie nun die Tüte mit einem Messer in gleichmäßig breite Streifen. Nehmen Sie zwei Streifen und legen Sie diese übereinander. Machen Sie einen einfachen Knoten in das Ende der beiden Streifen, um sie miteinander zu verbinden. Verdrillen Sie nun einen

Strang, vom Knoten an beginnend, mit Daumen und Zeigefinger von Ihnen weg. Legen Sie den stückweise verdrillten Strang unter den anderen Strang und fixieren die Überkreuzungsstelle mit Daumen und Zeigefinger der anderen Hand. Führen Sie jetzt den Verdrillungsvorgang wie oben beschrieben fort und wechseln immer wieder in der gleichen Reihenfolge bei der Bearbeitung der Stränge. Wenn ein Strang nach einiger Zeit beginnt, zu kurz zu

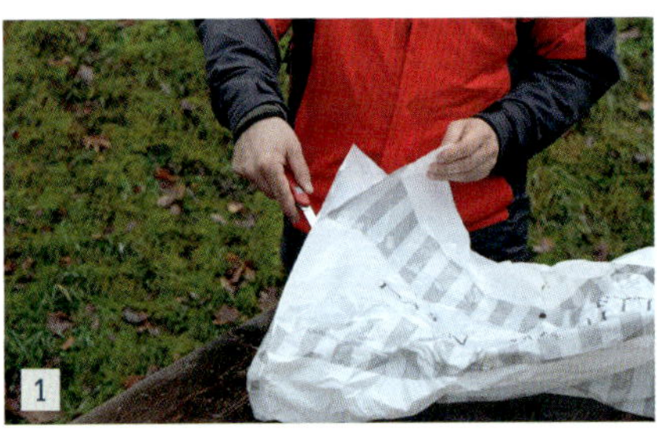
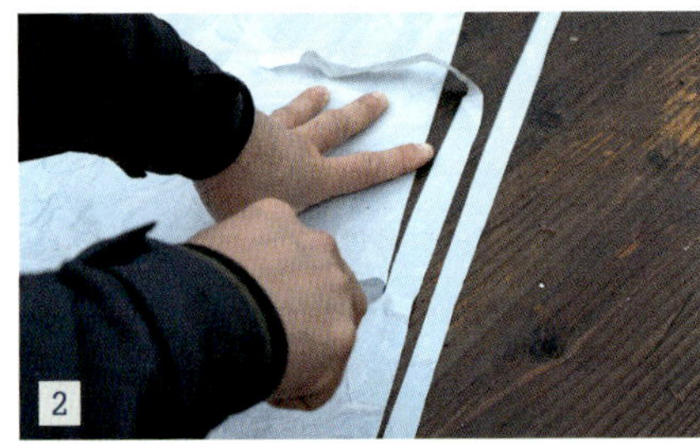
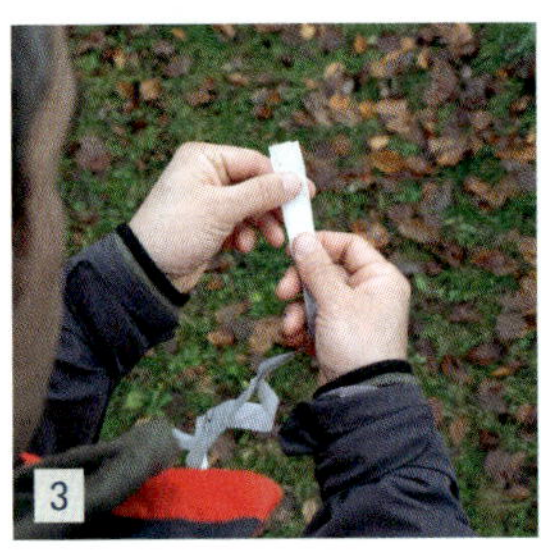
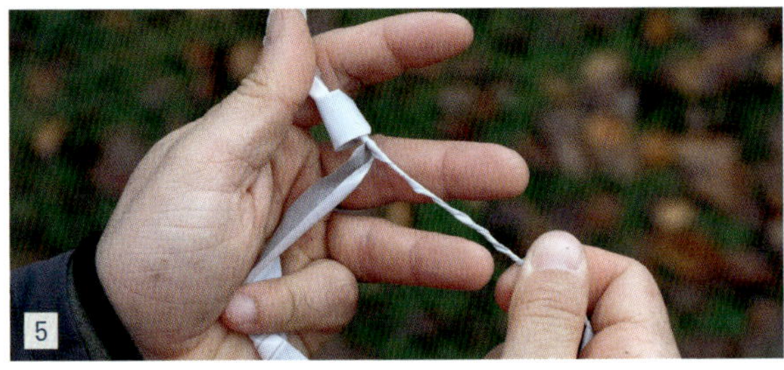
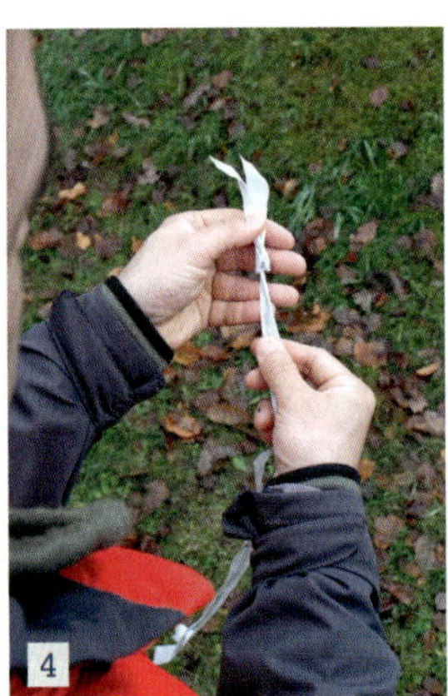
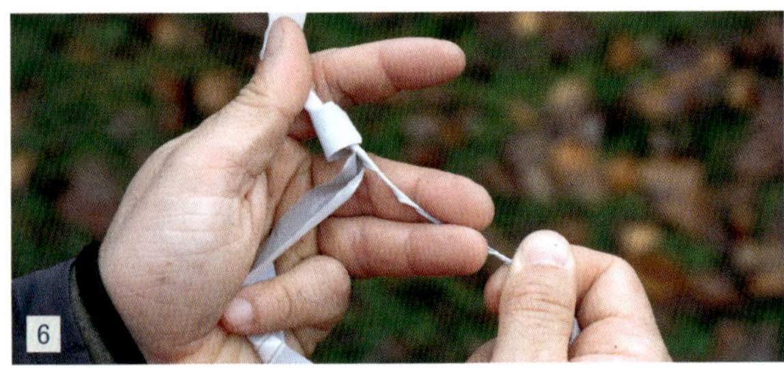

1. Trennen Sie eine Tüte auf, sodass Sie sie flach ausbreiten können // 2. Zerschneiden Sie die Tüte mit einem Messer in gleichmäßig breite Streifen // 3. Nehmen Sie zwei Streifen, legen diese übereinander … // 4. … und verknoten die beiden Enden miteinander // 5. Verdrillen Sie nun einen

werden, Sie aber ein längeres Seil benötigen, legen Sie einfach einen neuen Streifen an und führen das Drillen fort. So können Sie theoretisch endlos lange Seile fertigen. Ist die gewünschte Seillänge erreicht, machen Sie in das Ende des Seils einen Knoten, damit sich die verdrillten Seilstränge nicht selbstständig öffnen. Und fertig ist Ihr Seil!

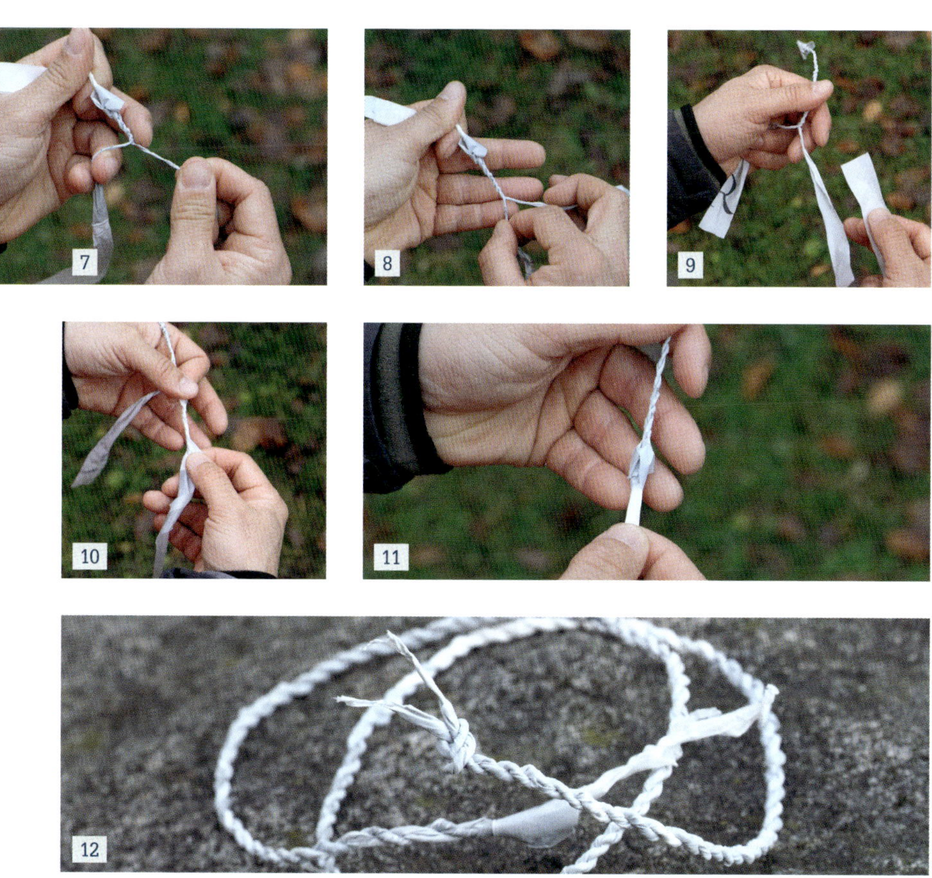

Strang, vom Knoten an beginnend, mit Daumen und Zeigefinger von Ihnen weg // 6. Sichern Sie den Strang mit den beiden Fingern der anderen Hand, sodass er sich nicht von selbst öffnet // 7. Die beiden Stränge wechseln und den anderen Streifen verdrillen // 8. So entsteht eine Art Kordel // 9. Zum Verlängern einfach einen neuen Streifen anlegen … // 10. … und mit verdrillen // 11. Sichern Sie die Kordel mit einem Knoten … // 12. … und fertig ist Ihr Seil!

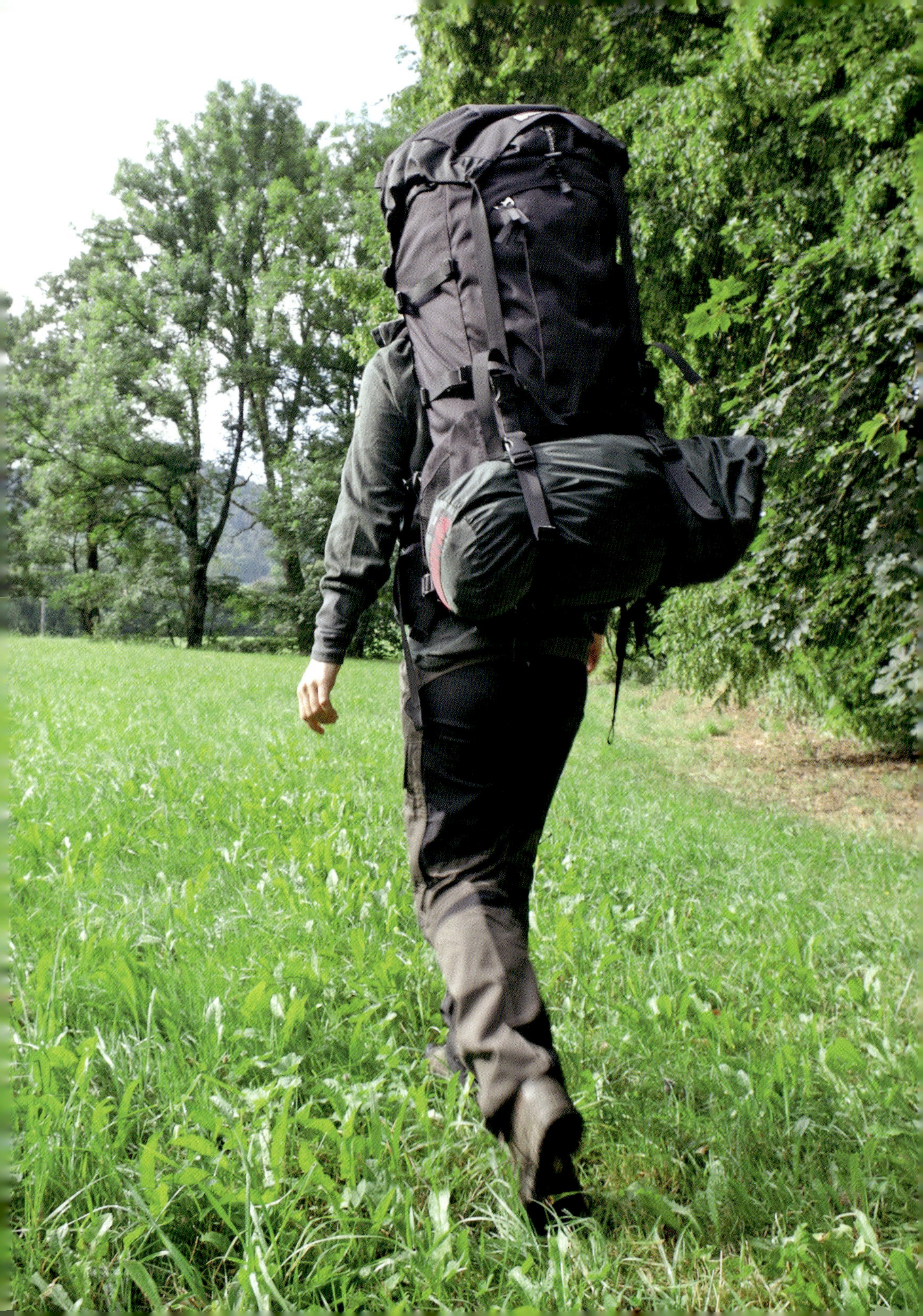

10.

Bug-out für Frauen

Nicht selten wird mir gerade von Frauen die Frage gestellt, wie sie sich im Ernstfall verhalten sollten und worauf sie speziell achten müssten. Anfangs konnte ich diese Frage nicht richtig einordnen, mittlerweile verstehe ich den Hintergrund: Frauen werden von Männern nämlich nicht selten in Sachen Outdoor kleingehalten oder niedergeredet und das führt zu einem mangelhaften »Outdoor-Selbstbewusstsein«. Deshalb möchte ich an dieser Stelle etwas näher auf das Thema eingehen.

Vergleicht man Männer und Frauen mit gleichen Outdoor-Fähigkeiten, kann man sagen: Als Frau haben Sie keineswegs schlechtere Überlebenschancen als ein Mann. Probleme bezüglich der Survival-Prioritäten (Schutz vor Kälte, Wasser- und Nahrungszufuhr) orientieren sich nicht am Geschlecht, sie betreffen jeden. Frauen müssen genauso gegen Kälte kämpfen, sich mit ausreichend Flüssigkeit versorgen und letztlich natürlich auch Nahrung zuführen wie Männer. Dennoch gibt es hier in der Praxis ein paar Kleinigkeiten, die dann überraschenderweise doch etwas anders sind, leider nachteilig für die Frauenwelt. Frauen frieren in den meisten Fällen ein bisschen schneller als Männer und weil sie eine etwas dünnere Haut haben, sind Sie empfänglicher für Erfrierungen an den Extremitäten, also an Zehen und Fingern. Deshalb müssen Frauen in dieser Hinsicht besser vorbeugen. Und das heißt: Sie sollten zum Schutz vor Erfrierungen bei Handschuhen und Schuhwerk ein wenig tiefer in die Tasche greifen und sich hochwertiger ausstatten, als es das männliche Geschlecht muss.

Was die Wasser- und Nahrungsversorgung betrifft, gibt es keine Unterschiede, wobei ich doch anmerken möchte, dass Frauen meiner Erfahrung nach etwas besser mit Hunger umgehen können als Männer. Das stelle ich immer wieder während meiner Trainings fest. Männer fangen schneller an wegen Hunger zu jammern (und ich gehöre auch dazu).

Da Frauen bis zu einem gewissen Alter ihre Periode bekommen, sollten sie diese Tatsache auch bei der Planung ihres Fluchtgepäcks berücksichtigen. Bitte glauben Sie nicht, dass die Natur ungeahnte Dinge für Sie bereithält, mit denen Sie Ihre Blutungen hygienisch versorgen könnten. Sie können immer nur improvisieren. Ich glaube aber nicht, dass sich eine Frau wohlfühlt, wenn sie sich die saugfähigen Samen einer Pflanze zwischen zwei Blätter gerollt in den Slip legt, um die Blutung aufzusaugen. Hier müssen andere Mittel her, und der Markt bietet wirklich hygienische und vor allem einfache Lösungen an, z. B. so-

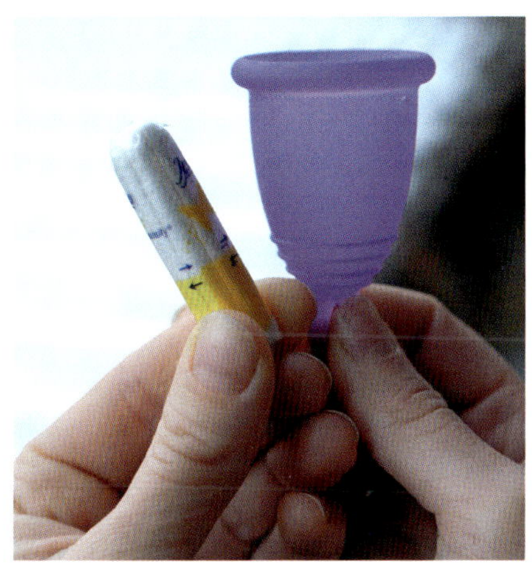
Tampon oder Menstruationstasse?

genannte Menstruationstassen. Das sind flexible, gummiartige Gebilde, die in die Scheide eingeführt werden, um die Menstruationsflüssigkeit aufzufangen. Nach einiger Zeit muss die Menstruationstasse geleert werden. Man wäscht sie sorgfältig aus und führt sie wieder ein – je nach Stärke der Menstruation häufiger oder seltener. So entfallen der Verbrauch und das Mitführen von Tampons, Slipeinlagen usw. Menstruationstassen können wiederverwendet werden und der Kauf amortisiert sich bereits nach kurzer Zeit im Vergleich zum regelmäßigen Tamponkauf. Das ist natürlich auch etwas für das »normale« Leben.

Zum Glück gibt es immer mehr Frauen, die sich auch mit der Outdoor-Krisenvorsorge befassen. Sie gehen raus, experimentieren mit ihrer Ausrüstung, zelten wild im Wald und bereiten sich auf den möglichen Ernstfall vor. Bitte verstehen Sie mich als weiblicher Leser nicht falsch. Das soll jetzt kein Vorwurf oder gar eine Einladung zum Geschlechterkampf sein. Aber leider muss man anmerken, dass ein Großteil der Frauen, die Krisenvorsorge betreiben, nicht so gestrickt ist und ein eher geringes Interesse für Outdoor-Aktivitäten dieser Art besitzt. Oft sind es auch die Familiensituation oder die Kinder, die die Frau in ihren Bestrebungen einschränken – denn eigentlich würde sie ja gerne. Man kann davon ausgehen, dass diese Frauen gegenüber den erstgenannten, was das Überleben draußen in der Natur betrifft, im Nachteil wären. Ganz einfach deshalb, weil die Erfahrungen fehlen. Dieses Wissens- und Erfahrungsdefizit sollten Sie aber unbedingt versuchen aufzuholen. Ich höre oft von meinen Teilnehmern, dass das Thema Krisenvorsorge ihre Partnerinnen überhaupt nicht interessiert. Oder sie die Thematik generell verabscheuen und komplett ausblenden. Im Gegensatz dazu habe ich solche Aussagen von den vielen Frauen, die zu meinen Kursen kommen, eher selten über ihre Männer gehört. Aber ist meine Wahrnehmung hier repräsentativ?

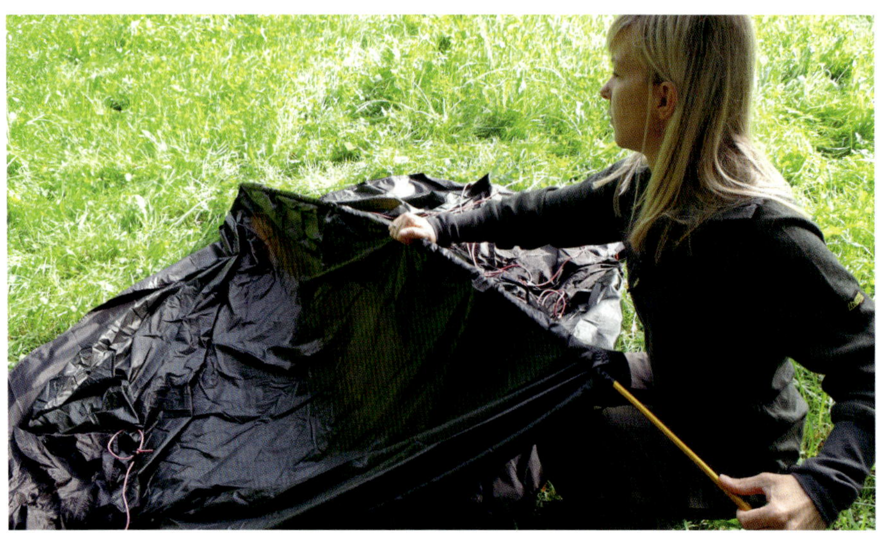

Leider sind nur wenige Frauen an Outdoor-Skills interessiert

Den einzigen Nachteil für eine Frau im Krisen- und Katastrophenfall könnte man in ihrer körperlichen Unterlegenheit sehen, also in Bezug auf Kraft. Das würde natürlich speziell in einer Selbstverteidigungssituation zum Tragen kommen. Außer die Frau kann diese Schwäche mit anderen Dingen, wie Prävention, List oder einer Waffe, kompensieren. Viele Frauen sind ja der Meinung, dass im Wald potenzielle Vergewaltiger warten und fühlen sich dort nie so richtig wohl, auch bei Freizeitaktivitäten, wie Joggen, Wandern oder einfach nur einem Waldspaziergang. Das möchte ich auch nicht kleinreden, aber die wirklichen Bösewichte befinden sich in vielen Fällen im direkten Umfeld. Die Wahrscheinlichkeit, dass Ihnen im Wald etwas passiert, ist statistisch gesehen eher gering. Tatsächlich finden die meisten sexuellen Übergriffe auf Frauen in der eigenen Wohnung statt oder durch Verwandte, Bekannte, Kollegen oder Freunde. Sie können also eigentlich unbesorgt sein, wenn Sie sich im Wald aufhalten. Selbst wenn das Risiko eines sexuellen Übergriffes in manchen Krisenszenarien deutlich höher ist als in »normalen« Zeiten, würde ich als Frau hierauf nicht meine ganzen Ängste konzentrieren. Sicherlich macht es Sinn, sich mit Selbstverteidigung, Bewaffnung usw. zu befassen, aber das Aneignen von Überlebens-Skills geht immer vor. Erst nachdem ich mir diese angeeignet hätte, würde ich als Frau an Selbstverteidigung denken und vorsorgen. Sollten Sie aber die Zeit und die Ressourcen dazu haben, beschäftigen Sie sich idealerweise gleichzeitig mit beiden Themen.

Immer wieder empfehle ich, sich als Frau gut zu vernetzen. Knüpfen Sie also schon jetzt ein Netzwerk, auf das Sie dann in der Krise zurückgreifen können. Verbünden Sie sich mit anderen Frauen. Gemeinsame Frauenpower bedeutet Schlagkraft! Vielleicht haben Sie ja die Möglichkeit, sich einer Gruppe anzuschließen, mit der Sie sich gemeinsam vorbereiten könnten?

Bezüglich Ihrer Ausrüstungsgegenstände sollten Sie als Frau bei der Beschaffung darauf achten, die Frauenversion zu kaufen. So gibt es beispielsweise bei den Rucksäcken Ausführungen für Männer, Frauen und Unisex. Mit einem Männerrucksack tun Sie sich als Frau keinen Gefallen, denn Ihr Rücken ist in der Regel kürzer als bei Männern, weswegen Sie mit dem Tragesystem Probleme bekommen könnten. Außerdem müssten die Tragegurte wegen Ihrer Brust etwas anders geschnitten sein.

Schlafsäcke sind oft in 200 oder 220 Zentimeter Länge erhältlich. Wenn Sie jetzt nicht gerade eine überdurchschnittlich große Frau sind, sind Schlafsäcke in dieser Länge nicht gerade von Vorteil für Sie. Zum einen verschwenden Sie dadurch Packvolumen, denn ein Schlafsack mit 180 Zentimeter Größe braucht einfach weniger Platz. Zum anderen ist es auch eine Frage des Gewichts. Je nach Ausführung des Schlafsacks kann das mehrere 100 Gramm ausmachen. Kaufen Sie also Ihren Schlafsack nicht zu groß. In den meisten Fällen dürften für Sie als Frau die 180-Zentimeter-Modelle passen. Und schließlich brauchen Sie viel länger, bis Sie so einen großen Schlafsack mit Ihrer Körperwärme aufgeheizt haben. Und wenn es mal richtig kalt wird, hält der Schlafsack wahrscheinlich auch nicht ausreichend warm, ähnlich wie eine kleine Heizung in einer Altbauwohnung mit hoher Decke.

Die Bedienung komplizierterer Ausrüstungsgegenstände, wie z. B. eines Mehrstoffkochers oder eines GPS, sollten Sie beherrschen. Lassen Sie sich hier, falls Sie die Bedienungsanleitung nicht verstehen (was übrigens auch bei vielen Herren der Schöpfung der Fall ist), helfen. Die beste Ausrüstung nützt Ihnen nichts, wenn Sie sie nicht beherrschen. Sollten Sie trotz gründlicher Einweisung immer noch unsicher sein (was auch bei Männern der Fall sein kann), greifen Sie alternativ auf einfacher zu bedienende Gegenstände zurück.

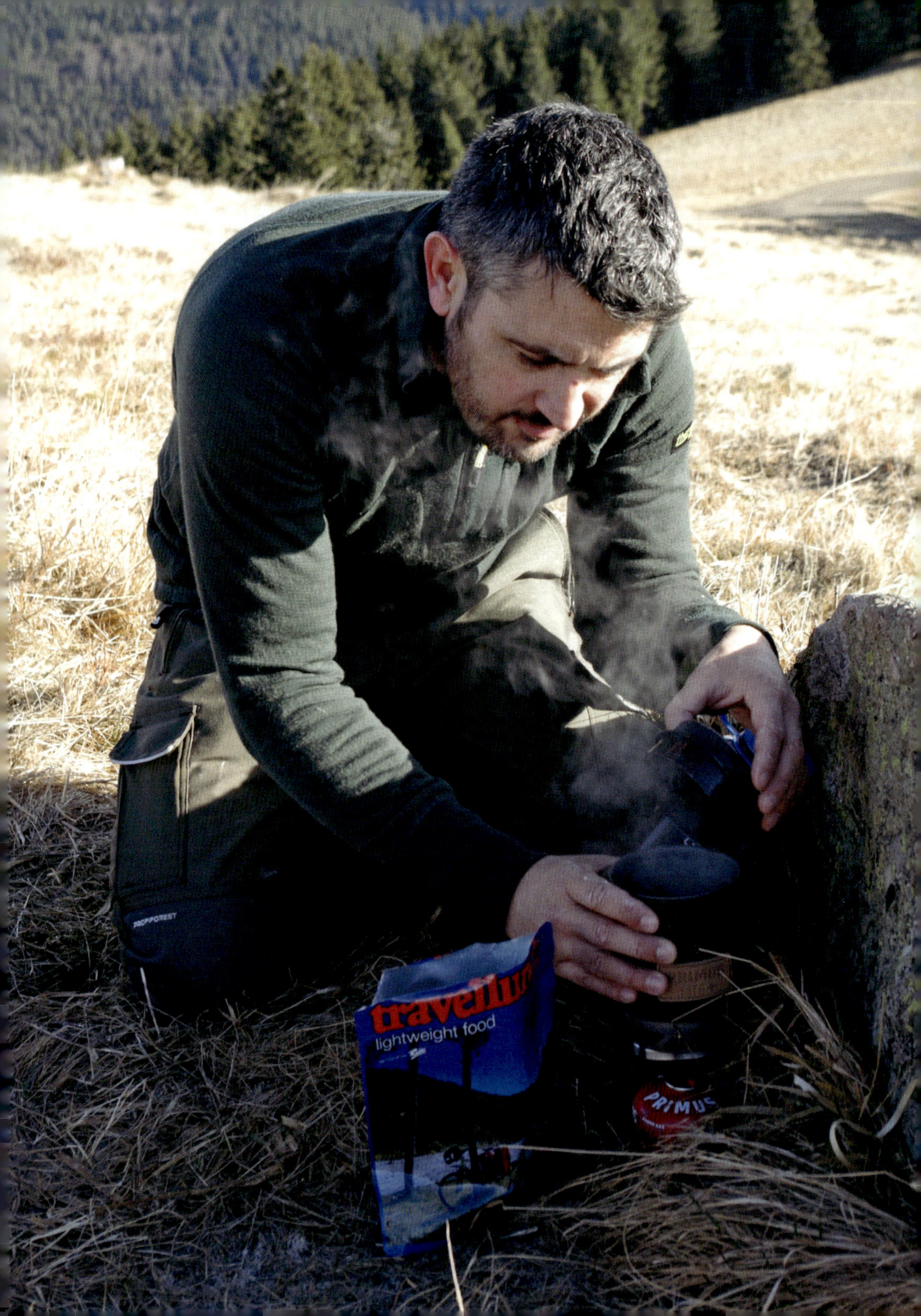
lightweight food
PRIMUS

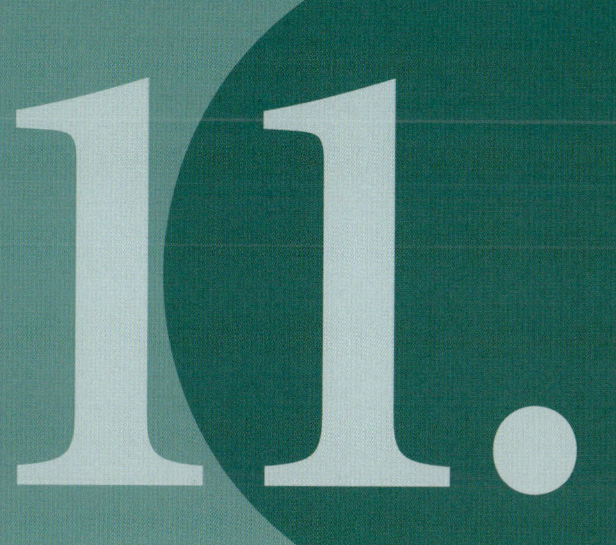

Wie Sie das Letzte aus Ihrer Ausrüstung herausholen

Kocher | Zelt | Wasserfilter | Rucksack | Schlafsack | GPS-Gerät

Angenommen Sie befinden sich im Krisen- und Katastrophenfall mit Ihrer Ausrüstung irgendwo mitten in der Natur. Dann ist klar, dass Sie unbedingt mit Ihren Mitteln haushalten müssen, denn Nachschub wird sich nur schwer oder gar nicht beschaffen lassen. Mehr haben Sie einfach nicht dabei. Es ist daher wichtig zu wissen, wie Sie auch wirklich das Letzte aus Ihrer Ausrüstung herausholen können. Nicht jeder weiß, wie man manche Ausrüstungsgegenstände ausreizt oder optimal einsetzt.

Kocher

Da Ihnen nicht unbegrenzt Brennstoffe zur Verfügung stehen, empfiehlt es sich beim Betrieb des Kochers, sparsam zu sein. Hier müssen Sie tief in die Trickkiste greifen. Alle von mir beschriebenen Tipps sind kein Hexenwerk und lassen sich einfach umsetzen. Mit etwas Übung werden Sie schnell zum Kochprofi und sparen dabei sogar noch Brennstoff.

Der einfachste Trick ist, Wasser generell nicht zu kochen. Ich verstehe nicht, warum die meisten Menschen immer warten, bis das Wasser auch wirklich kocht. Nachvollziehen könnte ich es, sollte es sich um schmutziges Wasser handeln, das man durch den Kochvorgang sicher aufbereitet. Aber selbst sauberes Wasser aus Trinkflaschen wird gekocht, um Speisen oder Getränke zuzubereiten. Dabei ist das in den meisten Fällen überhaupt nicht nötig! Beispielsweise bei der Zubereitung von gefriergetrockneter Nahrung. Die meisten Gerichte ziehen auch bei 70 °C heißem Wasser ausreichend durch und sind danach essbar. Für die Herstellung eines Warmgetränkes, wie z. B. Kaffee oder Tee, benötigen Sie

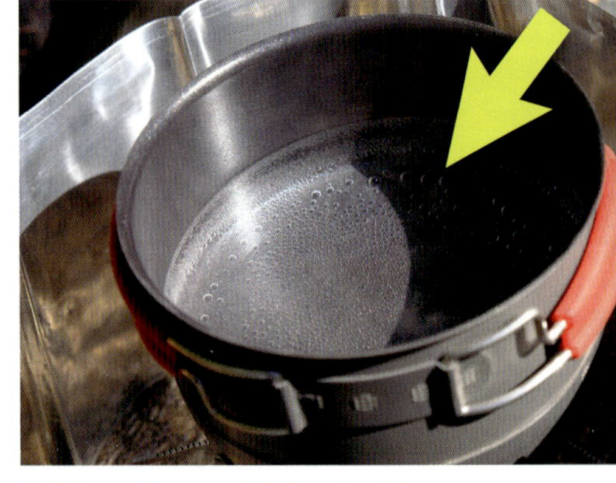

Bei dieser Blasengröße hat das Wasser etwa eine Temperatur von 70 °C

ebenfalls kein kochendes Wasser, denn Sie müssen es ja zum Trinken sowieso wieder abkühlen lassen, damit Sie sich nicht verbrennen. Das ist selbst dann nicht nötig, wenn das Wasser mit krank machenden Mikroorganismen kontaminiert ist und trinkbar gemacht werden soll. Bei circa 70 °C werden die meisten schädlichen Organismen im Wasser zuverlässig abgetötet. Vermeidet man also, Wasser zu kochen, kann man jeden Tag einen Batzen Brennstoff sparen.

Bei hochwertigen Kochern ist im Lieferumfang ein Windschutz enthalten. Das ist meist ein dünnes Blech (Alu o. Ä.), das man sich nach Bedarf zurechtbiegen kann. Jeder Kocher, der Gas oder Benzin verbrennt, sollte mit einem Windschutz betrieben werden. Dieser verhindert nämlich, dass die Flamme vom Wind unter dem Kochtopf weggedrückt wird und gleichzeitig die Wärme zur windabgewandten Seite wegströmt. Achten Sie darauf, dass der Windschutz immer eng um den Topf herum aufgestellt wird, damit die Wärme möglichst nah an den Topfrändern emporsteigen kann. So sparen Sie eine Menge Brennstoff!

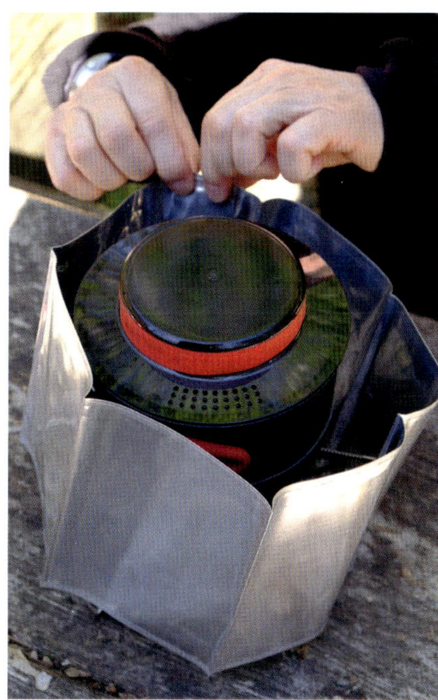

Ein Windschutz hilft Brennstoff zu sparen

Immer wieder kann ich bei meinen Prepper-Survival-Kursen beobachten, wie Teilnehmer nach dem Erreichen der gewünschten Wassertemperatur den Benzin- oder Mehrstoffkocher einfach nicht abdrehen. Stattdessen heben sie den Topf von dem noch laufenden Kocher, bereiten sich ihr Getränk oder eine Mahlzeit zu und schalten den Kocher erst dann aus. Das ist Brennstoffverschwendung pur! Macht man das immer so, hat man schnell keinen Brennstoff mehr. Drehen Sie daher den Kocher immer ab, bevor Sie den Topf herunternehmen. Noch besser ist es, wenn Sie den Kocher abschalten, kurz bevor die gewünschte Temperatur erreicht ist. Mit der Restflamme bekommt man oft noch das Wasser bis zur gewünschten

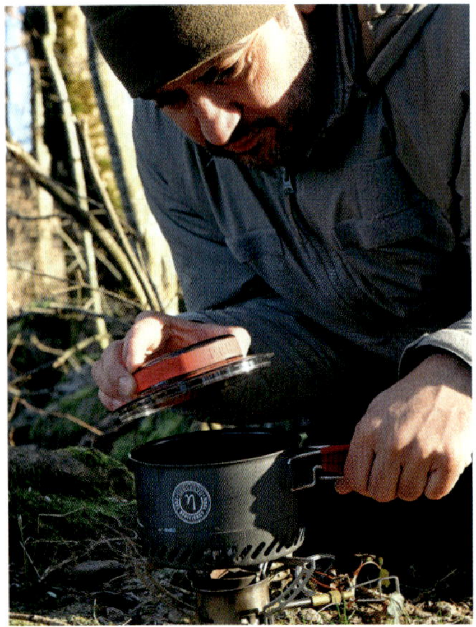

Kochen nur mit Deckel!

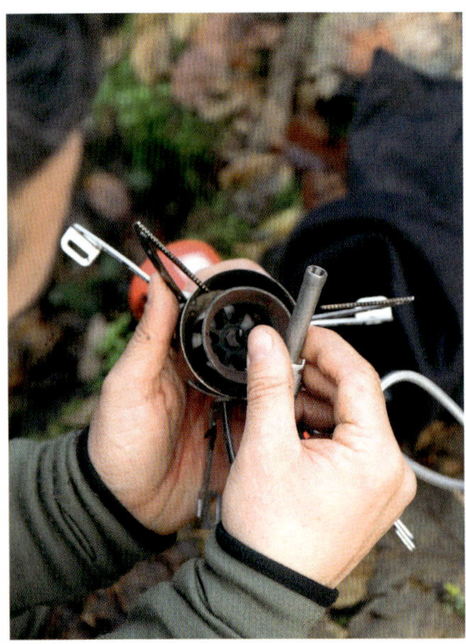

Eine Düsenreinigung spart Brennstoff

Temperatur erhitzt. Denn die Flamme zieht noch für etwa 20 bis 40 Sekunden den Rest des Brennstoffs aus der Zuleitung, bevor sie erlischt.

Gewöhnen Sie sich an, immer nur so viel Wasser zu erhitzen, wie Sie tatsächlich brauchen. Füllen Sie daher, wenn Sie ein Warmgetränk zubereiten wollen, am besten die Tasse vorher mit der Wassermenge, die Sie benötigen, und kippen diese dann in den Topf. So wird kein überflüssiges Wasser heiß gemacht und wieder sparen Sie wertvollen Brennstoff.

Gewöhnen Sie sich an, bei jedem Kochvorgang einen Deckel auf dem Topf zu verwenden. Das beschleunigt den Erhitzungsvorgang und Sie sparen wiederum Brennstoff.

Je nach Standort kann es sein, dass Wasser, das Sie zur kalten Zeit des Tages, also etwa am frühen Morgen, aus einer Quelle schöpfen, sehr kalt ist, gegen Mittag aber schon von der Sonne aufgewärmt wurde. Warten Sie mit dem Wasserholen also besser bis zum Mittag, denn für die Erhitzung von wärmerem Wasser benötigen Sie weniger Energie. Sie könnten beispielsweise auch eine Wasserflasche oder einen Wasserbeutel mit dem kalten Wasser in die Sonne legen. Genauso verhält es sich bei Schnee. Im Winter sollten Sie möglichst keinen Schnee schmelzen, denn das ist äußerst brennstoffintensiv, wenn nicht sogar verschwenderisch. Um 100 Milliliter Wasser aus Schnee zu schmelzen, benötigen Sie eine Schneekugel von 1 Meter Durchmesser und der Vorgang dauert ewig. Verwenden Sie stattdessen fließendes Wasser, das ist auf jeden Fall wärmer als Schnee und deutlich schneller erhitzt.

Auch die folgende Maßnahme kann sich lohnen: Reinigen Sie bei Benzin- und Mehrstoffkochern bei starkem Gebrauch immer wieder die Düsen. Das führt zu einem besseren Brennverhalten und senkt zugleich den Brennstoffverbrauch.

Zelt

Wenn Sie mit Ihrem Zelt im Winter unterwegs sind und viel Schnee liegt, können Sie den Innenraum, was Größe und Komfort betrifft, extrem verbessern, indem Sie den Boden in der Apside im Schnee ausheben. So können Sie sich einen »Arbeitsraum« schaffen, in dem Sie je nach Schneetiefe sogar stehen können. Das Innenzelt können Sie dann als Ablagefläche oder als Stehtisch benutzen. Das kann man natürlich auch zu jeder anderen Jahreszeit machen, Sie müssen aber aufpassen, welchen Untergrund Sie vorfinden und bei welchem Wetter Sie das durchführen. Im dümmsten Fall kann es nämlich passieren, dass Ihnen Sickerwasser in das Loch hineinläuft und durch die Verdichtung des Bodens – Sie treten ja ständig auf der Stelle herum – nicht mehr abläuft. Das wäre nicht optimal und würde irgendwann auch (Stech-) Mücken anziehen.

Ein Zelt muss nicht immer wie aus dem Bilderbuch aufgebaut sein. Sie werden spätestens bei Ihren ersten Trainingsdurchläufen feststellen, dass das sowieso nicht geht. Manchmal passt die Bodenbeschaffenheit nicht, um die Heringe in den Boden zu treiben oder es liegt so viel Schnee, dass sie nicht halten. Das ist aber kein Problem, denn Sie können hier mit anderen Gegenständen improvisieren. Ein Zelthering muss nicht zwingend in den Boden gesteckt werden, damit ein Zelt hält. Stattdessen können Sie einen Baum zum Abspannen Ihres Zeltes verwenden oder ein Gepäckstück, um das Sie die Abspannleine wickeln. Auch so können Sie Ihr Zelt sichern.

Wasserfilter

Der Wasserfilter ist eines der wichtigsten Ausrüstungsgegenstände in Ihrem Fluchtrucksack. Mit ihm können Sie fast jedes Wasser sicher zum Trinken aufbereiten. Selbst wenn mobile Wasserfilter für den harten Outdoor-Einsatz gemacht sind, sollten Sie über die richtige Handhabung sowie geeignete Pflege- und Präventivmaßnahmen Bescheid wissen. Durch eine falsche Anwendung können Wasserfilter vorübergehend unbrauchbar oder sogar gänzlich zerstört werden. Das fängt schon mit der Art des Wassers an, das man aufbereiten möchte: Filtert man braunes Pfützenwasser, muss man eines bedenken: Alle auf dem Markt erhältlichen Filter, bis auf einen einzigen, der mit einem Selbstreinigungsmechanismus ausgestattet ist, sind sehr anfällig beim Filtern von trübem Schmutzwasser. Hier setzen sich beim Filtervorgang die Schmutzpartikel bei Hohlfasertechnologie entweder zwischen die Windungen der Fasern, oder bei

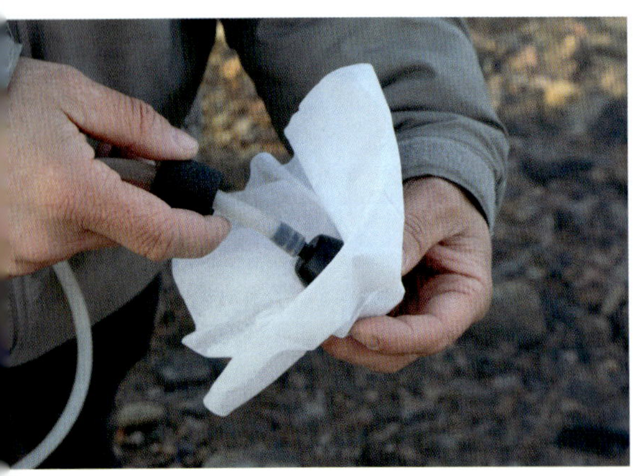

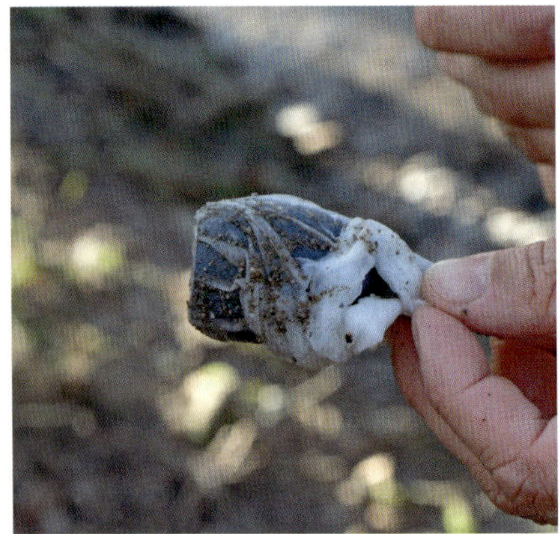

Mit einem Stück Stoff vorzufiltern lohnt sich! Denn so schmutzig kann es danach sein

Keramikfilterkerzen in die Poren der Keramik. Mit dem Ergebnis, dass der Filter nach kurzer Zeit verstopft. Bei Wasserfilterpumpen wird der Kraftaufwand beim Betätigen des Pumphebels in so einem Fall immer größer. Irgendwann kommt es dann zum Stillstand, da der Widerstand zu stark wird und der Pumphebel fast nicht mehr bewegt werden kann. Macht man hier mit Gewalt weiter, kann das zu gravierenden Beschädigungen führen. Vor allem die Dichtungen können bei dem dadurch entstehenden starken Druck beschädigt werden. Die Folge wäre, dass Sie den Filter nicht mehr benutzen könnten, da es wegen durchlässiger Dichtungen zu einer Kreuzkontamination von Schmutz- und Trinkwasser kommt. Dem kann man ganz einfach vorbeugen! Es empfiehlt sich, mit einem Gummi oder einer dünnen Schnur einen Lappen oder besser noch eine Tee- oder Kaffeefiltertüte über dem Vorfilter zu befestigen. Das hält die großen, gröberen Partikel ab, die den Filter schnell zusetzen. So ist der Vorfilter vor Verstopfung geschützt und die Filterkerze wird spürbar geschont. Natürlich kann man hierfür nicht beliebig oft die gleiche Filtertüte auf dem Vorfilter verwenden, da auch diese irgendwann verschlammt ist. Der Vorteil liegt jedoch darin, dass solche Filtertüten ja überhaupt nichts wiegen, sich im Gepäck platzsparend verstauen lassen und dass Sie sich bei Keramikfiltern die Arbeit sparen, diese nach dem Gebrauch mühsam zu reinigen.

Außerdem verlängern Sie damit auch die Lebenszeit der Filterkerze, da jede Reinigung eine Abnutzung bedeutet. Bei Filtern mit Hohlfasertechnologie sind große Schmutzpartikel insofern problematisch, da man sie nicht einfach mal schnell ausbauen und reinigen kann. Hier muss die komplette Filterkerze ersetzt werden, was je nach Filter sehr kostspielig sein kann.

Dieses Problem betrifft auch diejenigen, die eine andere Filtertechnik anwenden. Nutzern von Schwerkraftfiltern bleibt nur die Möglichkeit, das Wasser vor dem Einfüllen in den Schmutzwasserbeutel mehrfach durch ein Textil zu filtern, um so die Trübung im Wasser zu verringern. Wenn Sie matschbraune Brühe durch einen Schwerkraftfilter laufen lassen, wird dieser nach kurzer Zeit verstopfen.

Bitte berücksichtigen Sie, dass die Lebensdauer eines Wasserfilters immer von der Wasserqualität abhängt, die Sie filtern. Muss der Filter viel arbeiten, verkürzt sich die Lebensdauer. Verwenden Sie nur klares Bachwasser, kann er die maximal angegebene Haltbarkeit erreichen.

Bei stark verschmutzten Wasserquellen macht es Sinn, das aufzubereitende Wasser vorher so lange stehen zu lassen, bis sich die Sedimente auf den Boden abgesetzt haben. Als Nächstes filtert man das klare Wasser ab, ohne die untere Absatzschicht zu verwirbeln, oder man gießt das klare Wasser vorsichtig in ein anderes Behältnis um. Danach kann man mit der eigentlichen Aufbereitung mit dem Wasserfilter beginnen.

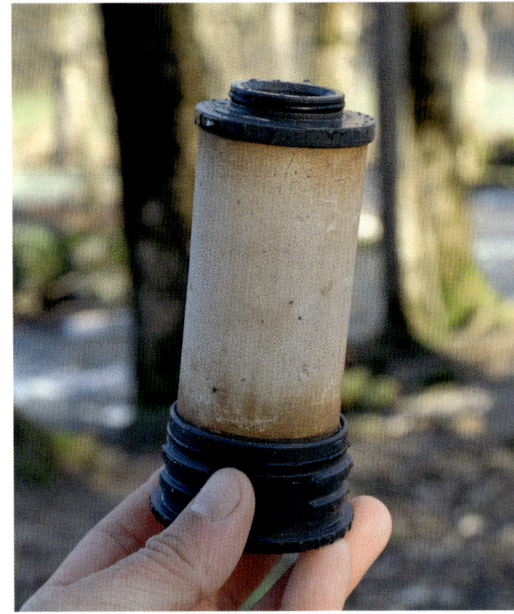

Eine Keramikfilterkerze braucht sorgfältige Pflege

Filter mit Keramikfilterkerzen sollten keinen Minusgraden ausgesetzt sein, wenn sie vorher gebraucht wurden. Es kann vorkommen, dass die Keramik durch das bei der vorherigen Nutzung eingeschlossene Wasser gesprengt wird, wenn das Wasser in den Poren gefriert. Dann entstehen entweder große, sichtbare oder kleinste, nicht mit dem bloßen Auge erkennbare Risse in der Filterkerze. Ein Filter mit einem beschädigten Keramikelement ist unbrauchbar, da Schmutzwasser ungefiltert durch die Risse dringt und sich mit dem Trinkwasser vermischt. Je nach Qualität des aufzubereitenden Wassers besteht deshalb im schlimmsten Fall akute Lebensgefahr, da man verseuchtes Wasser zu sich nimmt!

Bewahren Sie den Wasserfilter daher bei Kälte möglichst im Schlafsack auf. Bei noch extremeren Temperaturen können Sie das noch verstärken, indem Sie eine Flasche mit warmem Wasser ans Fußende legen. So ist gewährleistet, dass die Pumpe auch dann nicht einfriert, wenn Sie selbst nicht im Schlafsack liegen. Mit dieser Methode bleibt der Filter sogar über einen Zeitraum von mehr als 8 Stunden sicher vor Frost geschützt.

Reinigen Sie Ihre Wasserfilterpumpen regelmäßig, um ihren reibungslosen Betrieb sicherzustellen. Gerade Filter mit Keramikelementen müssen regelmäßig,

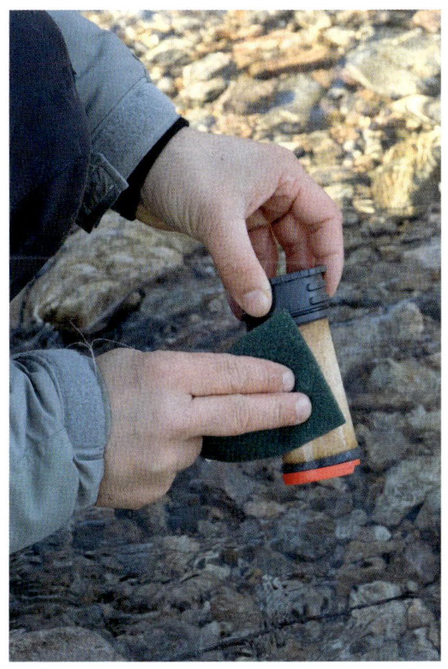
Reinigen der Keramikfilterkerze

manchmal sogar sofort nach dem Gebrauch, gereinigt werden, da der Filter sonst verstopft. Im Lieferumfang von Keramikelement-Wasserfilterpumpen ist immer ein grobes, kleines Schwämmchen enthalten, mit dem man die Filterkerze vom anhaftenden Schmutz befreit. Die Reinigung sollte gründlich geschehen, denn ausgelassene Stellen vermindern die Durchflussrate des Wassers, was für Sie als Anwender mehr Pumpen und somit mehr Kraft- und Zeitaufwand bedeutet. Es ist wichtig für Sie zu wissen, dass man es mit der Reinigung der Keramikelemente auch nicht übertreiben sollte. Denn mit jedem Schrubben scheuert man einen Teil der Keramikoberfläche ab, wodurch die Kerze nach jedem Reinigungsvorgang kleiner wird. Das ist auch der Grund, weshalb bei manchen Filtern eine Messlehre angebracht ist, mit der man den Durchmesser der Filterkeramik messen kann. Ist diese nämlich zu schmal, muss sie ersetzt werden.

Sollten Sie den Filter oft im Einsatz haben, wäre es nicht schlecht, hin und wieder einmal die Gummidichtungen (meistens O-Ringe) leicht mit Silikonfett einzuschmieren. Ansonsten sind die Wasserfilterpumpen für den weiteren Outdoor-Einsatz in der Regel pflegefrei.

Wenn Sie mit Ihrem Fluchtgepäck und dem Wasserfilter außerhalb einer Krise trainieren, vergessen Sie nicht, dass die Filter vor dem Einlagern unbedingt lagerfähig gemacht werden müssen. Keramikfilterpumpen müssen Sie komplett zerlegen und am besten mehrere Tage bei Zimmertemperatur trocknen lassen, da es durch den Verbleib von Restflüssigkeit zur Pilz- und Keimbildung im Filter kommt. Bei Filtern mit Hohlfasertechnologie wird ein Bleichmittel aus dem Haushaltsbedarf in entsprechender, vom Hersteller vorgegebener Dosierung verwendet, um das Filterelement zu desinfizieren. Alternativ dazu können Sie auch Wasserdesinfektionstabletten oder eine Wasserdesinfektionslösung benutzen. Das jeweilige Mittel wird dann durch den Filter gepumpt. Nach etwa einer halben Stunde pumpt man klares Wasser durch den Filter, um Rückstände des Desinfektionsmittels zu beseitigen. Anschließend wird das in der Filterpumpe befindliche Restwasser abgepumpt. Den Filter dann mit einem Tuch abtrocknen und verstauen. So ist er das nächste Mal sofort wieder einsatzbereit.

Rucksack

Mithilfe des Rucksacks befördern Sie Ihre komplette Ausrüstung samt Trinkwasser und Verpflegung. Da das Get-home-Bag (GHB), das Bug-out-Bag (BOB) und vor allem der INCH-Fluchtrucksack keine Leichtgewichte sind, müssen sie ideal eingestellt sein, um den maximalen Tragekomfort zu erreichen. Einfach nur den Rucksack aufzuziehen und ein paar Gurte stramm zu ziehen, macht keinen Sinn. Man sollte schon wissen, welcher Gurt was bewirkt. Sie müssen wissen, dass Rucksäcke über eine Vielzahl an Einstellmöglichkeiten verfügen,

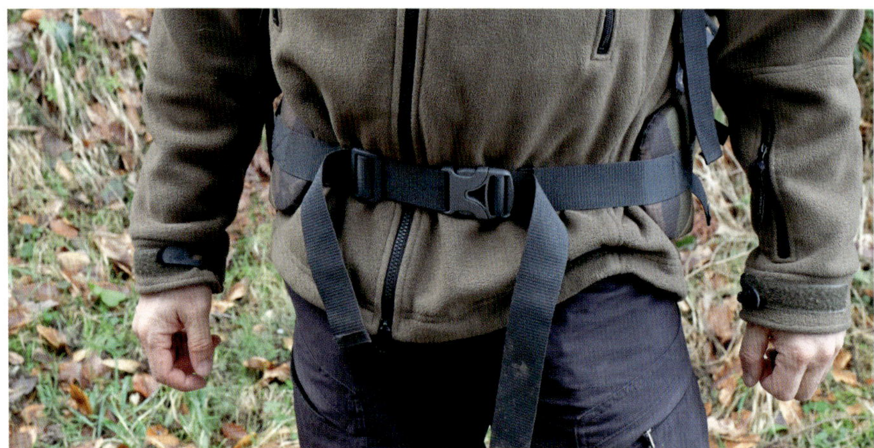

Ein Hüftgurt hilft, Gewicht zu verteilen

mit denen sie das Tragen des Gepäcks zum Genuss oder zur Qual machen können. Ich möchte in diesem Abschnitt das Tragesystem von Rucksäcken erläutern, um Ihnen die Handhabung zu erleichtern.

Hüftgurte sind eine relativ neue Erfindung, wenn man die Geschichte des Rucksacks verfolgt. Großräumige Rucksäcke sind heute fast immer mit einem Hüftgurt ausgestattet. Manche Leute sagen auch Hüftflosse dazu. Dieser nimmt, wenn er geschlossen und richtig eingestellt ist, einen großen Teil des Rucksackgewichtes von den Schultern und verteilt es auf den Hüften. Das führt zu einer spürbaren Entlastung des Trägers. Dadurch ist man mobiler und kann größere Distanzen zurücklegen. Den Hüftgurt passt man immer erst grob an den Umfang der Hüfte an, bevor man den Rucksack aufsetzt. Dann legt man den Hüftgurt von beiden Seiten um die Hüfte. Die Hüftgurte sollten von der Höhe her etwa mittig auf den herausstehenden Hüftknochen sitzen. Sollte das zu stark abweichen, müssen Sie beim Tragegestell nochmals in der Rückenlänge nachjustieren oder, falls es dort nichts mehr zu ändern gibt, sich einen neuen Rucksack kaufen. Bitte bedenken Sie, dass es z. B. spezielle Frauenrucksäcke gibt, bei denen die Rückenlänge deutlich kürzer ist als bei Modellen für Männer. Der Hüftgurt kann individuell und stufenlos auf die Breite der Trägerhüfte eingestellt werden. Bei guten Rucksäcken sind diese gut gepolstert, was einen hohen Tragekomfort mit sich bringt. Es gibt bedauerlicherweise auch teure Rucksäcke, bei denen das nicht optimal gelöst ist.

Die **Trage- bzw. Schultergurte** halten den Rucksack in senkrechter Position auf dem Rücken und fangen, neben

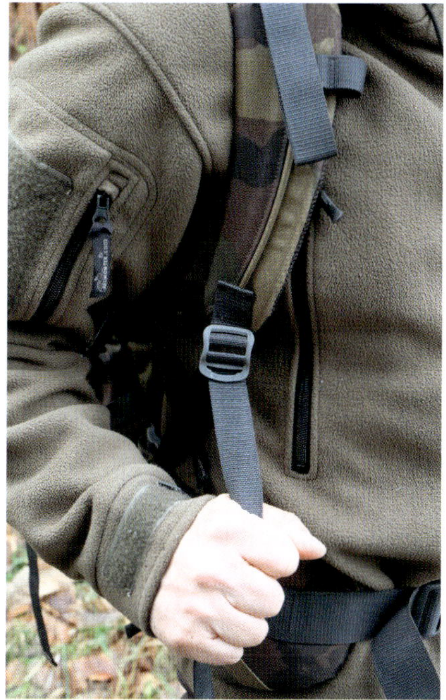

Trage- bzw. Schultergurte richtig einstellen

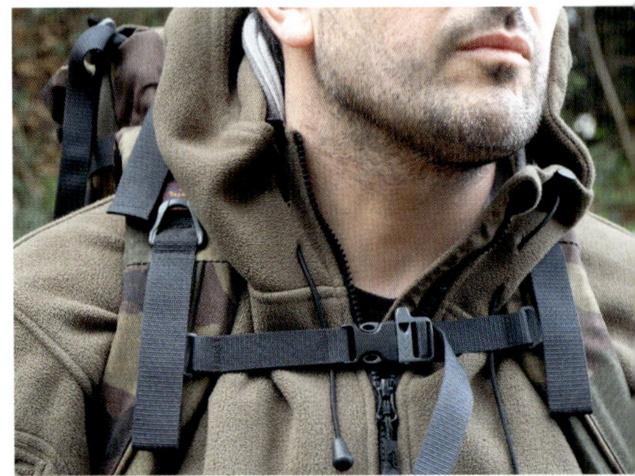
Der Brustgurt sorgt für Stabilität und Entlastung

dem Hüftgurt, ebenfalls einen Teil des Gewichts auf. Bei qualitativ hochwertigen Rucksäcken sind die Trage- bzw. Schultergurte angenehm gepolstert und entsprechend breit, sodass sie wegen der größeren Auflagefläche nicht so schnell in den Schultern einschneiden. Jeder Tragegurt ist stufenlos verstellbar, weswegen man diesen ganz genau an seine persönlichen Belange anpassen kann. An den Tragegurten können übrigens je nach Ausführung Taschen oder Equipment (GPS-Gerät, Leuchte usw.) befestigt werden. Das kann beim Marschieren sehr praktisch sein, da man nicht immer in irgendwelchen Taschen suchen oder das Gepäck vom Rücken abnehmen muss.

Brustgurte werden leider immer vernachlässigt, obwohl auch sie eine wichtige Funktion ausüben. Es handelt sich um einen sehr schmalen Gurt, der, vergisst man ihn zu schließen, für taube Arme und eingeschlafene Hände sorgen kann. Der Brustgurt zieht nämlich beim Verschließen die Tragegurte vor der Brust zusammen, weswegen der Druck von den Schultergelenken genommen und besser vor der Brust verteilt wird.

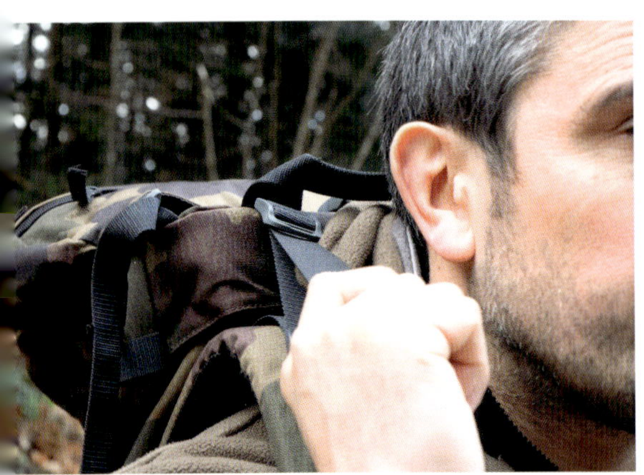
Die Lageverstellriemen stellen einen besserer Kontakt des Rucksacks zum Rücken her

Die **Lageverstellriemen** dienen im oberen Bereich zur Justierung des Abstands des Gepäcks zum Rücken. Durch das Verstellen dieser Riemen wird der vertikale Neigungswinkel verändert. Sind sie falsch eingestellt und zu lang, zieht das Gepäckgewicht den

Träger nach hinten. Sind sie zu kurz oder ist das Gepäck zu nah am Körper, kann das z. B. im Gebirge bei Abstiegen sehr gefährlich sein, da man in Vorlage gerät.

Nachdem Sie den Rucksack aufgezogen haben, muss die Gurt- und Riemenjustierung erfolgen. Gehen Sie dazu wie folgt vor: Schließen Sie die Hüftgurtschnalle. Machen Sie mit dem Körper eine schnelle, ruckartige Bewegung nach oben, ähnlich wie bei einem Sprung. Während sich der Rucksack durch die Bewegung kurz in der Schwerelosigkeit befindet, ziehen Sie schnell den Hüftgurt stramm. Das Rucksackgewicht liegt nun zu einem großen Teil auf Ihren Hüften. Jetzt sind die Tragegurte dran, die Sie ganz nach Gefühl festziehen. Sie können diese nacheinander oder gleichzeitig anziehen. Anschließend muss der Brustgurt geschlossen und ebenfalls stramm gezogen werden. Ziehen Sie ihn aber nicht so fest, dass Sie keine Luft mehr bekommen. Ist der Druck auf den Brustkorb zu groß, ist das nicht nur beklemmend, sondern es fängt nach ein paar Kilometern Marsch auch an zu schmerzen. Zuletzt wird dann der Neigungswinkel des Rucksacks mithilfe der Lageverstellriemen eingestellt. Fertig! Jetzt könnten Sie mit Ihrem optimal eingestellten Gepäck losmarschieren.

Schlafsack

Es gibt verschiedene Ursachen dafür, dass Sie bei kühlen Temperaturen in Ihrem Schlafsack frieren. Hier sollten Sie ein paar Ratschläge beachten, denn unter Umständen machen Sie etwas falsch.

Der häufigste Fehler, der gemacht wird, ist der, dass beim Schlafen zu viel Bekleidung getragen wird. Dieser Fauxpas rächt sich leider immer, denn irgendwann wacht man fröstelnd in seinem Schlafsack auf. Wegen der zusätzlichen Bekleidung hat man geschwitzt, irgendwann ist die Kleidung dann durchgeschwitzt und es wird kühl im Schlafsack.

Der größte Irrtum, der sich leider immer noch hartnäckig in den Köpfen vieler Outdoor-Menschen hält, ist, dass man nackt im Schlafsack liegen sollte. Aber auch in einem Schlafsack funktioniert die Wärmeisolation am besten, wenn man das Schichtenprinzip (also verschiedene Layer) beherzigt. Nur, wenn es extrem kalt ist und der Schlafsack nicht mehr ausreicht, sollte man mehrere Schichten anziehen, was die Isolierung insgesamt verbessert.

Bevor man in den Schlafsack einsteigt, sollte man ein paar Übungen machen, damit der Körper etwas auf Touren kommt. Denn steigt man bereits frierend in den schützenden Kokon, dauert es mitunter Stunden, bis es warm wird. Ein paar Hampelmänner oder Sprints auf der Stelle helfen hier Wunder. Natürlich sollten Sie nur so viele Übungen machen, dass Sie gerade nicht schwitzen.

Helfen kann auch, kurz vor der Nachtruhe energiereiche Nahrung zu sich zu nehmen. Der Körper verbrennt diese nämlich dann und erzeugt mehr Wärme.

Ganz häufig erlebe ich bei meinen Kursen, dass viele Leute gar nicht wissen, dass ihr Schlafsack einen Wärmekragen besitzt, geschweige denn, wofür dieser überhaupt gedacht ist. Dazu muss man sagen, dass der Wärmekragen nicht nur im Winter eine der wichtigsten Schlafsackkomponenten ist, um den Schläfer warmzuhalten. Ist der Wärmekragen geschlossen,

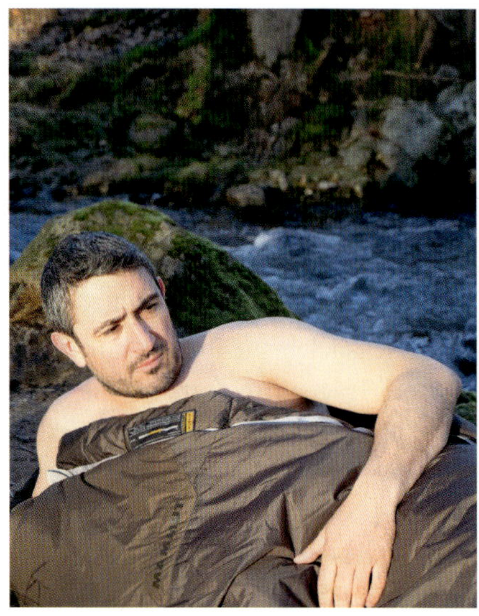

Nackt im Schlafsack: Das macht keinen Sinn!

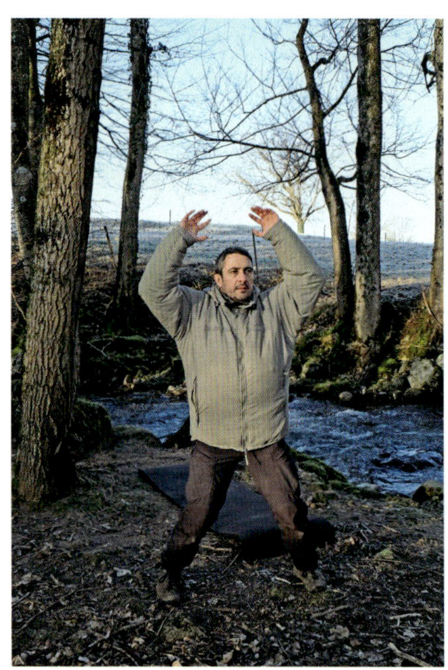

Vor dem Zubettgehen leichte Körperübungen machen

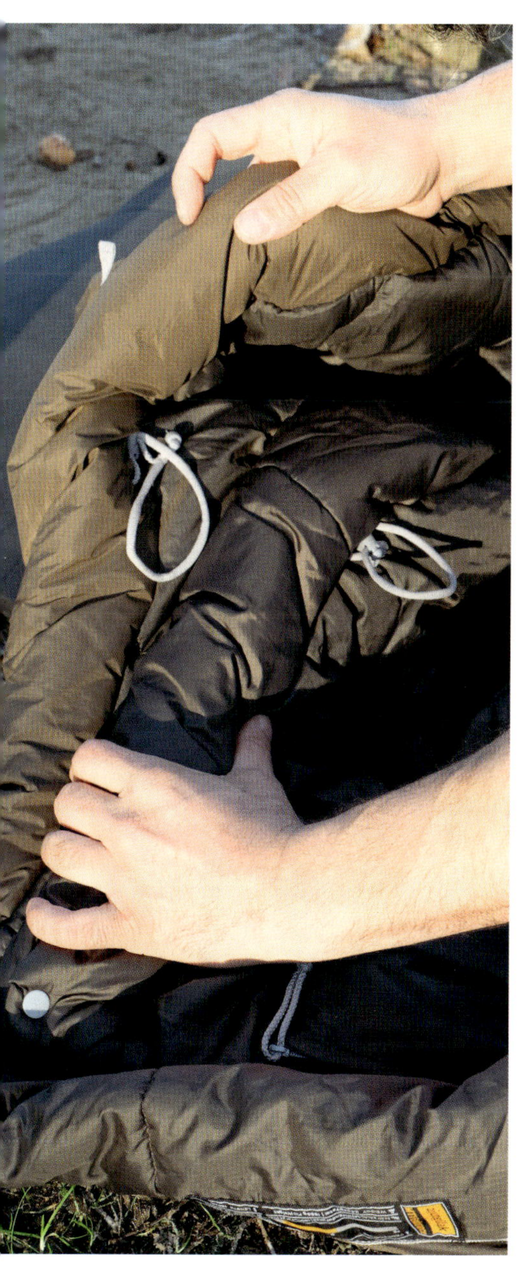

verhindert er, dass die Körperwärme unterhalb des Kragens nach oben zum Kopf hin durch die Kopföffnung entweichen kann. Ist der Wärmekragen offen, geschieht das nicht nur bei jeder Bewegung, sondern dauernd. Folglich geht permanent wertvolle Wärme verloren und man friert.

Sollten Sie trotz der genannten Tipps, und hier spreche ich besonders die Frauen an, im Schlafsack frieren, können Sie sich mit einer improvisierten Bettflasche behelfen. Nehmen Sie dafür Ihre Wasserflasche und befüllen Sie diese mit heißem Wasser. Legen Sie die Flasche nun an das Fußende, bevor Sie in den Schlafsack steigen. Warten Sie ein paar Minuten. Wenn Sie dann in den Schlafsack hineinkriechen, finden Sie den Luxus eines vorgewärmten Schlafsacks vor.

Ist der Schlafsack zu lang, kann Frieren die Folge sein. Hierfür gibt es aber zwei gute Tricks: Entweder schlagen Sie das lange Ende nach unten zum Boden hin um, womit Sie den Raum im Schlafsack verkleinern und der Körper nicht mehr so viel aufheizen muss. Oder Sie stecken Bekleidung in das Fußende, was dasselbe bewirkt.

Eine wichtige Komponente: der Wärmeschutzkragen

GPS-Gerät

Ein GPS-Gerät nützt Ihnen nur, wenn es auch funktioniert. An dunklen, trüben Tagen in der kalten Jahreszeit müssen Sie mit den Akkus Ihres Gerätes etwas haushalten, da sich diese mit dem Solar-Ladegerät, wenn überhaupt, nur ganz langsam und über Tage aufladen würden. Eine lange Lebensdauer der Batterien und Akkus während des Betriebs können Sie nur erreichen, wenn Sie ein paar Tricks anwenden. Als Erstes ist es wichtig, dass man die richtigen Batterien kauft. Alkali-Mangan-Batterien halten selten einen ganzen Tag lang und sind für Krisen- und Katastrophenfälle daher nicht so gut geeignet. Es könnte ja sein, dass man einmal einen ganzen Tag unterwegs ist und keine Ersatzbatterien oder, bei Akkus, keine Lademöglichkeit hat. Weitaus besser fahren Sie mit Lithium-Batterien. Diese geben ungefähr doppelt so lange Strom. Ein weiterer großer Vorteil dieser Batterien ist, dass sie auch bei extremen Minusgraden noch arbeiten.

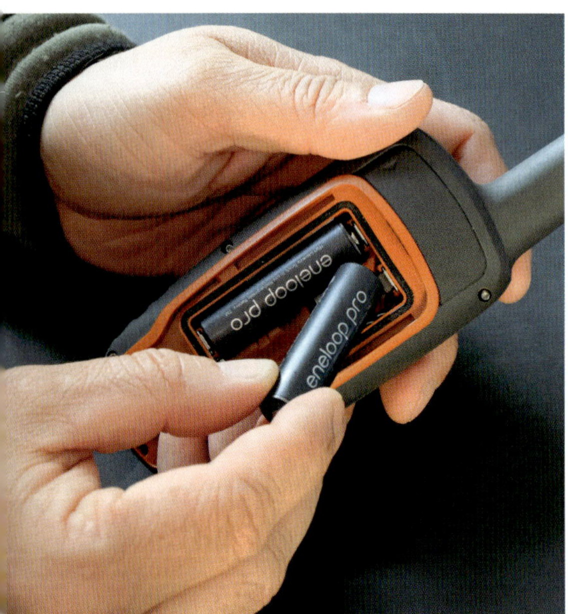

Die richtige Wahl: Lithium-Batterien oder Nickel-Metallhydrid-Akkus

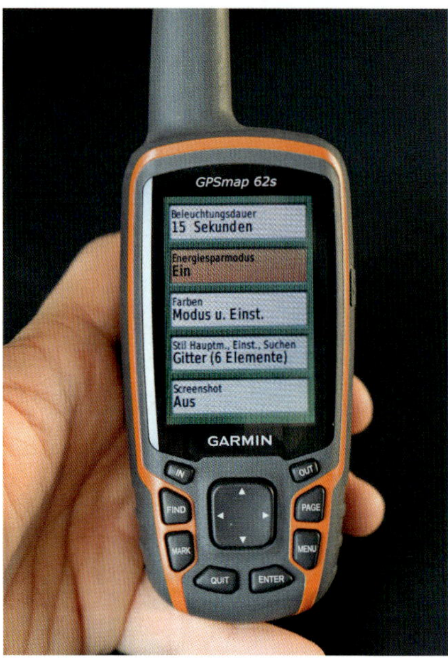

Schalten Sie den Energiesparmodus ein!

Schalten Sie hierzu alle stromfressenden Funktionen ab, die Sie nicht unbedingt benötigen. Bei Akkus greifen Sie auf Nickel-Metallhydrid zurück. Und kaufen Sie diese am besten immer mit einer Kapazität von größer als 2200 mAh (Milliamperestunde).

Dann ist Energiesparen angesagt: Ein Hauptenergiefresser ist das Display Ihre Gerätes. Versuchen Sie bereits vor der Krise, bei Ihrem GPS-Empfänger die Helligkeit zu verringern, sodass das Gerät aber immer noch gut ablesbar ist. Stellen Sie bei den Tracking-Einstellungen ein, dass Ihr Gerät zwischen den Trackpunkten den Ruhemodus einlegt. Damit verlängern Sie ebenfalls die Akku-Laufzeit. Es sollte auch nicht ständig ein Trackpunkt erstellt werden, denn das kostet Energie. Bei einigen Geräten gibt es einen vorinstallierten Energiesparmodus. Nutzen Sie diesen, um längere Betriebszeiten zu erhalten. Die elektronische Kompassfunktion sollten Sie ebenso ausschalten.

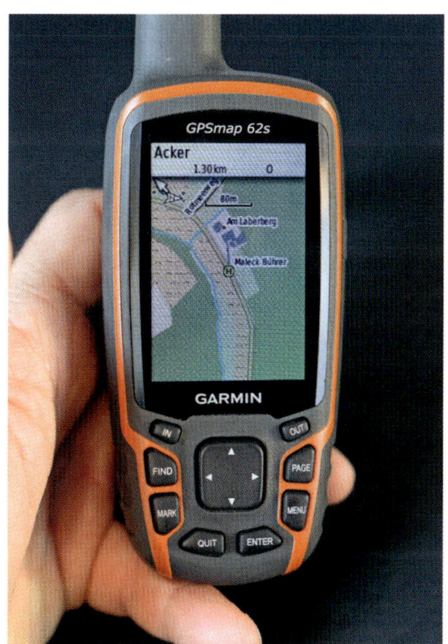

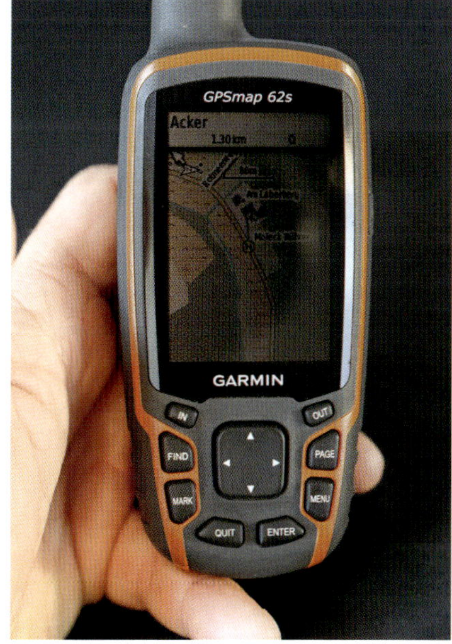

Es muss nicht immer volle Helligkeit sein, auch mit verringerter Helligkeit ist das Display noch gut lesbar

Danksagung

Das Verfassen meines sechsten Buches hat diesmal deutlich mehr Zeit in Anspruch genommen als geplant. Dennoch wollte ich Ihnen ein paar Themen nicht vorenthalten. Unzählige Nachtschichten und Tage am PC haben große Entbehrungen für meine Familie und Freunde bedeutet. Für deren Verständnis einen großen Dank.

Außerdem Dank an meinen Verleger Jochen Kopp, der mich bei der Realisierung meiner Projekte unterstützt und mir dazu eine Plattform bietet.

Auch bei diesem Buch haben mich in manchen Fachgebieten Experten mit Rat und Tat unterstützt. Hier gilt mein großer Dank dem alten »Funkhasen« Thilo Ul für die großartige Beratung und Unterstützung beim Thema CB-Funk.

Meinem Freund Rene danke ich für die Unterstützung bei einigen Fotos.

Angebote

Mehr Informationen zu mir und meinen Kursen finden Sie unter

www.larskonarek.de

Bitte beachten Sie auch meine anderen Fachpublikationen zu den Themen Survival und Selbstverteidigung, die Sie natürlich auch beim Kopp-Verlag beziehen können.

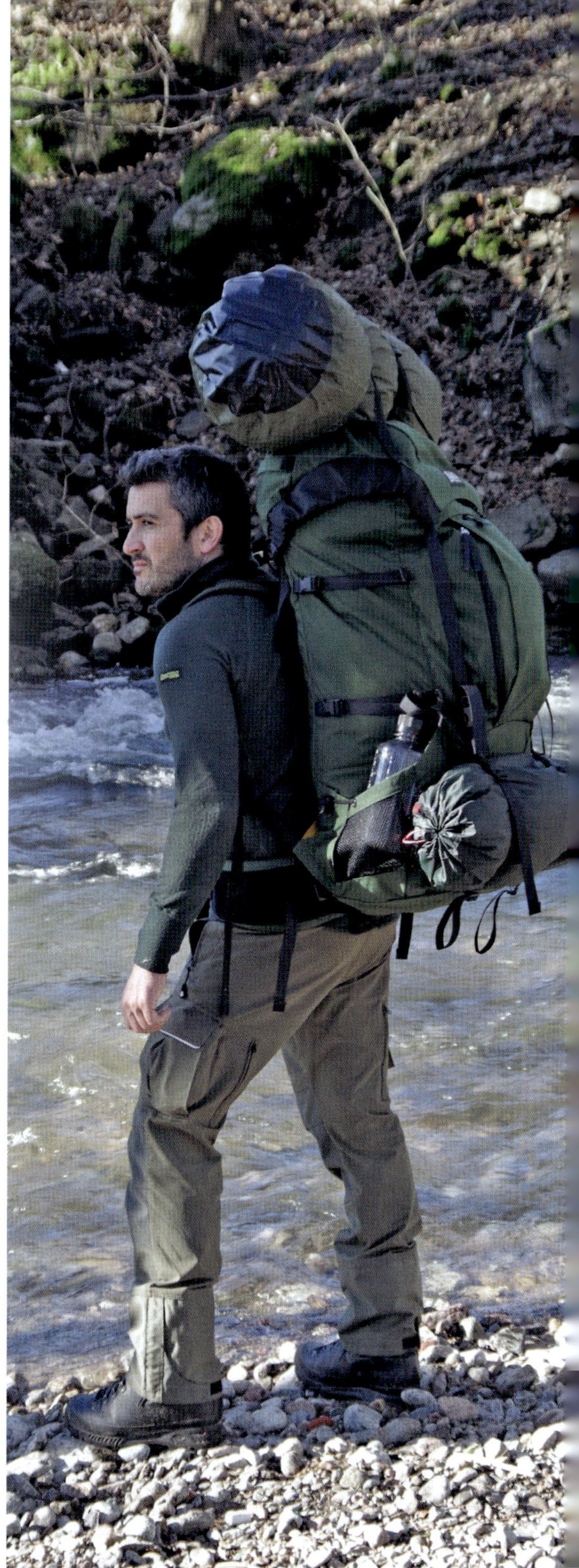